岭南
食药物质食养指导

主　审　彭接文　李盛青

顾　问　张永慧　詹若挺

主　编　王　萍　陈子慧

副主编　黄　芮　陈少威

编　委　（按姓氏笔画排序）

王　萍　刘四军　刘嘉欣　纪桂元　严　萍

李　庆　李　欣　李志锋　陈子慧　陈少威

胡帅尔　黄　芮　黄志彪　蒋　琦

人民卫生出版社

·北　京·

图书在版编目（CIP）数据

岭南食药物质食养指导 / 王萍，陈子慧主编 . 北京：人民卫生出版社，2024.12. --ISBN 978-7-117-37581-8

Ⅰ. R247.1

中国国家版本馆 CIP 数据核字第 202401F7N7 号

岭南食药物质食养指导

Lingnan Shiyao Wuzhi Shiyang Zhidao

主　　编：王　萍　陈子慧
出版发行：人民卫生出版社（中继线 010-59780011）
地　　址：北京市朝阳区潘家园南里 19 号
邮　　编：100021
E - mail：pmph @ pmph.com
购书热线：010-59787592　010-59787584　010-65264830
印　　刷：北京瑞禾彩色印刷有限公司
经　　销：新华书店
开　　本：787 × 1092　1/16　　**印张**：12
字　　数：263 千字
版　　次：2024 年 12 月第 1 版
印　　次：2025 年 1 月第 1 次印刷
标准书号：ISBN 978-7-117-37581-8
定　　价：68.00 元

前 言

春日养生，夏季消暑，秋日去燥，冬季进补，岭南膳食离不开各种药膳汤品，其中的原料既有传统的食药物质，也有岭南地区特有的养生食材。药食互用、药食同源的现象，贯穿了中医中药的发展历史，包含着中医药学中的食疗、养生保健和药膳等内涵。随着传统食养产品的不断研发以及产业升级，传统养生食材的应用既有传承也有创新，为规范相关管理，国家卫生健康委员会制定并发布了《按照传统既是食品又是中药材的物质目录管理规定》(国卫食品发〔2021〕36 号)，将“食药物质”界定为：是指传统作为食品，且列入《中华人民共和国药典》的物质。

目前，关于食药物质、地方特色食材消费状况的数据十分有限。为了解广东省居民常用食药物质和地方特色食材的消费状况，满足地方特色食品安全风险评估、食品安全地方标准制修订的需要，编者结合 2019—2024 年广东省地方特色食品专项调查数据分析了 49 种岭南常用食药物质和地方特色食材的消费率、消费频率和消费量，并梳理岭南常用食药物质和地方特色食材的基本信息，探讨其药食两用的价值，提出具有针对性的食养建议。

全书分为四章及附录。第一章总体介绍了背景、食药物质和地方特色食材消费状况调查方法、人口学特征。第二章首先介绍了岭南常用食药物质消费率的基本情况，然后以食用部位为分类单位，按照根及根茎类、果实与种子类、全草类、花类、叶类、真菌分别梳理了岭南常用食药物质的基本信息、消费状况、药食两用价值，给出了相应的食养建议。第三章则主要分析梳理了常见地方特色食材的基本信息、消费状况和食养建议。第四章结合调查数据，总结了本书的主要发现，并在此基础上提出了合理的政策建议。附录部分收录了岭南常用食药物质和地方特色食材的彩色图谱，文中介绍的每一种食药物质和地方特色食材均有彩图附于此，以供读者阅读参考。

在本书出版之际，衷心感谢广东省 21 个地市各级疾控机构及参与调查的单位对本次调查的精心组织和实施，没有你们兢兢业业、不辞辛劳的工作，就不可能完成这么庞大而繁复的现场调查，也不可能保证调查数据的质量；同时也感谢各编者单位为本书提供的丰富的、宝贵的图片资料，为本书添色增香。

本书在编写过程中虽进行了反复审校和修改，并通过了多轮专家审阅，但限于编者水平，难免存在错漏之处，恳请广大读者批评指正。

编 者

2024 年 12 月

目　录

第一章 总 论

第一节 背 景

在我国传统饮食文化中，一些中药材在民间往往作为食材被广泛食用。《中华人民共和国食品安全法》第三十八条规定，生产经营的食品中不得添加药品，但是可以添加按照传统既是食品又是中药材的物质(以下简称食药物质)。2021 年，国家卫生健康委员会印发的《按照传统既是食品又是中药材的物质目录管理规定》及其解读明确了食药物质的概念。食药物质是指传统作为食品，且列入《中华人民共和国药典》(以下简称《中国药典》)的物质。除了需要安全性评价证明其安全之外，食药物质还要符合中药材资源保护、野生动植物保护、生态保护等相关法律法规规定，符合全国人民代表大会常务委员会关于全面禁止非法野生动物交易、革除滥食野生动物陋习决定的精神。

一、食药物质管理政策沿革

1. 食药物质相关法律法规 1982 年发布的《中华人民共和国食品卫生法(试行)》第八条规定“食品不得加入药物。按照传统既是食品又是药品的以及作为调料或者食品强化剂加入的除外”，同时，把食品定义为“指各种供人食用或者饮用的成品和原料以及按照传统既是食品又是药品的物品，但是不包括以治疗为目的的物品”。其后的《中华人民共和国食品卫生法》《中华人民共和国食品安全法》对“按照传统既是食品又是药品的物品”的有关条款在表述上有所调整，但内涵基本一致，见表 1-1-1。

表 1-1-1 食药物质相关法律法规条款信息

法律名称	相关条款	备注
《中华人民共和国食品卫生法(试行)》	第八条 食品不得加入药物。按照传统既是食品又是药品的以及作为调料或者食品强化剂加入的除外。 第四十三条 本法用语定义如下： 食品：指各种供人食用或者饮用的成品和原料以及按照传统既是食品又是药品的物品，但是不包括以治疗为目的的物品	1982 年 11 月 19 日第五届全国人民代表大会常务委员会第二十五次会议通过，1982 年 11 月 19 日全国人民代表大会常务委员会令第十二号公布，1983 年 7 月 1 日起试行

续表

法律名称	相关条款	备注
《中华人民共和国食品卫生法》	第十条　食品不得加入药物,但是按照传统既是食品又是药品的作为原料、调料或者营养强化剂加入的除外。 第五十四条　本法下列用语的含义: 食品:指各种供人食用或者饮用的成品和原料以及按照传统既是食品又是药品的物品,但是不包括以治疗为目的的物品	1995 年 10 月 30 日第八届全国人民代表大会常务委员会第十六次会议通过,1995 年 10 月 30 日中华人民共和国主席令第五十九号公布施行
《中华人民共和国食品安全法》	第五十条　生产经营的食品中不得添加药品,但是可以添加按照传统既是食品又是中药材的物质。按照传统既是食品又是中药材的物质的目录由国务院卫生行政部门制定、公布。 第九十九条　本法下列用语的含义: 食品,指各种供人食用或者饮用的成品和原料以及按照传统既是食品又是药品的物品,但是不包括以治疗为目的的物品	2009 年 2 月 28 日第十一届全国人民代表大会常务委员会第七次会议通过,自 2009 年 6 月 1 日起施行
	第三十八条　生产经营的食品中不得添加药品,但是可以添加按照传统既是食品又是中药材的物质。按照传统既是食品又是中药材的物质目录由国务院卫生行政部门会同国务院食品安全监督管理部门制定、公布。 第一百五十条　本法下列用语的含义: 食品,指各种供人食用或者饮用的成品和原料以及按照传统既是食品又是中药材的物品,但是不包括以治疗为目的的物品	2015 年 4 月 24 日第十二届全国人民代表大会常务委员会第十四次会议修订。2018 年 12 月 29 日第一次修正,2021 年 4 月 29 日第二次修正

2. 目录清单的变化　卫生部于 1987 年 10 月 22 日发布《禁止食品加药卫生管理办法》,其附表列出了第一批既是食品又是药品的品种名单,界定为:“一、《中华人民共和国药典》85 版和中国医学科学院卫生研究所编著的《食物成份表》(1981 年第三版,野菜类除外)中同时列入的品种。二、乌梢蛇、蝮蛇、酸枣仁、牡蛎、栀子、甘草、代代花、罗汉果、肉桂、决明子、莱菔子、陈皮、砂仁、乌梅、肉豆蔻、白芷、菊花、藿香、沙棘、郁李仁、青果、薤白、薄荷、丁香、高良姜、白果、香橼、火麻仁、桔红、茯苓、香薷、红花、紫苏”。

2002 年,《卫生部关于进一步规范保健食品原料管理的通知》(卫法监发〔2002〕51 号)发布的《既是食品又是药品的物品名单》中共有 87 种物质[①],该通知第六条明确了“以往公布的与本通知规定不一致的,以本通知为准”,即该通知中的《既是食品又是药品的物品名单》替代了 1987 年公布的第一批名单。

① 依据《中华人民共和国药典》(2020 年版),“槐米”已并入“槐花”。

2019年11月，国家卫生健康委员会、国家市场监督管理总局联合发布了《关于当归等6种新增按照传统既是食品又是中药材的物质公告》(2019年第8号)，将当归、山柰、西红花、草果、姜黄、荜茇6种物质纳入按照传统既是食品又是中药材的物质目录管理，仅作为香辛料和调味品使用。该公告发布的信息更为详细，包括物质名称、植物名、拉丁学名、所属科名、(使用)部位以及备注用途。同时，还对公告内容进行了配套解读。

其后，由于《中华人民共和国食品安全法》以及其他管理文件的先后发布，且机构改革对相关监管职能也作出了相应调整，《禁止食品加药卫生管理办法》中涉及的中药材新资源食品、食品包装、药膳和特殊营养食品等内容已不适用。经认真研究并征求有关部门和专家的意见，2021年1月8日，国家卫生健康委员会发布第7号令废止了卫生部1987年10月22日公布的《禁止食品加药卫生管理办法》。同年11月，国家卫生健康委员会印发了《按照传统既是食品又是中药材的物质目录管理规定》(国卫食品发〔2021〕36号)，该规定明确了国家卫生健康委会同市场监管总局制定、公布食药物质目录，对目录实施动态管理；对食药物质的定义范围、安全性评价程序和要求、风险监测和动态管理制度等提出了详细的要求。

2023年11月，国家卫生健康委、市场监管总局联合发布《关于党参等9种新增按照传统既是食品又是中药材的物质公告》(2023年第9号)，根据《中华人民共和国食品安全法》及其实施条例、《按照传统既是食品又是中药材的物质目录管理规定》，经安全性评估及试点生产经营，将党参、肉苁蓉(荒漠)、铁皮石斛、西洋参、黄芪、灵芝、山茱萸、天麻、杜仲叶9种物质纳入按照传统既是食品又是中药材的物质目录。该公告发布的信息包括物质名称、植物名、拉丁学名、所属科名、(使用)部位以及以重金属指标为主的安全限量值，同时进行了配套解读。

2024年8月12日，国家卫生健康委员会、国家市场监督管理总局联合发布《关于地黄等4种按照传统既是食品又是中药材的物质的公告》(2024年第4号)，将地黄、麦冬、天冬、化橘红等4种物质纳入按照传统既是食品又是中药材的物质目录。该公告发布的信息内容与2023年第9号文件一致，包括物质名称、植物名、拉丁学名、所属科名、(使用)部位以及以重金属指标为主的安全限量值，同时也进行了配套解读，可认为食药物质公告的范例已基本固定。

截至本书出版，汇总先后公告的4批目录，我国食药同源物质已达到106种，可以预计未来还将根据行业发展的需求、科学研究的进展而逐步扩充。

另外，有文献在统计食药同源物质名单时，把《国家卫生和计划生育委员会关于香辛料标准适用有关问题的批复》(卫计生函〔2013〕113号)所提及的"列入《香辛料和调味品名称》(GB/T 12729.1—2008)的物质(罂粟种子除外)，可继续作为香辛料和调味品使用"也视作纳入依据。笔者认为此复函仅是认可相关物质继续作为香辛料和调味品使用，从相关规定的程序来讲不能等同于纳入"按照传统既是食品又是中药材的物质"进行管理。

二、岭南地区食药物质和地方特色食材消费状况

《健康中国行动(2019—2030年)》与《国民营养计划(2017—2030年)》均强调要通过食疗调理身体，增强自身免疫力，从而达到预防疾病的效果。食药物质和地方特色食材是岭

南地区传统饮食文化的重要组成部分。目前,关于食药物质、地方特色食材消费状况的数据十分有限。为完善食品安全风险评估基础数据库,满足地方特色食品安全风险评估、食品安全地方标准制修订的需要,2018 年,广东省启动了地方特色食品消费状况专项调查工作,调查的主要内容包括食药物质和地方特色食材。广东省地方特色食品消费状况专项调查项目考虑地域、城乡分布均衡性以及工作基础和条件,选取部分 18 岁及以上人群开展岭南常用食药物质和地方特色食材消费状况调查。岭南地区食药物质消费状况数据库的建立,扩大满足了广东省地方特色食品地方标准制定、修订的需要,为补充完善岭南地区食药物质风险评估提供了基础数据并充实了营养健康方面的基础数据。

(陈少威　陈子慧)

第二节　消费状况调查方法概要

春日养生,夏季消暑,秋日去燥,冬季进补,岭南膳食离不开各种药膳汤品,其中的原料既有传统的食药物质,也有岭南地区特有的地方特色食材。为了解广东省的岭南常用食药物质和地方特色食材的消费状况,本研究团队于 2019—2024 年开展了相关调查研究。以下将简要介绍本次调查的目的、对象和方法、数据清理和统计分析。

一、调查目的

1. 分析广东省的岭南常用食药物质和地方特色食材的消费状况。

2. 梳理岭南常用食药物质和地方特色食材的基本信息,探讨其药食两用的价值,并提出具有针对性的食养建议。

二、调查对象和方法

(一)调查对象

本研究团队分阶段在广东省内抽取地市调查点,开展岭南常用食药物质和地方特色食材消费状况的调查。本研究团队于 2018 年在广州市、韶关市、江门市和惠州市 4 个调查点分别抽取 600 名 18 岁以上、有喝汤习惯的常住人口开展消费状况调查,作为预调查,数据不纳入正式统计分析;于 2019—2024 年在广东省抽取 21 个地市调查点,选择 18 岁及以上有传统煲汤料等岭南常用食药物质和地方特色食材食用习惯的健康人群作为调查对象,每个调查点调查的对象不少于 300 人。

(二)调查方法

采用食物频率调查法(food frequency questionnaire,FFQ)收集调查对象过去 12 个月岭南常用食药物质(41 种[①])和地方特色食材(8 种)的消费状况。问卷内容包括:个人基本信

① 含 39 种食药物质和夏枯草、布渣叶,夏枯草、布渣叶作为食品使用时仅限于凉茶饮料原料。

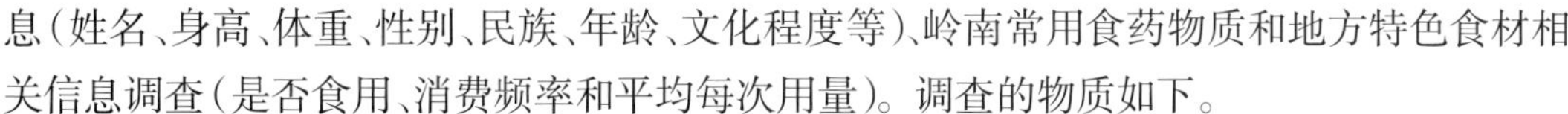

息(姓名、身高、体重、性别、民族、年龄、文化程度等)、岭南常用食药物质和地方特色食材相关信息调查(是否食用、消费频率和平均每次用量)。调查的物质如下。

1. 岭南常用食药物质

(1)根及根茎类:党参、西洋参、玉竹、黄芪、当归、山柰、天麻、甘草、葛根、白芷、鲜芦根、桔梗、黄精、肉苁蓉、姜黄、铁皮石斛。

(2)果实与种子类:芡实、罗汉果、白果、陈皮、化橘红、夏枯草①、荜茇、杏仁(甜、苦)、青果、草果、砂仁、佛手、决明子、栀子、香橼、山茱萸。

(3)全草类:鱼腥草、蒲公英。

(4)花类:金银花、西红花。

(5)叶类:荷叶、淡竹叶、布渣叶②。

(6)真菌:灵芝、茯苓。

2. 岭南常用地方特色食材 牛大力、白木香叶、溪黄草(狭基线纹香茶菜)、虫草花/蛹虫草、黑果枸杞、紫背天葵、五指毛桃、凉粉草。

由于不同物质的食用方式存在较大的差异性,因此,在问卷中将"是否食用"设为3类:①否;②是,直接食用;③是,但不直接食用。不直接食用是指不直接食用该种食物,但吃过以该种食物为原料制作的其他食物(包括汤、水等)。消费频率分为:次/周、次/月、次/年。调查人员在接受专业培训并通过考核之后,以入户调查和面对面访谈的方式,收集相关数据和信息。

三、数据清理和统计分析

(一)数据清理

针对数据整理与清洗,我们将采用以下方法确保数据的准确性与可靠性。

1. 数据录入与格式统一 采用EPIDATA 3.0软件作为数据管理工具,通过双录入的方式确保数据的准确无误,并将录入后的数据导出为Excel格式,便于后续分析。

2. 数据清洗团队的职责分配 数据清洗工作由数据管理员、数据清洗小组及核查小组共同完成。数据管理员负责协调各小组之间的工作流程,并负责原始数据和最终数据库的保管。数据清洗小组承担数据去重、逻辑性检查、极端值的识别以及处理数据缺失等任务,同时编制数据核查文档。核查小组则依据数据核查文档执行问卷的复核工作,并将复核结果反馈至数据管理员。

3. 数据清洗的基本原则

(1)数据格式的标准化处理:确保不同数据库中相同变量的属性和表达方式的一致性。

(2)重复数据的识别与排除:依据关键ID变量剔除重复记录,避免数据冗余。

(3)极端值的识别与处理:对于分类变量,若其值超出预设的有效范围,则标记为缺失;

① 夏枯草虽未被正式纳入食药物质进行管理,但被收录在《中国药典》且被允许作为凉茶饮料原料使用。

② 布渣叶虽未被正式纳入食药物质进行管理,但被收录在《中国药典》且被允许作为凉茶饮料原料使用。

对于连续变量，采用四分位数（上四分位数，用 $Q1$ 表示；下四分位数，用 $Q3$ 表示）和四分位间距（interquartile range，用 IQR 表示）的方法识别潜在极端值，本研究中将采用“与 $Q1$ 或 $Q3$ 的距离超过 3 倍 IQR”作为极端值的判定标准，并利用茎叶图或直方图进一步验证。确认为极端值的数据将交由核查小组进行原始问卷的复核。若无法修正，则对极大值采用“$Q3+IQR\times 3$”替代。

（4）逻辑性检查：基于变量间的逻辑关系，对数据的准确性进行验证。若发现逻辑错误，将由监测点工作人员进行问卷的复核。

（5）错误数据的修正：核查小组在复核原始问卷后，若发现数据录入存在错误，则进行修正并反馈至数据清洗小组，由数据清洗小组更新数据。若数据录入无误，但存在极端值或逻辑错误，则由数据清洗小组进行相应处理，包括将极端值设为缺失，或对逻辑错误进行纠正。

（6）缺失值的处理：对于分类变量的缺失值，采用众数填补法；对于连续变量的缺失值，则采用条件均值填补法，以保证数据分析的完整性。

（二）统计分析方法

应用 R 语言（4.4.0 版本）软件进行统计分析和图形绘制。对于通过食物频率回顾调查问卷收集的数据，我们将对以下指标进行统计分析：岭南食药物质和地方特色食材的消费率、直接食用比例、每月食用频次、每次消费量以及每日消费量。每月食用频次分为：<1.0 次 / 月、1.0 ～ 3.9 次 / 月和≥4.0 次 / 月。分别计算普通人群和典型消费人群的消费状况指标。按照性别（男性和女性）、年龄（18 ～ 44 岁、45 ～ 59 岁、≥60 岁）、地市等分组，分别计算各种食药物质和地方特色食材的消费状况指标。应用 R 语言中的绘图程序包，包括 ggplot2.sp、rgdal 等，绘制消费率条形图、不同地市消费率图、饼状比例图等。

（陈少威　王　萍）

第三节　人口学特征

一、地区分布

2019—2024 年广东省的岭南常用食药物质和地方特色食材调查共选取 21 个地市，共纳入 6 922 名调查对象。各地市调查点人数分布详见表 1-3-1。

表 1-3-1　2019—2024 年广东省的岭南常用食药物质和地方特色食材调查点人数一览表

年份	地市	调查人数 / 人	比例 /%
2019 年	广州市	300	4.3
	湛江市	347	5.0

续表

年份	地市	调查人数 / 人	比例 /%
2019 年	佛山市	329	4.8
	东莞市	318	4.6
	清远市	305	4.4
	梅州市	337	4.9
	汕头市	349	5.0
2020 年	云浮市	304	4.4
	茂名市	360	5.2
	深圳市	304	4.4
	中山市	452	6.5
	揭阳市	313	4.5
	河源市	314	4.5
	汕尾市	300	4.3
2021 年	潮州市	321	4.6
	惠州市	316	4.6
	韶关市	311	4.5
	阳江市	345	5.0
	珠海市	308	4.5
2023 年	肇庆市	373	5.4
2024 年	江门市	316	4.6
合计		6 922	100

二、性别和年龄分布

纳入分析的 6 922 名调查对象中，男性 3 402 人（49.1%），女性 3 520 人（50.9%）；18 ～ 44 岁 3 492 人（50.4%），45 ～ 59 岁 1 935 人（28.0%），≥60 岁 1 495 人（21.6%）。详见表 1-3-2。

表 1-3-2　2019—2024 年广东省的岭南常用食药物质和地方特色食材调查样本的性别和年龄分布

年龄组	男性（n=3 402）		女性（n=3 520）		合计（n=6 922）	
	调查人数 / 人	比例 /%	调查人数 / 人	比例 /%	调查人数 / 人	比例 /%
18 ～ 44 岁	1 688	49.6	1 804	51.3	3 492	50.4
45 ～ 59 岁	924	27.2	1 011	28.7	1 935	28.0
≥60 岁	790	23.2	705	20.0	1 495	21.6
小计	3 402	100	3 520	100	6 922	100

三、文化程度

调查对象中，小学及以下 1 137 人(16.4%)、初中 1 889 人(27.3%)、高中 / 中专 1 728 人(25.0%)、大学及以上 2 168 人(31.3%)。男性文化程度为高中及以上有 2 065 人(60.7%)，而女性则为 1 831 人(52.0%)，差异明显(χ^2=53.00，p<0.001)。详见表 1-3-3。

表 1-3-3　2019—2024 年广东省的岭南常用食药物质和地方特色食材调查样本的文化程度分布

文化程度	男性(n=3 402)		女性(n=3 520)		合计(n=6 922)	
	调查人数 / 人	比例 /%	调查人数 / 人	比例 /%	调查人数 / 人	比例 /%
小学及以下	393	11.6	744	21.1	1 137	16.4
初中	944	27.7	945	26.9	1 889	27.3
高中 / 中专	965	28.4	763	21.7	1 728	25.0
大学及以上	1 100	32.3	1 068	30.3	2 168	31.3
小计	3 402	100	3 520	100	6 922	100

四、民族和职业分布

调查对象中，汉族 6 870 人(99.2%)，其他民族 52 人(0.8%)。职业构成：家务 / 待业 / 离退休 2 145 人(31.0%)，机关 / 专技 / 办事员 2 105 人(30.4%)，商业服务业 1 127 人(16.3%)，农林牧渔水利业 380 人(5.5%)，学生 161 人(2.3%)，其他人员 1004 人(14.5%)。详见表 1-3-4。

表 1-3-4　2019—2024 年广东省的岭南常用食药物质和地方特色食材调查样本的民族和职业分布

人口特征		男性(n=3 402)		女性(n=3 520)		合计(n=6 922)	
		调查人数 / 人	比例 /%	调查人数 / 人	比例 /%	调查人数 / 人	比例 /%
民族	汉族	3 379	99.3	3 491	99.2	6 870	99.2
	其他民族	23	0.7	29	0.8	52	0.8
职业	家务 / 待业 / 离退休	772	22.7	1 373	39.0	2 145	31.0
	机关 / 专技 / 办事员	1 160	34.1	945	26.9	2 105	30.4
	商业服务业	581	17.1	546	15.5	1 127	16.3
	农林牧渔水利业	253	7.4	127	3.6	380	5.5
	学生	97	2.9	64	1.8	161	2.3
	其他人员	539	15.8	465	13.2	1 004	14.5

（陈少威　王　萍）

第二章

岭南常用食药物质消费状况分析

食药物质和地方特色食材是岭南地区传统饮食文化的重要组成部分之一。目前，关于食药物质、地方特色食材消费状况的数据十分有限。为完善食品安全风险评估基础数据库，满足地方特色食品安全风险评估、食品安全地方标准制修订的需要，本章的第一节将纳入本次分析的41种[①]常见食药物质和8种地方特色食材的消费状况进行总体概述，比较不同地区、不同性别年龄组人群的消费率。本章的二至七节以食用部位为分类单位，按照根及根茎类、果实与种子类、全草类、花类、叶类、真菌分别梳理了岭南常用食药物质的基本信息[②]、消费状况、药食两用价值和食养建议。

第一节　岭南常用食药物质和地方特色食材消费率概述

一、总体消费情况

（一）消费率[③]

纳入本次分析的常用食药物质和地方特色食材共49种，包括党参、陈皮等岭南常用食药物质以及五指毛桃等岭南常用地方特色食材，部分物质又进一步分为干制品、鲜品分别进行调查[④]。在本次调查人群中，49种常用食药物质和地方特色食材消费率范围是0.1%～57.4%，详见图2-1-1。不同物质的消费率差异较大，在广东省调查人群中，消费率前10位的物质包括党参（57.4%）、陈皮（53.7%）、玉竹（49.9%）、黄芪（48.3%）、金银花（45.6%）、芡实（45.2%）、五指毛桃（43.3%）、罗汉果（43.2%）、西洋参（41.7%）、蛹虫草（37.9%）。

在本次调查物质中，党参、陈皮的消费率超过了50%，党参在广州市、陈皮在东莞市和云浮市的消费率超过了90%。而部分物质的消费率很低，如山茱萸、白木香叶、荜茇在调查人群中的消费率不足1%。

本次调查物质的食用方式多为非直接食用，例如将其用于泡水、煲汤等，饮用其汤水，

① 含39种食药物质和夏枯草、布渣叶，夏枯草、布渣叶作为食品使用时仅限于凉茶饮料原料。

② 基本信息主要引自《中国药典》。

③ 消费率：某物质的消费率是指从调查日算起，过去1年内曾经食用过该物质的人数占调查总人数的比例。

④ 同一物质的干制品、鲜品计为1种。

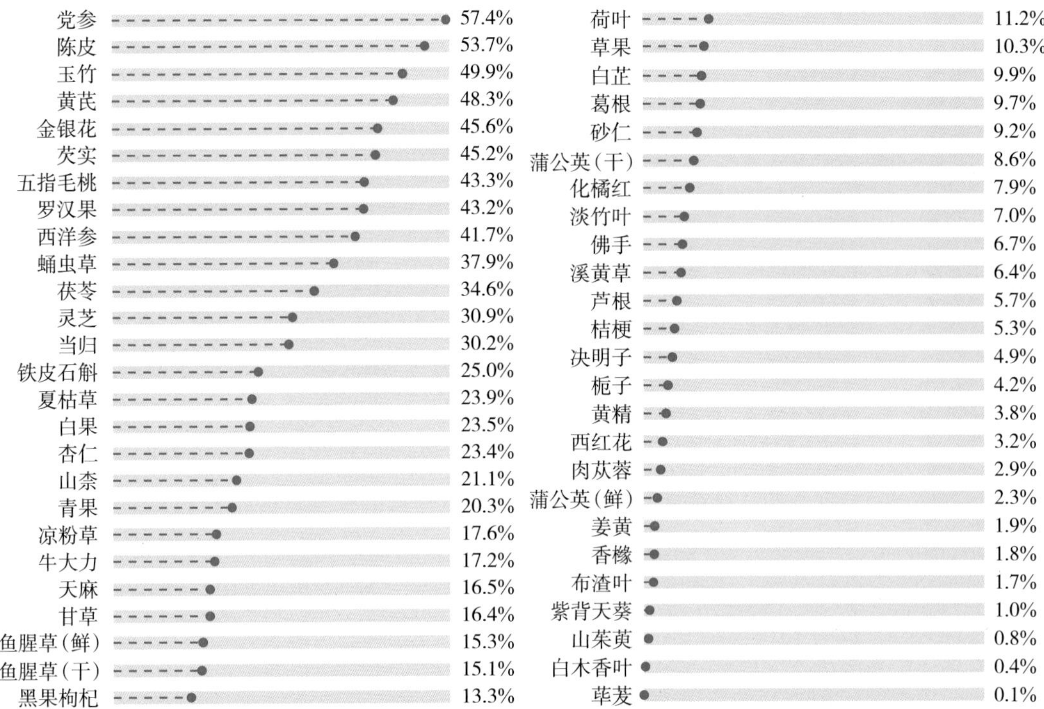

图 2-1-1　2019—2024 年广东省各种岭南常用食药物质和地方特色食材消费率

但不食用该物质。除了青果,其他物质的非直接食用比例均高于直接食用。

(二)消费频率

以月为周期单位,将调查物质的消费频率分为<1.0 次 / 月、1.0 ～ 3.9 次 / 月、≥4.0 次 / 月,分析不同消费频率的人群比例。结果显示,在各物质的消费人群中,绝大多数物质的消费频率不高,消费频率以<1.0 次 / 月的比例最高;党参、陈皮、玉竹、黄芪、金银花、芡实等 6 种物质的消费频率相对较高,在其消费人群中,消费频率以 1.0 ～ 3.9 次 / 月的比例最高。各物质消费频率分布详见图 2-1-2。

二、消费情况的地区分布

将调查地市按珠三角、粤东、粤西、粤北 4 个区域[①]划分,对各地区的岭南常用食药物质与地方特色食材消费情况进行分析。结果显示,本次调查物质的消费率在各地区的分布存在差异,珠三角地区消费率最高的物质为陈皮,消费率为 70.6%;粤东地区消费率最高的为青果,消费率为 51.1%;粤西地区消费率最高的为黄芪,消费率为 57.6%;粤北地区消费率最高的是党参,消费率为 57.7%。各地区排名前 10 的物质从高到低如下:

珠三角:陈皮、党参、五指毛桃、玉竹、金银花、芡实、罗汉果、黄芪、西洋参、蛹虫草。

粤东:青果、玉竹、金银花、芡实、陈皮、罗汉果、黄芪、党参、西洋参、当归。

① 珠三角:广州市、佛山市、深圳市、东莞市、惠州市、珠海市、中山市、肇庆市、江门市;粤东:潮州市、汕头市、汕尾市、揭阳市;粤西:湛江市、茂名市、阳江市;粤北:韶关市、河源市、梅州市、清远市、云浮市。

粤西：黄芪、党参、芡实、玉竹、山柰、西洋参、陈皮、茯苓、罗汉果、当归。

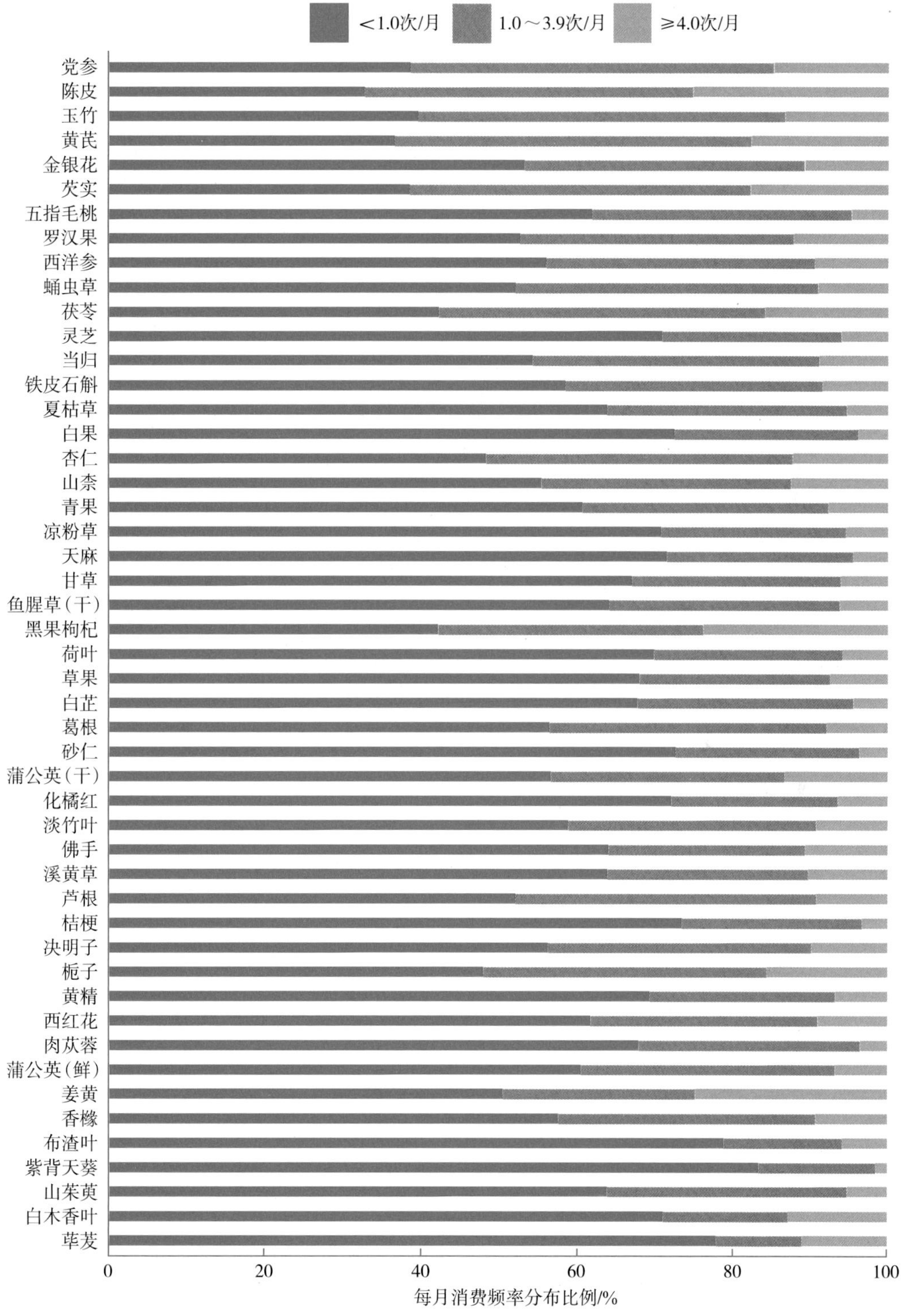

图 2-1-2　岭南常用食药物质和地方特色食材消费频率

粤北：党参、五指毛桃、黄芪、陈皮、蛹虫草、玉竹、金银花、芡实、茯苓、罗汉果。

在本次调查中，部分物质在各区域的消费率均较高，例如，陈皮、党参、玉竹、芡实、黄芪等5种物质在各区域的消费率均位列前10。而有些物质仅在部分区域的消费率高，例如，青果仅在粤东地区，尤其是潮州市、揭阳市、汕头市的消费率较高；山柰仅在粤西地区，尤其是茂名市、湛江市的消费率较高；五指毛桃主要在珠三角地区以及粤北的云浮市的消费率较高。各物质消费率的地域分布详见图2-1-3。

	珠三角	粤东	粤西	粤北
党参	68.1%	35.1%	53.0%	57.7%
玉竹	56.7%	49.1%	45.1%	40.8%
黄芪	51.1%	35.6%	57.6%	46.9%
陈皮	70.6%	36.5%	39.0%	45.1%
芡实	52.9%	36.7%	45.2%	37.4%
金银花	56.4%	43.8%	27.3%	38.5%
罗汉果	52.8%	36.2%	36.8%	34.6%
西洋参	49.5%	33.4%	42.2%	33.0%
五指毛桃	58.7%	12.9%	21.4%	53.2%
蛹虫草	48.7%	17.3%	26.0%	41.8%
茯苓	46.1%	3.7%	38.5%	35.1%
当归	35.5%	22.1%	36.5%	22.3%
灵芝	38.6%	16.4%	23.6%	33.0%
铁皮石斛	28.8%	19.4%	27.0%	20.8%
青果	15.0%	51.1%	11.6%	11.2%
白果	31.7%	21.0%	22.1%	10.7%
山柰	27.0%	1.2%	43.4%	11.3%
夏枯草	33.9%	10.8%	14.7%	21.4%
凉粉草	15.2%	15.0%	33.3%	10.6%
杏仁	38.1%	4.8%	14.5%	16.3%
牛大力	18.9%	3.4%	26.5%	19.2%
甘草	21.4%	7.2%	15.1%	15.4%
天麻	23.5%	3.3%	17.1%	13.6%
鱼腥草（干）	18.0%	3.0%	9.1%	23.2%
黑果枸杞	16.1%	12.2%	12.8%	9.0%
鱼腥草（鲜）	26.9%	2.6%	10.6%	6.4%
荷叶	12.7%	16.9%	7.2%	6.4%
砂仁	9.6%	0.5%	24.6%	5.2%
草果	10.9%	6.1%	4.8%	16.2%
白芷	13.8%	1.0%	12.3%	7.9%
葛根	15.7%	1.5%	7.4%	6.4%
化橘红	9.8%	2.0%	13.8%	5.2%
蒲公英（干）	13.7%	2.2%	5.4%	6.4%
佛手	8.2%	10.1%	2.5%	3.9%
淡竹叶	10.2%	3.0%	5.0%	5.3%
溪黄草	10.5%	0.6%	3.8%	5.3%
芦根	9.4%	4.0%	2.5%	2.5%
桔梗	8.4%	1.9%	4.7%	2.8%
决明子	6.8%	1.9%	3.5%	4.4%
黄精	3.9%	1.4%	7.5%	3.1%
栀子	4.5%	0.3%	2.4%	7.9%
肉苁蓉	4.0%	0.4%	4.2%	2.1%
西红花	4.9%	2.2%	2.0%	1.5%
姜黄	1.9%	0.6%	2.9%	2.5%
香橼	1.5%	4.8%	0.5%	1.0%
蒲公英（鲜）	3.6%	0.7%	1.0%	2.1%
布渣叶	1.5%	0.1%	2.6%	2.9%
紫背天葵	1.0%	0.0%	0.2%	2.1%
山茱萸	1.3%	0.2%	0.8%	0.6%
白木香叶	0.6%	0.0%	0.7%	0.4%
荜茇	0.2%	0.0%	0.2%	0.1%

图2-1-3　岭南常用食药物质与地方特色食材消费率的地区分布

三、消费情况的人群分布

按性别、年龄分组分析各物质在不同人群中的消费情况，结果显示，各物质消费率在不同性别、年龄组间的分布情况与总人群基本一致。按性别分组分析，各物质在女性、男性调查人群中的消费率差值范围是 –0.5% ～ 11.8%，在本次调查物质中，有 19 种物质在女性人群中的消费率高于男性，差异具有显著性（$p<0.05$），其中，消费率差异最大的物质为当归，其在女性人群中的消费率（36.0%）远高于男性（24.2%），女性与男性消费率率差分布见图 2-1-4。将调查对象按年龄分为 18 ～ 44 岁、45 ～ 59 岁、≥60 岁 3 个年龄组进行分析，在本次调查物质中，有 16 物质在不同年龄组间的消费率差异具有显著性（$p<0.05$），例如，当归、

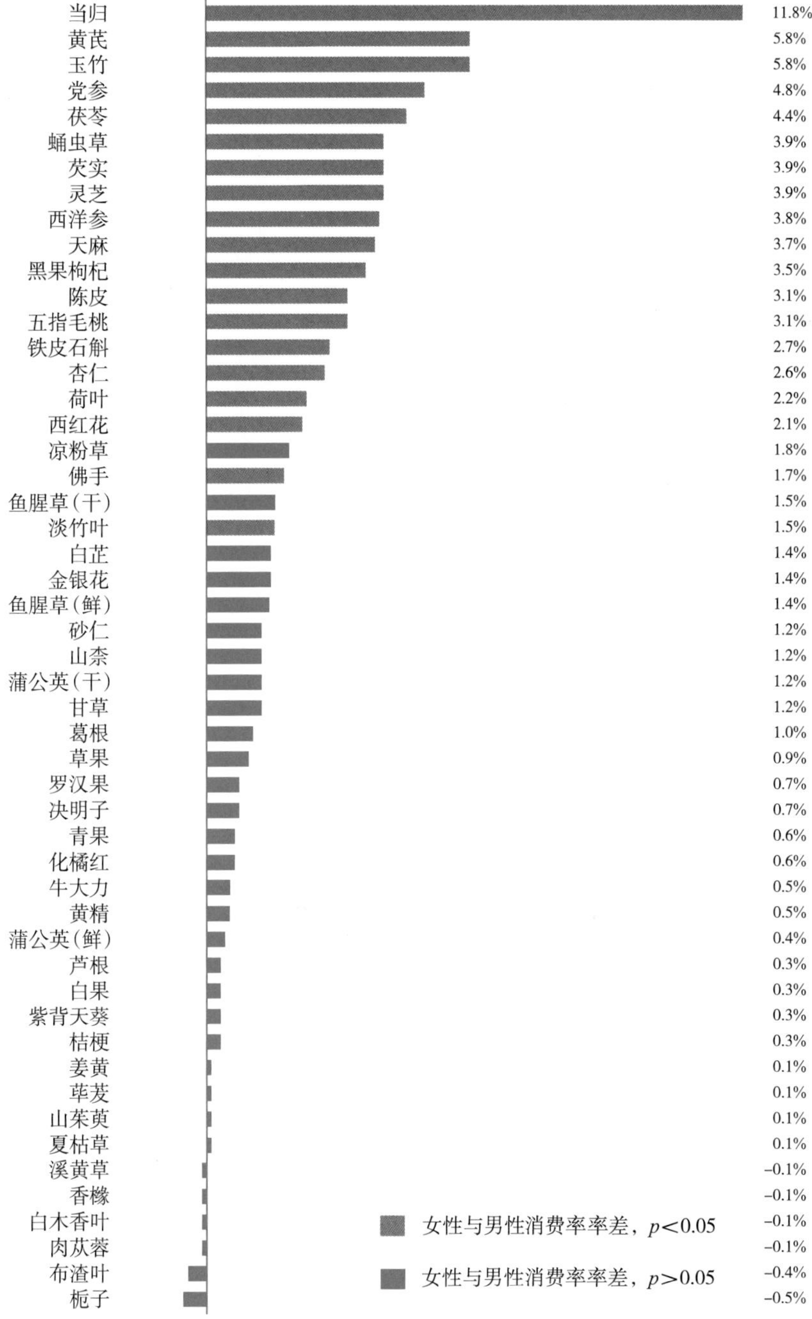

图 2-1-4　岭南常用食药物质与地方特色食材女性与男性消费率率差分布状况

青果、五指毛桃等物质在 18 ～ 44 岁人群中的消费率相对较高，黄芪、党参等物质在 45 ～ 59 岁人群中的消费率相对较高，白果、杏仁等物质在≥60 岁人群中消费率相对较高。

（王　萍　陈少威）

第二节　根及根茎类

一、党参

（一）基本信息

党参为桔梗科植物党参 *Codonopsis pilosula*（Franch.）Nannf.、素花党参 *Codonopsis pilosula* Nannf. var. *modesta*（Nannf.）L.T.Shen 或川党参 *Codonopsis tangshen* Oliv. 的干燥根，见表 2-2-1。

党参根呈长圆柱形，稍弯曲，少分支或中部以下有分支，长 10 ～ 35cm，直径 0.4 ～ 2.0cm，表面灰黄色、黄棕色至灰棕色；根头有多处突起的茎痕及芽，每个茎痕的顶端呈凹下的圆点状；根头下有致密的环状横纹，向下渐稀疏，栽培品环状横纹少或无；全体有纵皱纹和散在的横长皮孔样突起，支根断落处常有黑褐色胶状物。质稍柔软或稍硬而略带韧性，断面稍平坦，有裂隙或放射状纹理，皮部淡棕黄色至黄棕色，木部淡黄色至黄色。素花党参长 10 ～ 35cm，直径 0.5 ～ 2.5cm。表面黄白色至灰黄色，根头下致密的环状横纹常达全长的一半以上。断面裂隙较多，皮部灰白色至淡棕色。川党参长 10 ～ 45cm，直径 0.5 ～ 2.0cm。表面灰黄色至黄棕色，有明显不规则的纵沟。质较软而结实，断面裂隙较少，皮部黄白色。

党参饮片呈类圆形的厚片。外表皮灰黄色、黄棕色至灰棕色，有时可见根头部有多数疣状突起的茎痕和芽。切面皮部淡棕黄色至黄棕色，木部淡黄色至黄色，有裂隙或放射状纹理。有特殊香气，味微甜。米炒党参形如党参片，表面深黄色，偶有焦斑。见附图 1。

表 2-2-1　党参的基本信息

名称	植物名	拉丁学名	所属科名	部位
党参	党参	*Codonopsis pilosula*（Franch.）Nannf.	桔梗科	根
	素花党参	*Codonopsis pilosula* Nannf. var. *modesta*（Nannf.）L.T.Shen		
	川党参	*Codonopsis tangshen* Oliv.		

（二）消费率、消费频率和消费量

1. 消费率　调查人群中，党参总体消费率为 57.4%（3 970/6 922）。党参的食用方式以非直接食用为主，在消费人群中，非直接食用的人群比例为 84.4%（3 351/3 970），直接食用的人群比例为 15.6%（619/3 970）。

按性别、年龄对党参消费率进行分组比较分析，结果显示，党参的消费率在不同性别间差异显著（χ^2=16.74，p<0.001），女性人群的党参消费率为 59.7%（2 103/3 520），高于男性消费率 54.9%（1 867/3 402）。不同年龄组人群的党参消费率存在差异（χ^2=9.67，p=0.008），其中，18 ～ 44 岁年龄组人群的党参消费率相对较低，为 55.6%（1 942/3 492），45 ～ 59 岁、≥60 岁年龄组人群的党参消费率分别为 59.8%（1 158/1 935）、58.2%（870/1 495）。详见图 2-2-1。

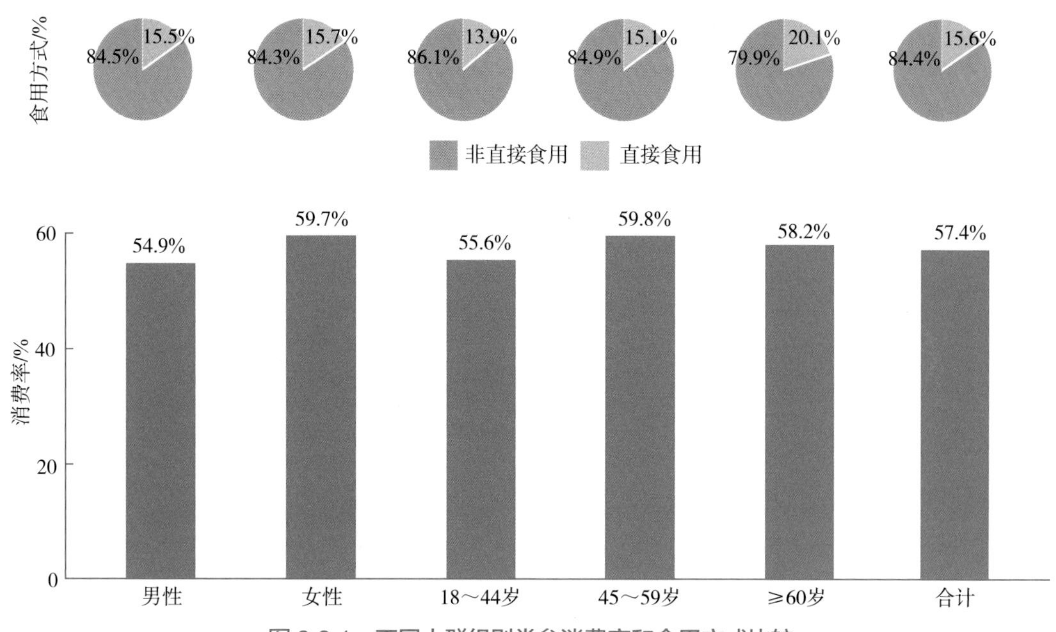

图 2-2-1 不同人群组别党参消费率和食用方式比较

不同地市人群党参消费率为 17.1% ～ 91.0%，其中，广州市最高（91.0%），其次为云浮市（85.9%），第三是肇庆市（81.5%），汕头市和潮州市的消费率相对较低，分别是 18.1% 和 17.1%。详见图 2-2-2。

2. 消费频率 党参消费人群中，消费频率以 1.0 ～ 3.9 次 / 月为主（46.5%），其次为 <1.0 次 / 月（38.6%），最后为≥4.0 次 / 月（14.9%）。详见图 2-2-3。

3. 消费量 在党参消费人群中，党参的每日消费量范围是 0.002 ～ 16.000g/ 天，均值为 0.58g/ 天，P_{95} 为 2.00g/ 天。不同性别分组中，男性人群的党参每日消费量均值为 0.57g/ 天，女性人群为 0.59g/ 天。不同年龄组中，18 ～ 44 岁年龄组人群每日消费量均值为 0.58g/ 天，45 ～ 59 岁为 0.59g/ 天，≥60 岁为 0.58g/ 天。

（三）消费状况分析

本次调查结果显示，党参在调查人群中的总体消费率为 57.4%。党参消费率存在地区分布及性别、年龄差异性。各地市人群的党参消费率（17.1% ～ 91.0%）差异跨度较大，消费率最高的前三个地市依次是广州市、云浮市和肇庆市，消费率最低的地市是潮州市。女性人群党参消费率略高于男性，18 ～ 44 岁年龄组人群的党参消费率低于其他年龄组人群。

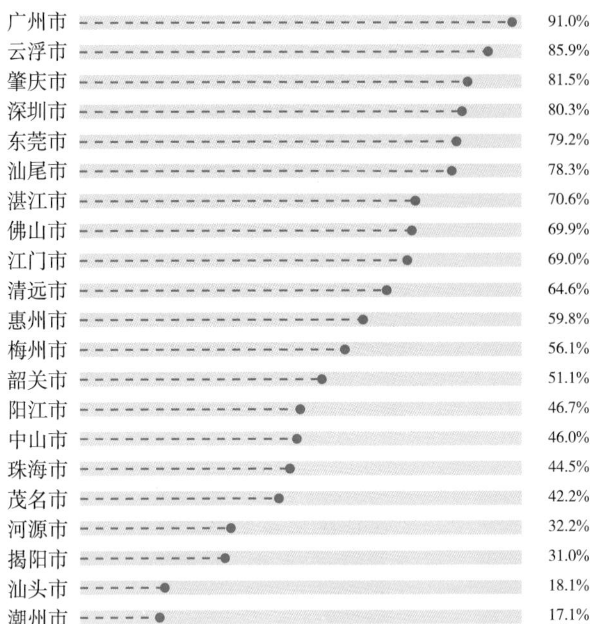

图 2-2-2　不同地区人群党参消费率比较

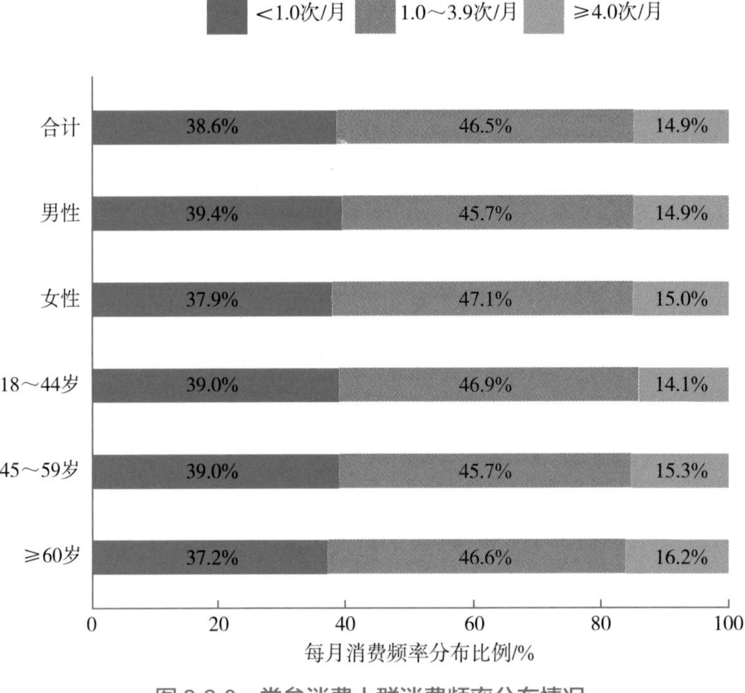

图 2-2-3　党参消费人群消费频率分布情况

在党参消费人群中，多数人的消费频率为 1.0 ～ 3.9 次 / 月，食用方式以非直接食用为主。党参消费人群的党参每日消费量均值为 0.58g/ 天，P_{95} 为 2.00g/ 天，均未达到《中国药典》[1]中党参作为中药材的用量（9 ～ 30g）。

（四）药食两用价值

党参味甘，性平，归脾、肺经，能健脾益肺，养血生津[1]。主治脾肺气虚，食少倦怠，咳嗽虚喘，气血不足，面色萎黄，心悸气短，津伤口渴，内热消渴。水煎汤，9～30g；或熬膏，入丸剂、散剂。

2023 年 11 月，根据《中华人民共和国食品安全法》及其实施条例、《按照传统既是食品又是中药材的物质目录管理规定》，经安全性评估及试点生产经营，国家卫生健康委员会、国家市场监督管理总局联合印发了《关于党参等 9 种新增按照传统既是食品又是中药材的物质公告》（2023 年第 9 号），将党参纳入按照传统既是食品又是中药材的物质目录进行管理。

（五）食养建议

党参在山西、甘肃、广东等省均有作为食品原料食用的历史，主要用于煲汤、煮粥、蒸饭、入菜、组成火锅用料、使用传统方式制作党参脯等。按照传统习惯正常食用党参，未见不良反应报道。党参不宜与藜芦同用。与党参相关的推荐食谱如下。

1. 党参蒸鸭

材料：嫩鸭 1 只，党参 30g，茯苓 15g，调料适量。

做法：活鸭宰杀，洗净，去除嘴、足，入沸水中烫一遍捞起，将鸭翅盘向背部。党参、茯苓切片，装入纱布袋内，放入鸭腹。将鸭子置蒸碗内，加入姜、葱、绍酒、鲜汤各适量，用湿绵纸封住碗口，武火蒸 3 小时左右。去纸并取出鸭腹内药包、葱、姜，加精盐、味精，食肉饮汤。

功效：补脾益气。适用于脾胃气虚所致的食少、面色萎黄、语声低微、四肢无力、舌质淡、脉细弱等症。还可供亚健康或健康人群日常食养使用，以调节脾胃，强身健体，提高抗病能力。热证、积滞、感冒者均不宜食用。

2. 参归猪肝汤[2]

组成：猪肝 150g，党参 15g，当归 10g，酸枣仁 10g，生姜、葱白、料酒、食盐、味精适量。

做法：将党参、当归洗净，切薄片，酸枣仁洗净打碎，加适量清水煮后取汤。将猪肝切片，与料酒、食盐、味精、淀粉拌匀，放入汤内煮至肝片散开。加入拍破的生姜、切段的葱白，盛入盆内蒸 15～20 分钟。食肝片与汤。

功效：养血补肝，宁心安神。适用于心肝血虚证，症见心悸、失眠、面色萎黄、妇女月经量少等症。也可供亚健康或健康人群日常食养使用。高血压、冠心病、高脂血症以及热证等患者应慎用。

3. 党参黄芪芡实汤[3]

材料：党参 20g，黄芪、芡实各 30g，猪腰 1 个，供 2～3 人食用。

做法：剖猪腰洗净去味，共炖。

功效：益气健脾。适用于脾气虚证，症见纳食减少，懒言气短，四肢乏力，肠鸣腹胀，大便溏薄，舌淡，苔薄白，脉缓或濡细。也可供亚健康或健康人群日常食养使用。热证、痰湿、积滞、感冒者不宜食用。

4. 党参阿胶膏①

材料：党参 500g，玉竹 250g，阿胶 100g，蜂蜜 200g。

做法：党参和玉竹水煎取浓汁，再加入阿胶、蜂蜜，熬至滴水成珠，用瓷器盛贮。

功效：益气补血。适用于气血两虚证，症见面色萎黄，头晕眼花，心慌心悸，失眠健忘，体倦乏力，妇女月经量少。也可供亚健康或健康人群日常食养使用。热证、痰湿、积滞、感冒者均应慎用。

5. 参枣米饭[2]

材料：党参 15g，糯米 250g，大枣 30g，白糖 50g。

做法：先将党参、大枣煎取药汁备用。再将糯米煮熟，扣于盘中。将煮好的党参、大枣摆在饭上。加白糖于药汁内，煎成浓汁，浇在枣饭上即成。空腹食用。

功效：补中益气，养血宁神。适用于脾虚气弱所致的倦怠乏力、食少便溏，以及血虚所致面色萎黄、头晕、心悸、失眠、浮肿等症。也可供亚健康或健康人群日常食养使用。热证、痰湿、积滞、感冒者均不宜食用。

二、西洋参

（一）基本信息

西洋参为五加科植物西洋参 *Panax quinquefolium* L. 的干燥根。

西洋参呈纺锤形、圆柱形或圆锥形，长 3 ～ 12cm，直径 0.8 ～ 2.0cm。表面浅黄褐色或黄白色，可见横向环纹和线形皮孔状突起，并有细密浅纵皱纹和须根痕。主根中下部有一至数条侧根，多已折断。有的上端有根茎（芦头），环节明显，茎痕（芦碗）圆形或半圆形，具不定根（艼）或已折断。体重，质坚实，不易折断，断面平坦，浅黄白色，略显粉性，皮部可见黄棕色点状树脂道，形成层环纹棕黄色，木部略呈放射状纹理。

西洋参饮片性状呈长圆形或类圆形薄片。外表皮浅黄褐色。切面淡黄白至黄白色，形成层环棕黄色，皮部有黄棕色点状树脂道，近形成层环处较多而明显，木部略呈放射状纹理。气微而特异，味微苦、甘。见附图 2。

（二）消费率、消费频率和消费量

1. 消费率　调查人群中，西洋参总体消费率为 41.7%（2 884/6 922）。西洋参的食用方式以非直接食用为主，在消费人群中，非直接食用的人群比例为 81.4%（2 348/2 884），直接食用的人群比例为 18.6%（536/2 884）。

按性别、年龄对西洋参消费率进行分组比较分析，结果显示，西洋参的消费率在不同性别间差异显著（χ^2=10.18，p=0.001），女性人群的西洋参消费率为 43.5%（1 532/3 520），高于男性人群的 39.7%（1 352/3 402）。西洋参的消费率在不同年龄组人群间的差异不显著（χ^2=4.46，p=0.107），18 ～ 44 岁、45 ～ 59 岁、≥60 岁年龄组人群的西洋参消费率分别为 41.0%（1 430/3 492）、43.7%（845/1 935）、40.7%（609/1 495）。详见图 2-2-4。

① 党参阿胶膏一次制备，分次食用而非一次性吃完。

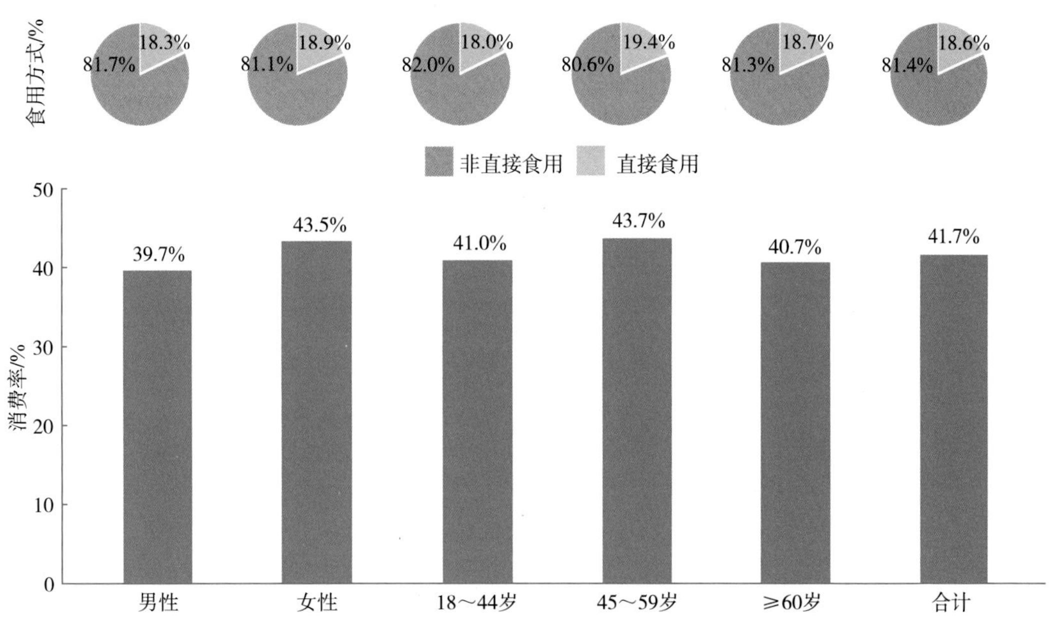

图 2-2-4　不同人群组别西洋参消费率和食用方式比较

不同地市人群西洋参消费率范围为 21.4% ～ 73.6%，其中，东莞市最高（73.6%），其次为深圳市（68.8%），第三是广州市（62.0%），汕尾市和云浮市的消费率相对较低，分别是 21.7% 和 21.4%。详见图 2-2-5。

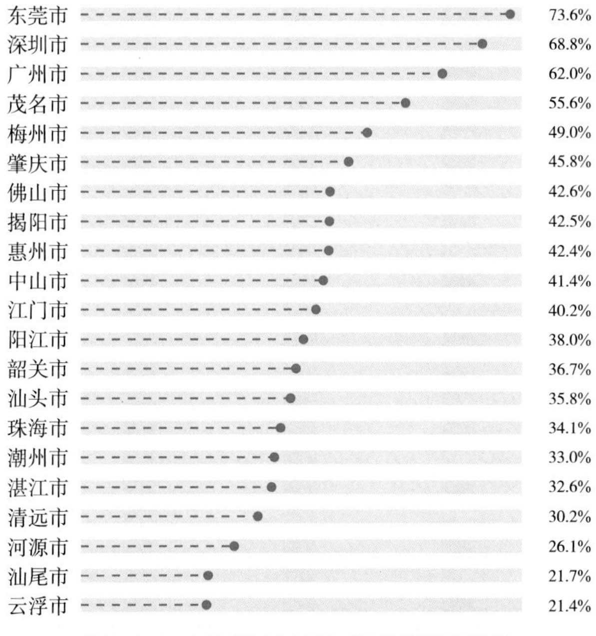

图 2-2-5　不同地区人群西洋参消费率比较

2. 消费频率　西洋参消费人群中，消费频率以＜1.0 次 / 月为主（56.0%），其次为 1.0 ～ 3.9 次 / 月（34.5%），最后为≥4.0 次 / 月（9.5%）。详见图 2-2-6。

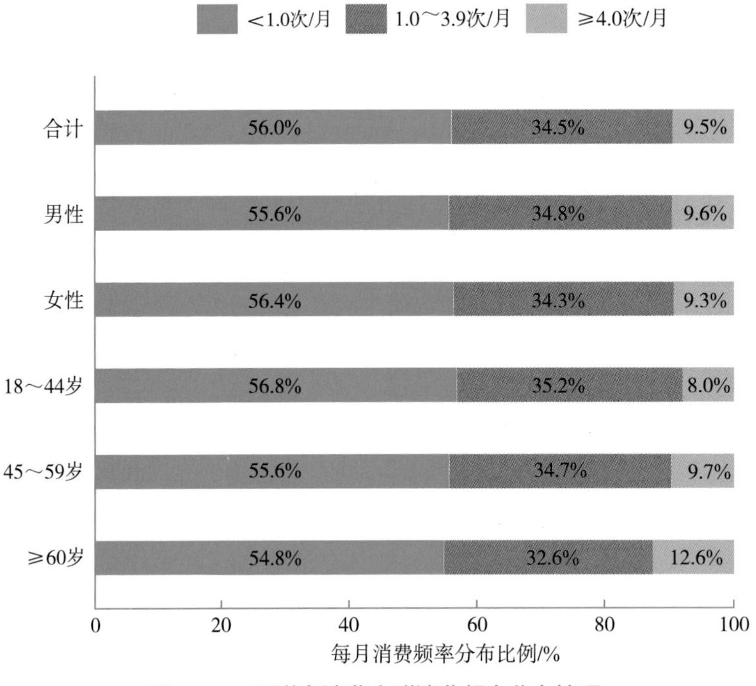

图 2-2-6　西洋参消费人群消费频率分布情况

3. 消费量　在西洋参消费人群中，西洋参的每日消费量范围为 0.001 ～ 6.667g/ 天，均值为 0.29g/ 天，P_{95} 为 1.07g/ 天。不同性别分组中，男性每日消费量均值为 0.30g/ 天，女性为 0.29g/ 天。按年龄分组分析，18 ～ 44 岁、45 ～ 59 岁、≥60 岁年龄组人群的西洋参每日消费量均值分别为 0.27g/ 天、0.33g/ 天、0.29g/ 天。

（三）消费状况分析

本次调查结果显示，西洋参在调查人群中的总体消费率为 41.7%，各地市消费率（21.4% ～ 73.6%）跨度较大，消费率最高的前三个地市依次是东莞市、深圳市和广州市，消费率最低的是云浮市。对不同性别人群的西洋参消费率进行比较，女性西洋参消费率略高于男性；对不同年龄组人群的西洋参消费率进行比较，差异不明显。

在西洋参消费人群中，多数人的消费频率为<1.0 次 / 月，食用方式以非直接食用为主。西洋参消费人群的西洋参每日消费量均值为 0.29g/ 天，P_{95} 为 1.07g/ 天，均未达到《中国药典》中西洋参作为中药材的用量（3 ～ 6g）。综上可见，岭南地区居民西洋参的消费率较高，但是不同地域的差异较大，且不同个体的消费习惯不同，西洋参的每次用量差异也较大。

（四）药食两用价值

西洋参味甘、微苦，性凉，归心、肺、肾经，具有补气养阴，清热生津的功效。主治气虚阴亏，虚热烦倦，咳喘痰血，内热消渴，口燥咽干诸症。煎服，3 ～ 6g，另煎兑服；入丸散剂，每次 0.5 ～ 1.0g。西洋参药性偏凉，具有清补益气而不上火的特点，被广泛用于临床治疗和日常饮食中。

2023 年 11 月，国家卫生健康委员会、国家市场监督管理总局联合印发了《关于党参等

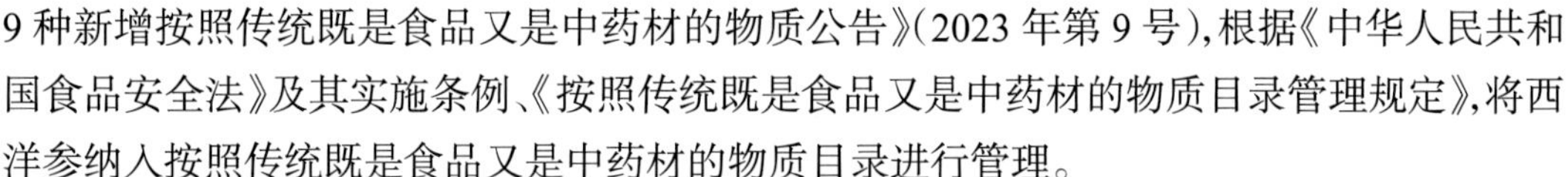

9种新增按照传统既是食品又是中药材的物质公告》(2023年第9号),根据《中华人民共和国食品安全法》及其实施条例、《按照传统既是食品又是中药材的物质目录管理规定》,将西洋参纳入按照传统既是食品又是中药材的物质目录进行管理。

(五)食养建议

西洋参在我国是清补药膳的常用原料,常与鸡、鸭、羊肉等烹饪同食,或泡水代茶,或制成洋参银耳莲子汤之类羹品供饮用。按照传统习惯正常食用西洋参,未见不良反应报道。西洋参不宜与藜芦同用。与西洋参相关的推荐食谱如下。

1. 洋参鸡汤[3]

材料:鸡半只,西洋参5g,生姜、盐适量。

做法:鸡洗净,加西洋参、生姜武火煮开,去浮沫,慢炖3小时,加盐即成。

功效:益气养阴。适用于气阴两虚证,症见疲倦乏力,口干,咳嗽少痰,大便干结等。也可供亚健康或健康人群日常食养使用。咳嗽痰多、腹胀便稀者不宜食用。

2. 西洋参无花果排骨汤[4]

材料:西洋参10g,无花果8颗,红枣2颗,排骨500g,姜2片,供2～3人食用。

做法:上述材料加清水400ml,在炖锅内隔水炖约1小时,食前加适量调味料调味即可。

功效:益阴润肺,安神健脾。适用于阴虚火旺,疲倦乏力,失眠心悸,食欲不振等。也可供亚健康或健康人群日常食养使用。咳嗽痰多、脾胃虚寒者不宜食用。

3. 洋参桂圆粥[3]

材料:西洋参3g,桂圆肉15g,粳米100g,白糖20g。

做法:粳米同西洋参、桂圆肉共煮成粥,加入白糖搅拌即成。

功效:益胃生津,润肺养阴。适用于肺胃阴液不足导致的口咽干燥、烦渴、干咳少痰。也可供亚健康或健康人群日常食养使用。饮食积滞、咳嗽痰多者不宜食用。

三、玉竹

(一)基本信息

玉竹为百合科植物玉竹 *Polygonatum odoratum*(Mill.)Druce的干燥根茎。玉竹呈长圆柱形,略扁,少有分枝,长4～18cm,直径0.3～1.6cm。表面黄白色或淡黄棕色,半透明,具纵皱纹和微隆起的环节,有白色圆点状的须根痕和圆盘状茎痕。质硬而脆或稍软,易折断,断面角质样或显颗粒性。

玉竹饮片呈不规则厚片或段。外表皮黄白色至淡黄棕色,半透明,有时可见环节。切面角质样或显颗粒性。气微,味甘,嚼之发黏。见附图3。

(二)消费率、消费频率和消费量

1. 消费率 调查人群中,玉竹总体消费率为49.9%(3 456/6 922)。玉竹的食用方式以非直接食用为主,在消费人群中,非直接食用的人群比例为87.9%(3 038/3 456),直接食用的人群比例为12.1%(418/3 456)。

按性别、年龄对玉竹消费率进行分组比较分析,结果显示,玉竹的消费率在不同性别间差异显著(χ^2=22.91, p<0.001),女性人群的玉竹消费率为 52.8%(1 857/3 520),高于男性人群的 47.0%(1 599/3 402)。不同年龄组人群玉竹消费率比较,差异不显著(χ^2=3.06, p=0.216),18 ～ 44 岁、45 ～ 59 岁、≥60 岁年龄组人群的玉竹消费率分别为 49.0%(1 710/3 492)、50.4%(975/1 935)、51.6%(771/1 495)。详见图 2-2-7。

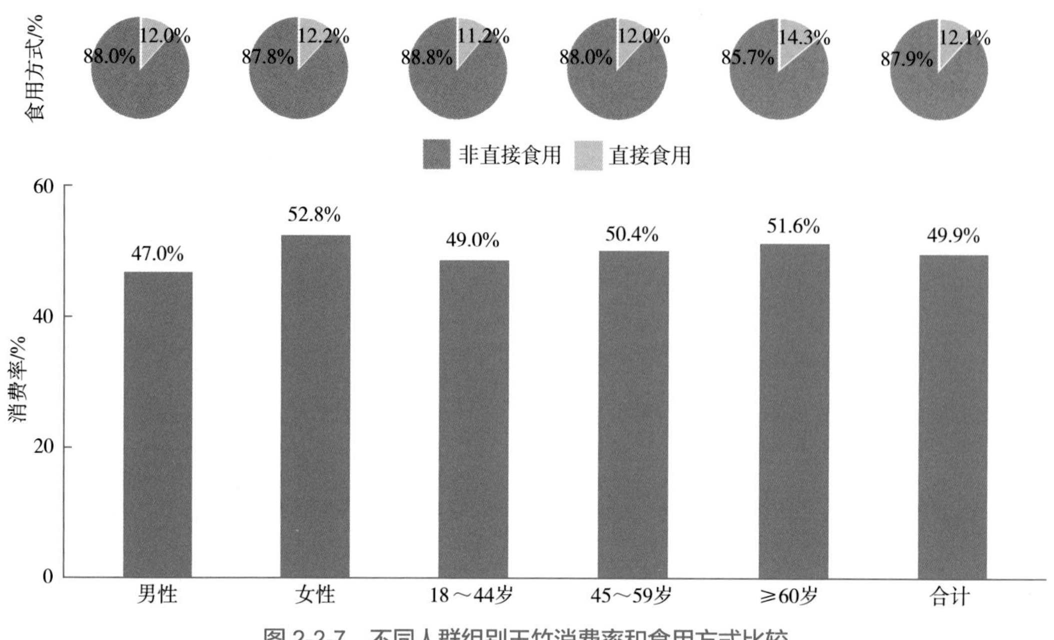

图 2-2-7 不同人群组别玉竹消费率和食用方式比较

不同地市人群玉竹消费率范围为 4.8% ～ 76.3%,其中,云浮市最高(76.3%),其次为广州市(71.7%),第三是东莞市(70.8%),梅州市和河源市的消费率相对较低,分别是 27.0% 和 4.8%。详见图 2-2-8。

2. 消费频率 在玉竹消费人群中,消费频率以 1.0 ～ 3.9 次 / 月为主(47.1%),其次为<1.0 次 / 月(39.6%),最后为≥4.0 次 / 月(13.3%)。详见图 2-2-9。

3. 消费量 在玉竹消费人群中,玉竹的每日消费量范围为 0.006 ～ 13.330g/ 天,均值为 0.53g/ 天,P_{95} 为 2.00g/ 天。不同性别分组中,男性每日消费量均值为 0.52g/ 天,女性为 0.54g/ 天。不同年龄组中,18 ～ 44 岁人群玉竹每日消费量均值为 0.51g/ 天,45 ～ 59 岁为 0.53g/ 天,≥60 岁为 0.55g/ 天。

(三)消费状况分析

本次调查结果显示,玉竹在调查人群中的总体消费率为 49.9%。玉竹消费率存在地区分布及年龄差异,而性别差异则不显著。各地市消费率(4.8% ～ 76.3%)差异跨度较大,消费率最高的前三个地市依次是云浮市、广州市和东莞市,消费率最低的地市是河源市。对不同性别人群的玉竹消费率进行比较,女性玉竹消费率略高于男性。

在玉竹消费人群中,多数人的消费频率为 1.0 ～ 3.9 次 / 月,食用方式以非直接食用为主。玉竹消费人群玉竹的每日消费量均值为 0.53g/ 天,P_{95} 为 2.00g/ 天,均未达到《中国药典》中玉竹作为中药的用量(6～12g)。可见，岭南地区居民玉竹的消费率较高，但是不同地域的差异较大，且不同个体的消费习惯也不同。

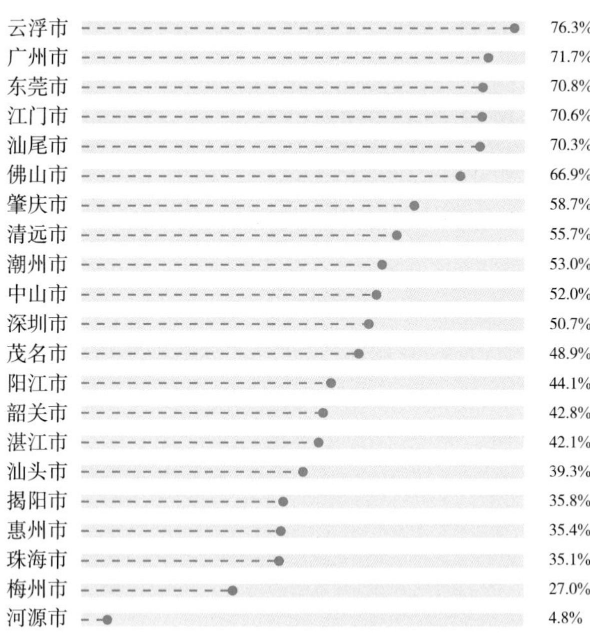

图 2-2-8　不同地区人群玉竹消费率比较

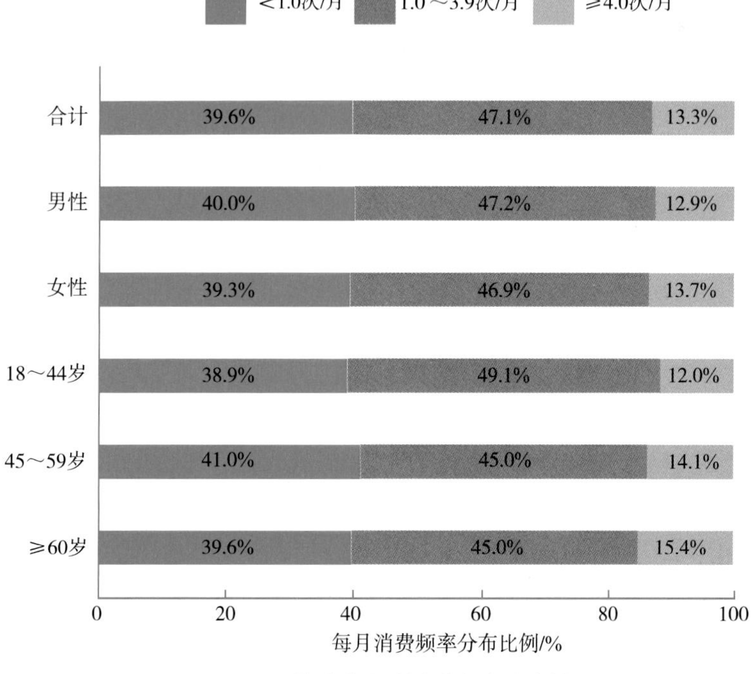

图 2-2-9　玉竹消费人群消费频率分布情况

(四)药食两用价值

玉竹味甘,性微寒,归肺、胃经,具有养阴润燥,生津止渴的功效,主治肺胃阴伤,燥热咳嗽,咽干口渴,内热消渴诸症。煎服,6～12g。依据《卫生部关于进一步规范保健食品原料管理的通知》(卫法监发〔2002〕51号),玉竹被纳入食药物质进行管理。

(五)食养建议

玉竹补而不腻,不寒不燥,久服不伤脾胃,故在广东、湖南等地,民间常用其泡茶、煲汤,单用或和其他药材配伍煎煮均可。一些东南亚国家也将其作为食品、饮料、保健品应用。按照传统习惯正常食用玉竹,未见不良反应报道。与玉竹相关的推荐食谱如下。

1. 玉竹猪瘦肉汤[3]

材料:玉竹10g,猪瘦肉50g,盐、味精适量。

做法:玉竹洗净用纱布包好,猪肉洗净切块。同放入锅内,加水适量煎煮,熟后加盐、味精调味即可。

功效:养阴、润肺、止咳。适用于肺胃阴虚之口干渴,干咳少痰等症。也可供亚健康或健康人群日常食养使用。痰湿阻滞,脾虚便溏者慎用。

2. 玉竹陈皮粥

材料:玉竹12g,陈皮5g,粳米50g。

做法:先将玉竹、陈皮入砂锅煎煮,去渣取汁备用。粳米加水煮至米开花,兑入药汁煮片刻即可。

功效:养阴清热、健脾和胃。适用于胃阴津不足,呃逆不止者。痰湿阻滞,脾虚便溏者慎用。

3. 玉竹百合膏①[4]

处方:玉竹、百合各100g,蜂蜜50g,柠檬汁50ml。

做法:将玉竹浸泡半天后,煎煮2次,合并煎液并滤过,加热浓缩,加蜂蜜、柠檬汁收为膏。

功效:滋阴润肺,益气生津。适用于咽喉干燥,声音嘶哑,食欲不振者。痰湿阻滞,脾虚便溏者慎用。

四、黄芪

(一)基本信息

黄芪为豆科植物蒙古黄芪 *Astragalus membranaceus*(Fisch.)Bge.*var.mongholicus*(Bge.)Hsiao 或膜荚黄芪 *Astragalus membranaceus*(Fisch.)Bge. 的干燥根,见表 2-2-2。

黄芪呈圆柱形,有的有分枝,上端较粗,长30～90cm,直径1.0～3.5cm。表面淡棕黄色或淡棕褐色,有不整齐的纵皱纹或纵沟。质硬而韧,不易折断,断面纤维性强,并显粉性,皮部黄白色,木部淡黄色,有放射状纹理和裂隙,老根中心偶呈枯朽状,黑褐色或呈空洞。

黄芪饮片呈类圆形或椭圆形的厚片,外表皮黄白色至淡棕褐色,可见纵皱纹或纵沟。

① 玉竹百合膏分次食用而非一次性吃完。

切面皮部黄白色，木部淡黄色，有放射状纹理及裂隙，有的中心偶有枯朽状，黑褐色或呈空洞。气微，味微甜，嚼之有豆腥味。见附图 4。

表 2-2-2　黄芪的基本信息

名称	植物名	拉丁学名	所属科名	部位
黄芪	蒙古黄芪	*Astragalus membranaceus*（Fisch.）Bge.*var.mongholicus*（Bge.）Hsiao	豆科	根
	膜荚黄芪	*Astragalus membranaceus*（Fisch.）Bge.		

（二）消费率、消费频率和消费量

1. 消费率　调查人群中，黄芪总体消费率为 48.3%（3 341/6 922）。黄芪的食用方式以非直接食用为主，在消费人群中，非直接食用的人群比例为 95.0%（3 175/3 341），直接食用的人群比例为 5.0%（166/3 341）。

对不同性别人群的黄芪消费率进行比较，差异显著（χ^2=23.16，p<0.001），女性消费率为 51.1%（1 799/3 520），高于男性消费率 45.3%（1 542/3 402）。不同年龄组人群的黄芪消费率存在差异（χ^2=9.58，p=0.008），其中，≥60 岁年龄组人群的黄芪消费率相对较低，为 45.0%（673/1 495），18 ～ 44 岁、45 ～ 59 岁年龄组人群的黄芪消费率分别为 48.5%（1 695/3 492）、50.3%（973/1 935）。详见图 2-2-10。

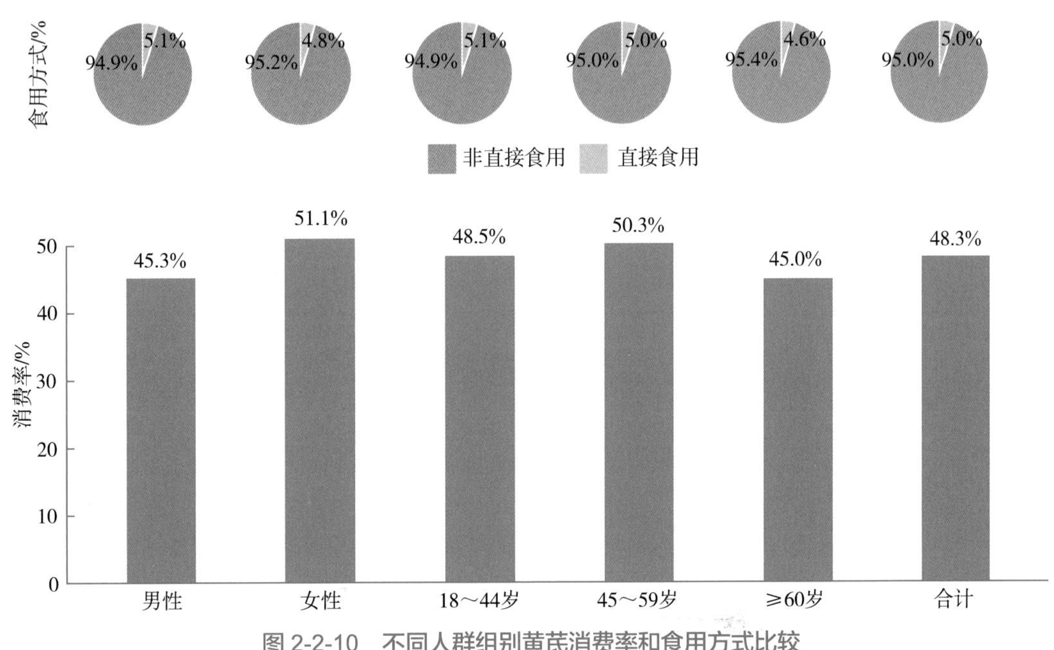

图 2-2-10　不同人群组别黄芪消费率和食用方式比较

不同地市人群黄芪消费率范围为 17.5% ～ 77.7%，其中，汕尾市最高（77.7%），其次为深圳市（74.0%），第三是茂名市（72.8%），潮州市和汕头市的消费率相对较低，分别为 23.1%

和 17.5%。详见图 2-2-11。

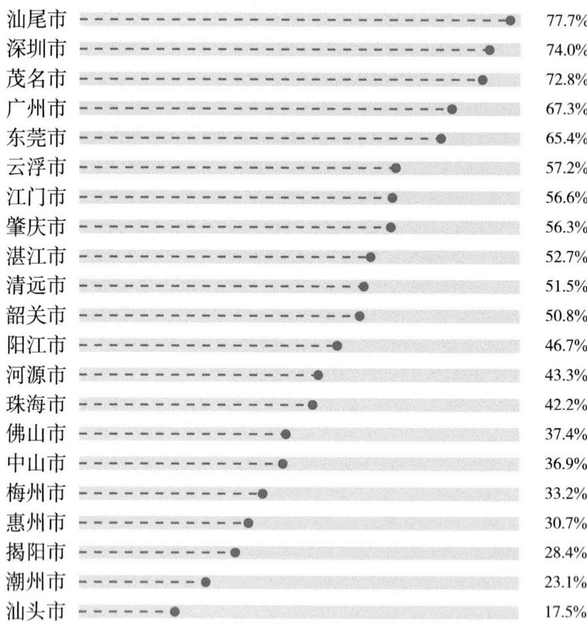

图 2-2-11 不同地区人群黄芪消费率比较

2. 消费频率 在黄芪消费人群中，消费频率以 1.0 ～ 3.9 次 / 月为主（45.8%），其次为 <1.0 次 / 月（36.6%），最后为≥4.0 次 / 月（17.6%）。详见图 2-2-12。

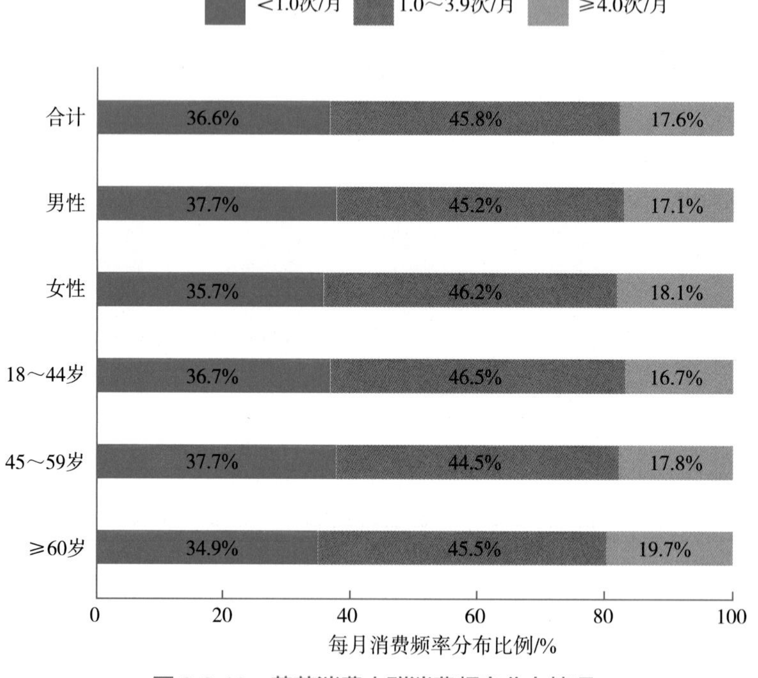

图 2-2-12 黄芪消费人群消费频率分布情况

3. 消费量 在黄芪消费人群中，黄芪的每日消费量范围为0.006～16.670g/天，均值为0.65g/天，P_{95}为2.50g/天。不同性别分组中，男性每日消费量均值为0.62g/天，女性为0.67g/天。不同年龄组中，18～44岁每日消费量均值为0.64g/天，45～59岁为0.69g/天，≥60岁为0.61g/天。

（三）消费状况分析

本次调查结果显示，黄芪在调查人群中的总体消费率为48.3%。黄芪消费率存在地区分布及年龄、性别差异。各地市消费率（17.5%～77.7%）差异跨度较大，消费率最高的前三个地市依次是汕尾市、深圳市和茂名市，消费率最低的地市是汕头市。不同性别人群黄芪消费率比较，女性黄芪消费率略高于男性；不同年龄组人群黄芪消费率比较，消费率最高的是45～59岁组，18～44岁组次之，消费率最低的是≥60岁组。

在黄芪消费人群中，多数人的消费频率为1.0～3.9次/月，食用方式以非直接食用为主。黄芪消费人群的黄芪每日消费量均值为0.65g/天，P_{95}为2.50g/天，均未达到《中国药典》中黄芪作为中药的用量（9～30g）。

（四）药食两用价值

黄芪味甘，性微温，归肺、脾经。具有补气升阳，固表止汗，利水消肿，生津养血，行滞通痹，托毒排脓，敛疮生肌的功效。主治气虚乏力，食少便溏，中气下陷，久泻脱肛，便血崩漏，表虚自汗，气虚水肿，内热消渴，血虚萎黄，半身不遂，痹痛麻木，痈疽难溃，久溃不敛诸症。煎服，9～30g。2023年11月，国家卫生健康委员会、国家市场监督管理总局联合印发了《关于党参等9种新增按照传统既是食品又是中药材的物质公告》（2023年第9号），将黄芪纳入按照传统既是食品又是中药材的物质目录进行管理。

（五）食养建议

黄芪是我国各地常用的食品原料，食用历史非常悠久，如唐宋时期白居易、苏东坡等诗词中均有关于黄芪粥养生的内容。目前黄芪主要用于煲汤、煮粥、煮茶、煮饭等，也有用于做成奶制品、蜂蜜饮等饮品的，还有用于黄芪速溶咖啡、饼干、糖果、糕点、米糊、膏类、调味品和其他食品制作的。按照传统习惯正常食用黄芪，未见不良反应报道。与黄芪相关的推荐食谱如下。

1. 黄芪蒸鸡[2]

组成：嫩母鸡1只，黄芪30g，食盐1.5g，黄酒15ml，胡椒粉2g，葱、生姜各10g，清汤500ml。

做法：将宰杀的母鸡处理干净后入沸水锅内焯至鸡皮伸展，再捞出用清水冲洗，沥干。黄芪洗干净，斜切成2mm厚的长片，塞入鸡腹内。把鸡放入砂锅内，加入葱、姜、黄酒、清汤、精盐，用湿绵纸封口，上蒸笼用武火蒸，水沸后蒸1.5～2小时，至鸡肉熟烂，去黄芪，再加入胡椒粉调味。

功效：益气升阳，健脾补虚。适用于脾气亏虚、清阳下陷所致食少、倦怠乏力、气虚自汗、易患感冒、气虚眩晕，以及中气下陷所引起的久泻、脱肛、子宫下垂等症。也可供亚健康或健康人群日常食养使用。实证上火及感冒者忌食；夏季慎食。

2. 黄芪羊脖粥[5]

组成：黄芪 15g，羊脖 1 200g，粳米 100g，大麦 200g，陈皮 5g，草果 5g，小茴香 2g，葱、姜、蒜、盐各适量。

做法：将黄芪、大麦用清水泡透备用。羊脖洗净焯水，放入黄芪、葱、姜、蒜、陈皮、草果、小茴香，加清水，待羊脖肉炖至软烂后取出，放入大麦熬 30 分钟后，再放入粳米熬煮成粥，最后放入羊脖肉煮 5 分钟，调入适量盐即可。

功效：益气养血，健脾温肾。适用于气血虚弱、脾肾亏虚者，症见头晕耳鸣、心慌气短、疲乏无力、腰酸腿软、失眠多梦等。也可供亚健康或健康人群日常食养使用。实证上火及感冒者忌食；夏季慎食。

3. 黄芪鲤鱼汤[4]

材料：黄芪 50g，茯苓 30g，鲤鱼 1 条，生姜数片，供 2 ～ 3 人食用。

做法：用纱布把黄芪和茯苓包起来，与姜片、鲤鱼一起放入锅中，加水煮熟，加调味料调味即可。

功效：补益脾气，利水消肿。适用于脾气虚弱，水肿，小便不利者。

4. 黄芪茶[3]

材料：黄芪 10g，甘草 2g。

做法：上二味共研末，置于保温瓶中，冲入适量沸水浸泡，盖闷约 30 分钟。频频代茶饮。

功效：益气固表。适用于各种脾肺气虚证，症见少气懒言，食少纳呆，便溏，自汗及易感冒者。也可供亚健康或健康人群日常食养使用。易上火及感冒者忌食；夏季慎食。

五、当归

（一）基本信息

当归为伞形科植物当归 *Angelica sinensis*（Oliv.）Diels 的干燥根。

当归略呈圆柱形，下部有支根 3 ～ 5 条或更多，长 15 ～ 25cm。表面浅棕色至棕褐色，具纵皱纹和横长皮孔样突起。根头（归头）直径 1.5 ～ 4.0cm，具环纹，上端圆钝，或具数个明显突出的根茎痕，有紫色或黄绿色的茎和叶鞘的残基；主根（归身）表面凹凸不平；支根（归尾）直径 0.3 ～ 1.0cm，上粗下细，多扭曲，有少数须根痕。质柔韧，断面黄白色或淡黄棕色，皮部厚，有裂隙和多数棕色点状分泌腔，木部色较淡，形成层环黄棕色。

当归饮片呈类圆形、椭圆形或不规则薄片。外表皮浅棕色至棕褐色。切面浅棕黄色或黄白色，平坦，有裂隙，中间有浅棕色的形成层环，并有多数棕色的油点，香气浓郁，味甘、辛、微苦。见附图 5。

（二）消费率、消费频率和消费量

1. 消费率　调查人群中，当归总体消费率为 30.2%（2 090/6 922）。当归的食用方式以非直接食用为主，非直接食用的人群比例为 92.2%（1 927/2 090），直接食用的人群比例为

7.8%（163/2 090）。

按性别、年龄对当归消费率进行分组比较分析，结果显示，当归的消费率在不同性别人群间差异显著（χ^2=115.46，p<0.001），女性消费率为 36.0%（1 268/3 520），高于男性消费率 24.2%（822/3 402）。不同年龄组人群的当归消率差异显著（χ^2=39.43，p<0.001），其中≥60 岁年龄组人群的当归消费率相对较低，为 24.2%（362/1 495），18 ～ 44 岁、45 ～ 59 岁年龄组人群的当归消费率分别为 33.1%（1 155/3 492）、29.6%（573/1 935）。详见图 2-2-13。

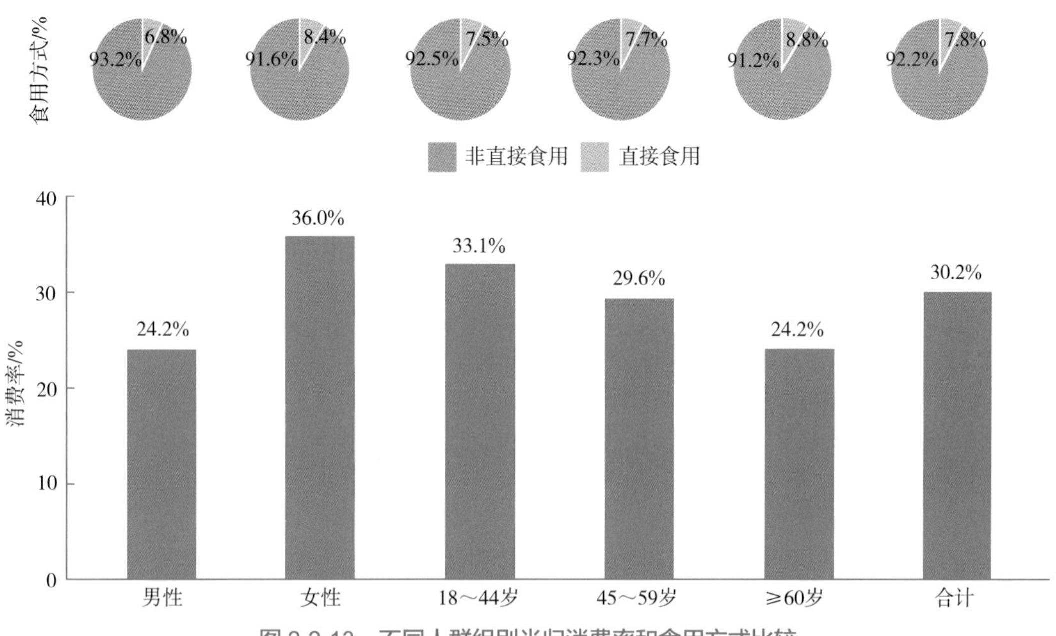

图 2-2-13　不同人群组别当归消费率和食用方式比较

不同地市人群当归消费率范围为 5.7% ～ 59.7%，其中，东莞市最高（59.7%），其次为深圳市（56.2%），第三是广州市（48.7%），惠州市和河源市的消费率相对较低，分别是 8.5% 和 5.7%。详见图 2-2-14。

2. 消费频率　在当归消费人群中，消费频率以<1.0 次 / 月为主（54.2%），其次为 1.0 ～ 3.9 次 / 月（36.9%），最后为≥4.0 次 / 月（8.9%）。详见图 2-2-15。

3. 消费量　在当归消费人群中，当归的每日消费量范围为 0.003 ～ 6.670g/ 天，均值为 0.34g/ 天，P_{95} 为 1.33g/ 天。不同性别分组中，男性每日消费量均值为 0.32g/ 天，女性为 0.36g/ 天。按年龄分组分析，18 ～ 44 岁、45 ～ 59 岁、≥60 岁年龄组人群的当归每日消费量均值分别为 0.34g/ 天、0.37g/ 天、0.31g/ 天。

（三）消费状况分析

本次调查结果显示，当归在调查人群中的总体消费率为 30.2%。当归消费率存在地区分布及性别、年龄差异，各地市消费率（5.7% ～ 59.7%）差异跨度较大，消费率最高的前三个地市依次是东莞市、深圳市和广州市，消费率最低的地市是河源市。女性人群当归消费率高于男性，≥60 岁年龄组人群的当归消费率相对较低。

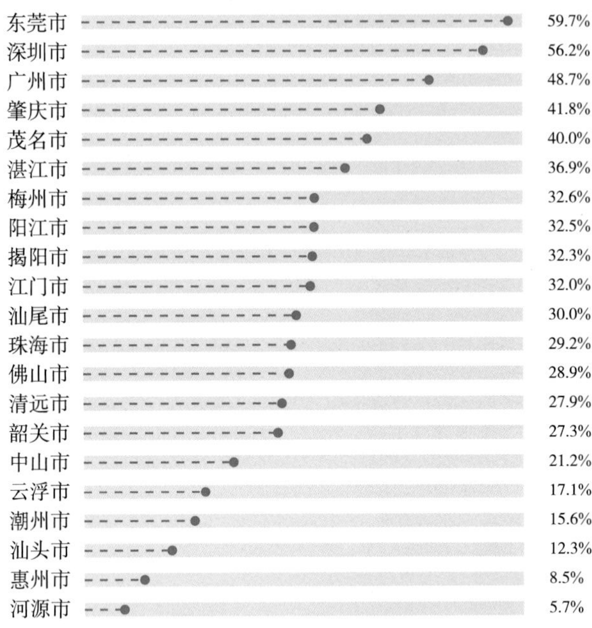

图 2-2-14 不同地区人群当归消费率比较

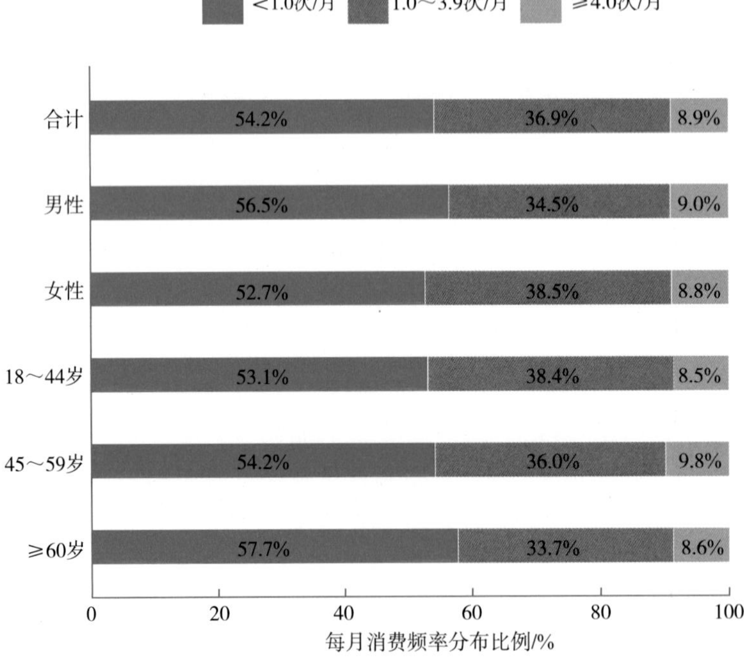

图 2-2-15 当归消费人群消费频率分布情况

在当归消费人群中，多数人的消费频率为<1.0 次 / 月，食用方式以非直接食用为主。当归消费人群的当归每日消费量均值为 0.34g/ 天，P_{95} 为 1.33g/ 天，均未达到《中国药典》中当归作为中药的用量（6 ～ 12g）。

（四）药食两用价值

当归味甘、辛，性温，归肝、心、脾经。具有补血活血，调经止痛，润肠通便的功效。主治血虚萎黄，眩晕心悸，月经不调，经闭痛经，虚寒腹痛，风湿痹痛，跌扑损伤，痈疽疮疡，肠燥便秘。生当归质润，长于补血，调经，润肠通便，常用于血虚证、血虚便秘、痈疽疮疡等。煎服，6～12g。

2019年11月，国家卫生健康委员会和国家市场监督管理总局联合印发了《关于当归等6种新增按照传统既是食品又是中药材的物质公告》（2019年第8号），将当归正式纳入按照传统既是食品又是中药材的物质目录进行管理，仅作为香辛料和调味品使用。

（五）食养建议

我国民间有秋冬季节炖羊肉的传统，当归是这道佳肴中的重要组成部分。此外，当归也可做粥、煲汤。我国及美国、欧盟及日本等地普遍将其作为香辛调味料使用。按照传统习惯正常食用当归，未见不良反应报道。与当归相关的推荐食谱如下。

1. 当归生姜羊肉汤[4]

材料：当归8g，生姜10g，羊肉200g，盐适量。

做法：将羊肉切块洗净，加入生姜爆炒，用纱布包裹当归，再与爆炒好的羊肉同放砂锅内，加开水适量，武火煮沸后改用文火煲1小时左右，放盐调味即可。

功效：补血活血，助阳祛寒。适用于血虚、阳虚体质者，症见脘腹冷痛、疝气痛、疲倦乏力、恶风畏冷、四肢逆冷、面色苍白；妇女血虚寒凝之月经不调、血虚经少、痛经、经期头痛及产后气血虚弱之腹痛、血虚乳少、恶露不止等。也可供亚健康或健康人群日常食养使用。口干口苦、咽喉肿痛及大便干结等热证人群不宜用；夏季慎食。

2. 当归羊肉羹[2]

组成：当归10g，黄芪12g，党参12g，羊肉250g，葱、姜、黄酒、味精、料酒、食盐各适量。

制法：将羊肉洗净，将当归、黄芪、党参装入纱布袋内，扎好口，一同放入锅内，再加生姜、料酒和适量的水。然后将锅置于武火上烧沸，再用文火煨炖，直到羊肉烂熟，加入葱、味精、食盐等调料，吃肉喝汤。

功效：益气养血，温阳补虚。适用于气血不足证，或病后、产后气血不足所致的脘腹冷痛、血虚宫冷等症，还可用于白细胞减少症。外感发热、咽喉肿痛、牙痛者不宜食用；口干口苦、咽喉肿痛及大便干结等人群慎用；夏季慎食。

3. 当归粥[3]

材料：当归12g，粳米适量，红枣5枚，砂糖适量。

做法：水煮当归，去渣取汁，加入其他材料，煮至米开汤稠即可。早晚空腹温服，10天为1个疗程。

功效：补血养血。适用于血虚头晕眼花，面色萎黄，心悸，失眠，妇女月经不调、经量少等症。热证及感冒者忌食；夏季慎食。

六、山柰

（一）基本信息

山柰为姜科植物山柰 *Kaempferia galanga* L. 的干燥根茎。山柰多为圆形或近圆形的横切片，直径 1 ～ 2cm，厚 0.3 ～ 0.5cm。外皮浅褐色或黄褐色，皱缩，有的有根痕或残存须根；切面类白色，粉性，常鼓凸。质脆，易折断。气香特异，味辛辣。见附图 6。

（二）消费率、消费频率和消费量

1. 消费率 调查人群中，山柰总体消费率为 21.1%（1 464/6 922）。山柰的食用方式以非直接食用为主，消费人群中，非直接食用的人群比例为 70.2%（1 028/1 464），直接食用的人群比例为 29.8%（436/1 464）。

按性别、年龄对山柰消费率进行分组比较分析，结果显示，山柰的消费率在不同性别人群间差异不显著（χ^2=1.46，p=0.227），男性、女性人群的山柰消费率分别为 20.5%（699/3 402）、21.7%（765/3 520）。不同年龄组人群的山柰消费率比较，差异不显著（χ^2=0.07，p=0.967），18 ～ 44 岁消费率为 21.1%（737/3 492），45 ～ 59 岁消费率为 21.3%（413/1 935），≥60 岁消费率为 21.0%（314/1 495）。详见图 2-2-16。

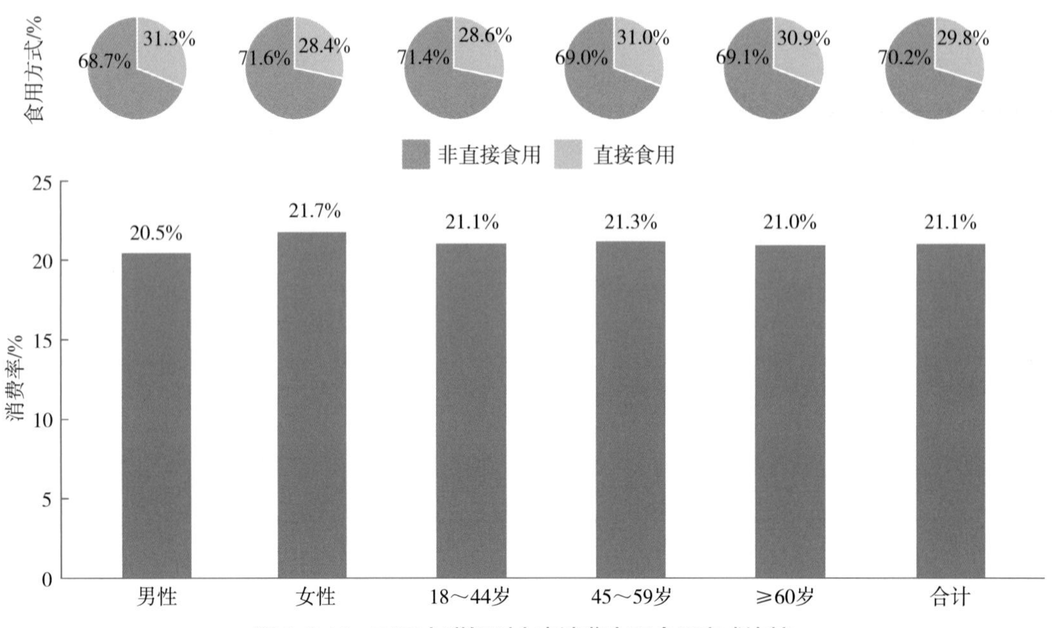

图 2-2-16　不同人群组别山柰消费率和食用方式比较

不同地市人群山柰消费率范围为 0.3% ～ 72.8%，其中，茂名市最高（72.8%），其次为湛江市（51.0%），第三是广州市（46.0%），惠州市和汕尾市的消费率相对较低，分别是 0.6% 和 0.3%。详见图 2-2-17。

2. 消费频率 在山柰消费人群中，消费频率以＜1.0 次 / 月（占比 55.3%）为多，其次为 1.0 ～ 3.9 次 / 月（占比 32.1%），最后为≥4.0 次 / 月（占比 12.5%）。详见图 2-2-18。

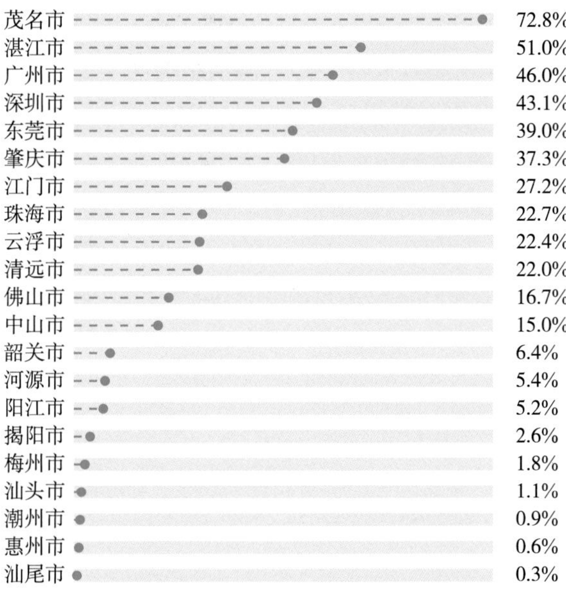

图 2-2-17　不同地区人群山柰消费率比较

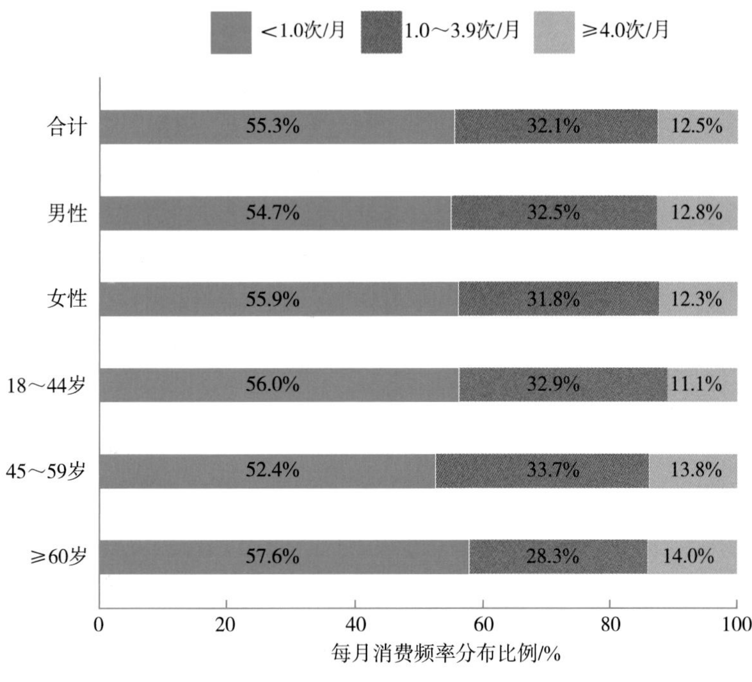

图 2-2-18　山柰消费人群消费频率分布情况

3. 消费量　在山柰消费人群中，山柰的每日消费量范围为 0.001 ～ 8.000g/ 天，均值为 0.46g/ 天，P_{95} 为 2.0g/ 天。不同性别分组中，男性每日消费量均值为 0.45g/ 天，女性为 0.48g/ 天。不同年龄组中，18 ～ 44 岁每日消费量均值为 0.44g/ 天，45 ～ 59 岁为 0.50g/ 天，≥60 岁为 0.47g/ 天。

（三）消费状况分析

本次调查结果显示，山柰在调查人群中的总体消费率为 21.1%，各地市消费率（0.3% ～ 72.8%）差异跨度较大，消费率最高的前三个地市依次是茂名市、湛江市和广州市，消费率最低的地市是汕尾市。不同性别、年龄组人群的山柰消费率差异均不明显。

在山柰消费人群中，多数人的消费频率为<1.0 次 / 月，食用方式以非直接食用为主。山柰消费人群的山柰每日消费量均值为 0.46g/ 天，P_{95} 为 2.0g/ 天，均未达到《中国药典》中山柰作为中药的用量（6 ～ 9g）。可见，岭南地区不同个体的山柰消费习惯不同，但一般不会超过《中国药典》中的限量。

（四）药食两用价值

山柰味辛，性温，归胃经。具有行气温中、消食、止痛的功效。主治胸膈胀满，脘腹冷痛，饮食不消。水煎汤，内服，6 ～ 9g。现代药理研究表明山柰具有抗氧化、抗肿瘤、抗炎、镇痛等药理作用，被广泛用于日常健康饮食中。

2019 年 11 月，国家卫生健康委员会和国家市场监督管理总局联合印发了《关于当归等 6 种新增按照传统既是食品又是中药材的物质公告》（2019 年第 8 号），将山柰正式纳入按照传统既是食品又是中药材的物质目录进行管理，仅作为香辛料和调味品使用。

（五）食养建议

山柰在广东、广西等省份有作为食品原料食用的历史，主要作为各种菜肴的调味料，如白切鸡的蘸料，或作为“五香料”的配料，也可在煲汤、煮菜时使用。按照传统习惯正常食用山柰，未见不良反应报道。与山柰相关的推荐食谱如下。

1. 沙姜鸡[4]

材料：鸡 1 只，沙姜（山柰）6 ～ 9g，食盐、葱、料酒、白糖各适量，油 2 大匙。

做法：鸡洗净剁块，用食盐和料酒腌 20 分钟；沙姜去皮剁碎，葱切葱花；热油锅，加入鸡块爆炒至变色后推至锅边，爆香沙姜和葱白；把鸡块和沙姜炒匀，放糖调味，焖至鸡肉熟透，撒上葱花炒匀即可。

功效：温中散寒。适用于脾胃虚寒证，症见脘腹冷痛，喜温喜按，畏寒喜暖，口淡不渴，泛吐清水，腹胀纳差，大便稀溏，小便清长等。也可供亚健康或健康人群日常食养使用。

2. 山柰母鸡汤[3]

材料：山柰 9g，肉桂粉 3g，母鸡 1 只，生姜 10g。

做法：将上述原料一同放入锅内，久炖，肉熟烂即成。

功效：温中散寒。适用于脾胃虚寒证，症见脘腹冷痛，喜温喜按，畏寒喜暖，口淡不渴，泛吐清水，腹胀纳差，大便稀溏，小便清长等。

3. 沙姜猪肚丝[3]

材料：猪肚 250g，山柰、葱段各 9g，生姜末 4g，蒜蓉 3g，橘皮 5g，草果、酱油、花雕酒、麻油、辣椒油各 4g，花椒油、盐少许。

做法：锅加入适量水，再加入橘皮、草果、花雕酒、山柰、葱段，待水沸。煮沸后下入猪肚，再次沸后，转文火煲至猪肚熟，捞出。猪肚切成丝，装入碗里，加入生姜末、盐、酱油、蒜蓉、辣椒油、麻油、花椒油各少许，拌匀，装盘即可。

功效：开胃消食。适用于素体脾虚，饮食不节者，或食积不化而引起的纳呆，甚至厌食，脘腹胀痛，嗳气或呕吐酸腐，便溏不爽者。也可作为亚健康或健康人群日常食养使用。口干口苦、咽喉肿痛及大便秘结者忌用；湿热体质人群慎用。

4. 沙姜白切猪手[4]

材料：猪手1个，沙姜（山柰）30g，油、食盐、生姜、大葱、大蒜、料酒、白糖、生抽、蚝油、香油适量，供3～4人食用。

做法：猪手处理干净，斩大块后冷水下锅，加入生姜和料酒煮10分钟；沙姜、大葱和大蒜切成小块；将煮好的猪手用冷水冲洗干净，放入压力锅中，加入姜、葱、蒜，再加水到猪手三分之一处，加入适量料酒，高压锅煮12分钟。把沙姜剁成蓉后淋入热油，再加适量蚝油、食盐、生抽、香油、白糖搅匀。把煮好的猪手捞出控掉水分摆盘，在猪手上均匀淋沙姜汁即可。

功效：温中散寒。适用于脾胃虚寒证，症见脘腹冷痛，喜温喜按，畏寒喜暖，口淡不渴，泛吐清水，腹胀纳差，大便稀溏，小便清长等。也可作为亚健康或健康人群日常食养使用。

七、天麻

（一）基本信息

天麻为兰科植物天麻 *Gastrodia elata* Bl. 的干燥块茎。天麻呈椭圆形或长条形，略扁，皱缩而稍弯曲，长3～15cm，宽1.5～6.0cm，厚0.5～2.0cm。表面黄白色至黄棕色，有纵皱纹及由潜伏芽排列而成的横环纹多轮，有时可见棕褐色菌索。顶端有红棕色至深棕色鹦嘴状的芽或残留茎基；另端有圆脐形疤痕。质坚硬，不易折断，断面较平坦，黄白色至淡棕色，角质样。

天麻饮片呈不规则的薄片。外表皮淡黄色至黄棕色，有时可见点状排成的横环纹。切面黄白色至淡棕色。角质样，半透明。气微，味甘。见附图7。

（二）消费率、消费频率和消费量

1. 消费率 调查人群中，天麻总体消费率为16.5%（1 145/6 922）。天麻的食用方式以非直接食用为主，消费人群中，非直接食用的人群比例为88.7%（1 016/1 145），直接食用的人群比例为11.3%（129/1 145）。

按性别、年龄对天麻消费率进行分组比较分析，结果显示，天麻的消费率在不同性别人群间差异显著（χ^2=17.01，p<0.001），女性消费率为18.4%（646/3 520），高于男性消费率14.7%（499/3 402）。不同年龄组人群天麻消费率比较，差异不显著（χ^2=4.48，p=0.107），18～44岁消费率为15.6%（545/3 492），45～59岁消费率为17.4%（337/1 935），≥60岁消费率为17.6%（263/1 495）。详见图2-2-19。

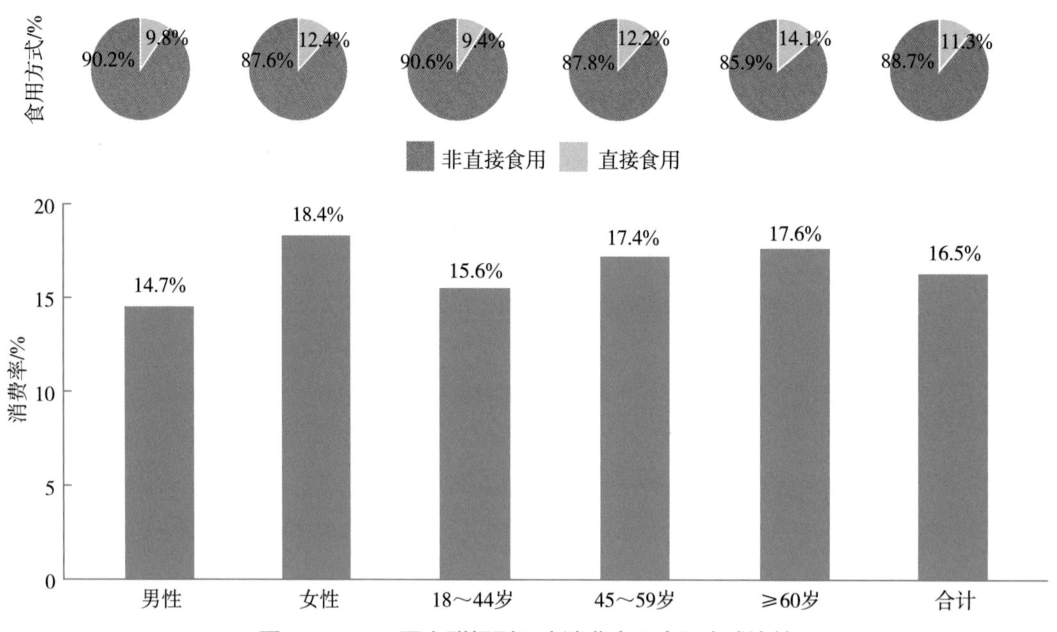

图 2-2-19　不同人群组别天麻消费率和食用方式比较

不同地市人群天麻消费率范围为 1.0% ～ 53.7%，其中，广州市最高（53.7%），其次为深圳市（32.6%），第三是茂名市（26.4%），河源市和揭阳市的消费率相对较低，分别是 1.6% 和 1.0%。详见图 2-2-20。

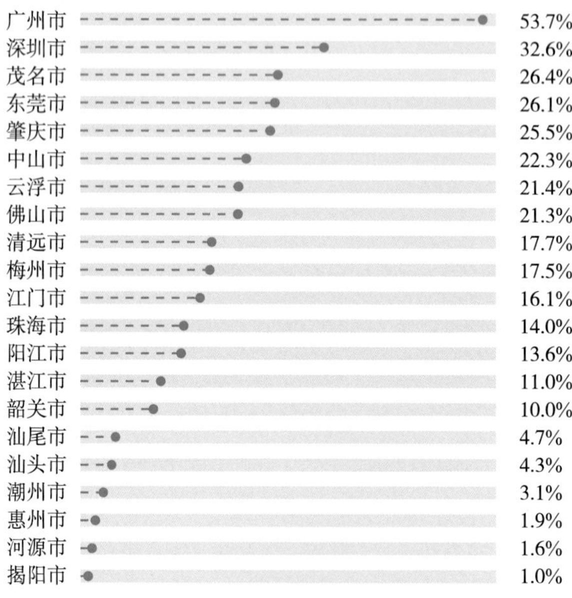

图 2-2-20　不同地区人群天麻消费率比较

2. 消费频率　在天麻消费人群中，消费频率以<1.0 次 / 月为主（71.5%），其次为 1.0 ～ 3.9 次 / 月（占比 24.0%），最后为≥4.0 次 / 月（4.5%）。详见图 2-2-21。

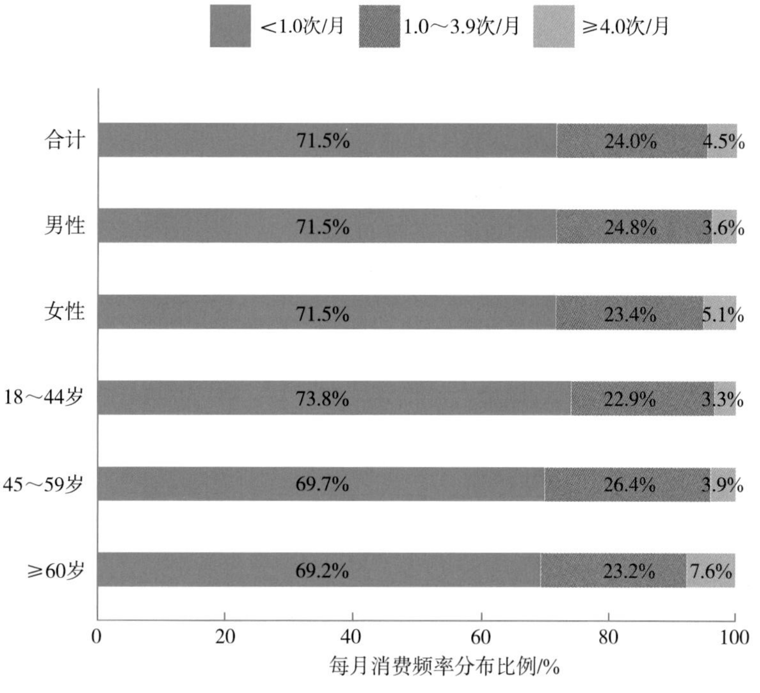

图 2-2-21　天麻消费人群消费频率分布情况

3. 消费量　在天麻消费人群中，天麻的每日消费量范围为 0.003 ～ 10.670g/ 天，均值为 0.24g/ 天，P_{95} 为 1.0g/ 天。不同性别分组中，男性每日消费量均值为 0.23g/ 天，女性为 0.24g/ 天。不同年龄组中，18 ～ 44 岁每日消费量均值为 0.21g/ 天，45 ～ 59 岁为 0.23g/ 天，≥60 岁为 0.31g/ 天。

（三）消费状况分析

本次调查结果显示，天麻在调查人群中的总体消费率为 16.5%。天麻消费率存在地区分布及性别差异性，而年龄差异则不显著。各地市人群天麻消费率（1.0% ～ 53.7%）差异跨度较大，消费率最高的前三个地市依次是广州市、深圳市和茂名市，消费率最低的地市是揭阳市。女性人群天麻消费率高于男性，不同年龄组人群天麻消费率差异不明显。

在天麻消费人群中，多数人的消费频率为<1.0 次 / 月，食用方式以非直接食用为主。消费人群天麻的每日消费量均值为 0.24g/ 天，P_{95} 为 1.0g/ 天，均未达到《中国药典》中天麻作为中药的用量（3 ～ 10g）。

（四）药食两用价值

天麻味甘，性平，归肝经。能息风止痉，平抑肝阳，祛风通络。主治小儿惊风，癫痫抽搐，破伤风，头痛眩晕，手足不遂，肢体麻木，风湿痹痛。煎服，3 ～ 10g。2023 年 11 月，国家卫生健康委员会、国家市场监督管理总局联合印发了《关于党参等 9 种新增按照传统既是食品又是中药材的物质公告》（2023 年第 9 号），根据《中华人民共和国食品安全法》及其实施条例、《按照传统既是食品又是中药材的物质目录管理规定》，将天麻纳入按照传统既是食品又是中药材的物质目录进行管理。

（五）食养建议

天麻味甘，性平，归肝经。寒热虚实者均可将其作为食品食用，可蜜制或蒸煮为食，也可制作成汤、茶，以及果脯、蜜饯、含片、糖果等。按照传统习惯正常食用天麻，未见不良反应报道。与天麻相关的推荐食谱如下。

1. 天麻鱼头汤[4]

材料：鱼头1个，天麻片10g，茯苓15g，枸杞子、生姜、食盐、胡椒粉适量。

做法：鱼头去鳃，从中间劈开剁成块，冲洗干净，焯水；天麻片、茯苓、枸杞子洗净；鱼头与天麻片、茯苓、姜片放入砂锅内，加水适量，武火煮开，撇去浮沫，再放入枸杞子，改用文火煲约1小时，放食盐、胡椒粉调味即可。

功效：滋阴潜阳，平肝息风。适用于肝阳上亢，头晕，手足麻木者。也可供亚健康或健康人群日常食养使用。

2. 天麻氽鱼片[5]

材料：天麻15g，鳜鱼1条（约400g），豆苗50g，鸡蛋250g，牛奶750g，盐、鸡粉、胡椒粉、生粉、花雕酒、葱、姜各适量，供2～3人食用。

做法：将鳜鱼宰杀好，从背上入刀取下鱼肉，去除鱼皮后，放水中浸泡洗净血水，片成大薄片，用葱、姜、花雕酒、盐腌渍入味。鸡蛋去蛋黄留蛋清，加入生粉打成蛋清糊，放入腌好的鱼片抓匀。天麻清水发透，切成薄片焯水。锅内放入奶汤烧开后，放入天麻片煮10分钟，加盐、鸡粉、胡椒粉调好口味，放入裹了浆的鱼片，文火煮至鱼肉成熟后，撒入豆苗即可。

功效：息风定眩。适用于头晕、高血压、中风后遗症及阿尔茨海默病患者，或症见头晕、肢体拘挛、手足麻木、腰腿酸痛者。也可供亚健康或健康人群日常食养使用。

3. 天麻猪脊髓粥[3]

材料：猪脊髓30g，天麻10g，糯米200g。

做法：把猪脊髓、天麻、糯米放入锅内，加水适量，以文火煮成稠粥状即可食用。

功效：补骨髓，平肝阳，止头痛。适用于头晕头痛、高血压及阿尔茨海默病患者，或症见头目眩晕，头胀痛，头重脚轻，腰膝酸软，舌红少津者。也可供亚健康或健康人群日常食养使用。

4. 天麻蛋[2]

材料：鸡蛋1个，天麻粉2g。

做法：鸡蛋去壳，调入天麻粉，搅匀蒸熟食用，每日1～2次。

功效：平肝息风，养心安神。适用于肝风眩晕，或心神失养，失眠健忘者。现多用于神经衰弱症。也可供亚健康或健康人群日常食养使用。

八、甘草

（一）基本信息

甘草为豆科植物甘草 *Glycyrrhiza uralensis* Fisch.、胀果甘草 *Glycyrrhiza inflata* Bat. 或

光果甘草 *Glycyrrhiza glabra* L. 的干燥根和根茎，见表 2-2-3。甘草根呈圆柱形，长 25 ～ 100cm，直径 0.6 ～ 3.5cm。外皮松紧不一。表面红棕色或灰棕色，具显著的纵皱纹、沟纹、皮孔及稀疏的细根痕。质坚实，断面略显纤维性，黄白色，粉性，形成层环明显，射线放射状，有的有裂隙。根茎呈圆柱形，表面有芽痕，断面中部有髓。胀果甘草的根和根茎木质粗壮，有的分枝，外皮粗糙，多灰棕色或灰褐色。质坚硬，木质纤维多，粉性小。根茎不定芽多而粗大。光果甘草的根和根茎质地较坚实，有的分枝，外皮不粗糙，多灰棕色，皮孔细而不明显。

表 2-2-3　甘草的基本信息

名称	植物名	拉丁学名	所属科名	部位
甘草	甘草	*Glycyrrhiza uralensis* Fisch.	豆科	根和根茎
	胀果甘草	*Glycyrrhiza inflata* Bat.		
	光果甘草	*Glycyrrhiza glabra* L.		

甘草饮片呈类圆形或椭圆形的厚片。外表皮红棕色或灰棕色，具纵皱纹。切面略显纤维性，中心黄白色，有明显放射状纹理及形成层环。质坚实，具粉性。气微，味甜而特殊。见附图 8。

（二）消费率、消费频率和消费量

1. 消费率　调查人群中，甘草总体消费率为 16.4%（1 138/6 922）。甘草的食用方式以非直接食用为主，消费人群中，非直接食用的人群比例为 94.6%（1 076/1 138），直接食用的人群比例为 5.4%（62/1 138）。

按性别、年龄对甘草消费率进行分组比较分析，结果显示，甘草的消费率在不同性别人群间差异不显著（χ^2=1.91，p=0.167），女性消费率为 17.0%（600/3 520），高于男性消费率 15.8%（538/3 402）。不同年龄组人群甘草的消费率差异不显著（χ^2=2.32，p=0.313），18 ～ 44 岁、45 ～ 59 岁、≥60 岁年龄组人群的消费率分别为 15.8%（552/3 492）、16.8%（325/1 935）、17.5%（261/1 495）。详见图 2-2-22。

不同地市人群甘草消费率范围为 2.9% ～ 44.3%，其中，东莞市最高（44.3%），其次为肇庆市（39.4%），第三是广州市（36.7%），汕尾市和河源市的消费率相对较低，分别是 3.0% 和 2.9%。详见图 2-2-23。

2. 消费频率　在甘草消费人群中，消费频率以<1.0 次 / 月为主（66.9%），其次为 1.0 ～ 3.9 次 / 月（27.0%），最后为≥4.0 次 / 月（6.1%）。详见图 2-2-24。

3. 消费量　在甘草消费人群中，甘草的每日消费量范围为 0.003 ～ 5.330g/ 天，均值为 0.20g/ 天，P_{95} 为 0.67g/ 天。不同性别分组中，男性人群甘草每日消费量均值为 0.19g/ 天，女性为 0.21g/ 天。不同年龄组中，18 ～ 44 岁人群甘草每日消费量均值为 0.21g/ 天，45 ～ 59 岁为 0.21g/ 天，≥60 岁为 0.17g/ 天。

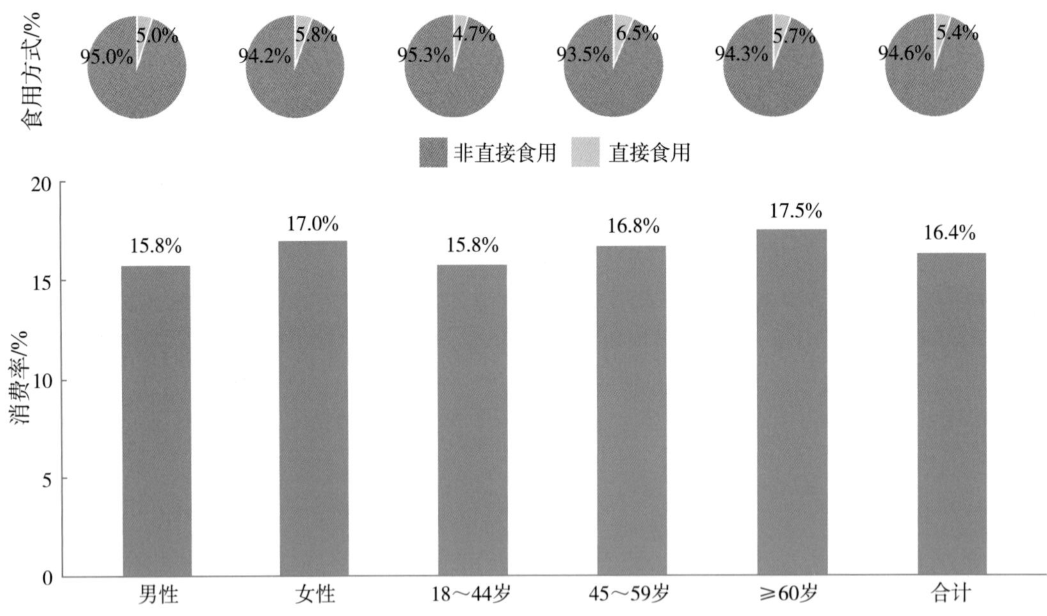

图 2-2-22　不同人群组别甘草消费率和食用方式比较

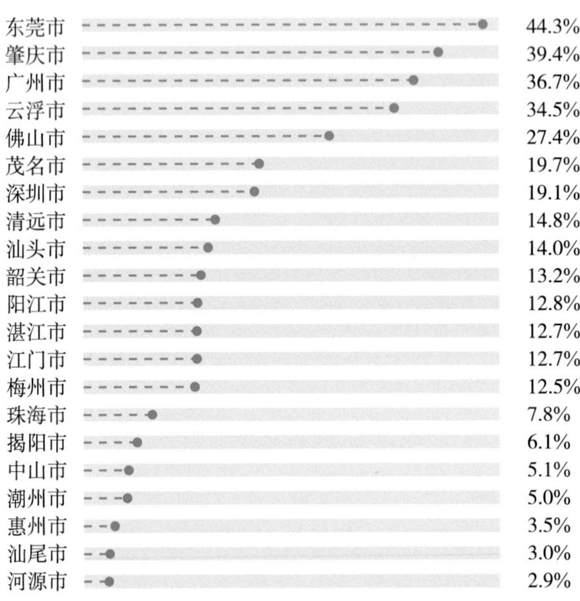

图 2-2-23　不同地区人群甘草消费率比较

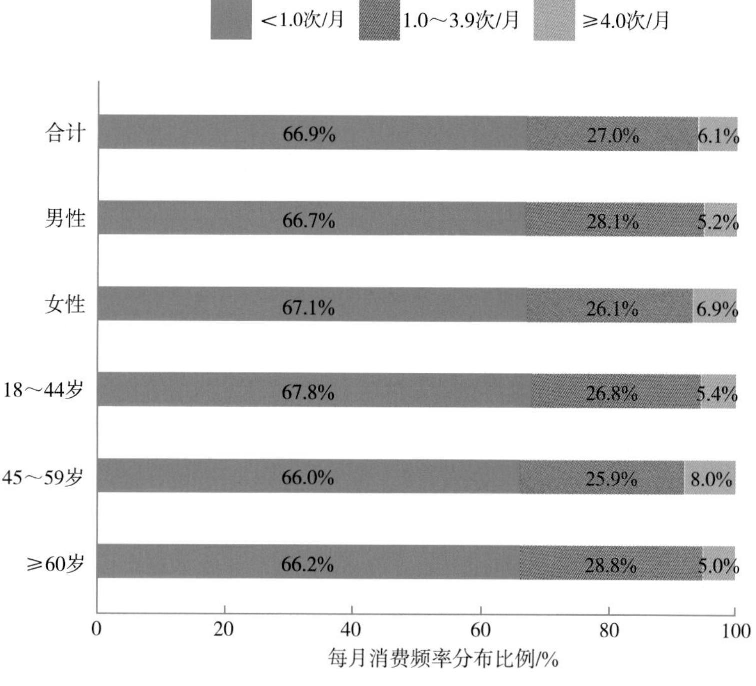

图 2-2-24　甘草消费人群消费频率分布情况

（三）消费状况分析

本次调查结果显示，甘草在调查人群中的总体消费率为 16.4%，各地市消费率（2.9% ～ 44.3%）差异跨度较大，消费率最高的前三个地市依次是东莞市、肇庆市和广州市，消费率最低的地市是河源市。不同性别、年龄组人群甘草消费率差异不明显。

在甘草消费人群中，多数人的消费频率为＜1.0 次 / 月，食用方式以非直接食用为主。甘草消费人群的甘草每日消费量均值为 0.20g/ 天，P_{95} 为 0.67g/ 天，均低于《中国药典》中甘草作为中药的用量（2 ～ 10g）。

（四）药食两用价值

甘草味甘，性平。归心、肺、脾、胃经。具有补脾益气，清热解毒，祛痰止咳，缓急止痛，调和诸药的功效。适用于脾胃虚弱，倦怠乏力，心悸气短，咳嗽痰多，脘腹、四肢挛急疼痛，痈肿疮毒等症，可缓解药物毒性、烈性。煎服，2 ～ 10g。生用性偏凉，可清热解毒；蜜炙药性微温，并有增强补益心脾之气和润肺止咳的作用。依据《卫生部关于进一步规范保健食品原料管理的通知》（卫法监发〔2002〕51 号），甘草被纳入食药物质进行管理。

（五）食养建议

我国传统烹饪常将甘草作为香辛料使用。由于甘草的特殊味道及甜味，其一般与八角茴香、草果、桂皮等香辛料搭配使用，起调和矫味的作用，缓和其他香辛料的辛辣味，弱化苦味，减轻温热性香料的温燥性。按照传统习惯正常食用甘草，未见不良反应报道。甘草不宜与海藻、京大戟、红大戟、甘遂、芫花同用。另外，因甘草有助湿壅气之弊，湿盛胀满、水肿者不宜用。与甘草相关的推荐食谱如下。

1. 甘草绿豆粥[3]

材料：甘草 10g，绿豆 30g，大米 150g。

做法：将甘草装入纱布袋内，绿豆、大米加适量水放入锅中，慢火煮熟。

功效：清暑利湿解毒。适用于暑天湿热证，症见头晕、发热、口渴、乏力、心烦、胸闷、小便短赤、大便溏泄、恶心呕吐、不思饮食等。阳虚和阴寒者忌用；冬天慎用。

2. 甘草银花茶[3]

材料：甘草 10g，金银花 10g。

做法：甘草、金银花捣碎，置保温瓶中，冲入适量沸水，盖闷 15 分钟，代茶频频饮用。

功效：清热解毒。适用于热毒证，症见咽喉肿痛、目赤肿痛、口舌生疮、牙龈肿痛、皮肤长痘、大便干燥、小便黄赤等。阳虚和阴寒者忌用；冬天慎用。

3. 甘草蒸鸡[4]

材料：甘草 10g，鸡半只，香菇 25g。

做法：将鸡剁成小块，把甘草、鸡块、香菇放入锅中隔水蒸熟即可。

功效：补中益气，健脾和胃。适用于气虚引起的全身乏力、神疲倦怠、气短、咳喘、痰多干咳、心悸等症。也可供亚健康或健康人群日常食养使用。

九、葛根

（一）基本信息

葛根为豆科植物野葛 *Pueraria lobata*（Willd.）Ohwi 的干燥根，习称野葛。葛根呈纵切的长方形厚片或小方块，长 5 ～ 35cm，厚 0.5 ～ 1.0cm。外皮淡棕色至棕色，有纵皱纹，粗糙。切面黄白色至淡黄棕色，有的纹理明显。质韧，纤维性强。

葛根饮片呈不规则的厚片、粗丝或边长为 0.5 ～ 1.2cm 的方块，切面浅黄棕色至棕黄色，质韧，纤维性强。气微，味微甜。见附图 9。

（二）消费率、消费频率和消费量

1. 消费率 调查人群中，葛根总体消费率为 9.7%（671/6 922）。葛根的食用方式以非直接食用为主，消费人群中，非直接食用的人群比例为 83.8%（562/671），直接食用的人群比例为 16.2%（109/671）。

按性别、年龄对葛根消费率进行分组比较分析，结果显示，不同性别人群葛根的消费率差异不显著（χ^2=1.86，p=0.173），女性消费率为 10.2%（358/3 520），高于男性消费率 9.2%（313/3 402）。不同年龄组人群葛根消费率差异不显著（χ^2=0.01，p=0.996），18 ～ 44 岁消费率为 9.7%（339/3 492），45 ～ 59 岁消费率为 9.7%（188/1 935），≥60 岁消费率为 9.6%（144/1 495）。详见图 2-2-25。

不同地市人群葛根消费率范围为 0.0% ～ 32.6%，其中，深圳市最高（32.6%），其次为东莞市（18.9%），第三是佛山市（17.6%），河源市和汕尾市的消费率相对较低，均为 0.0%。详见图 2-2-26。

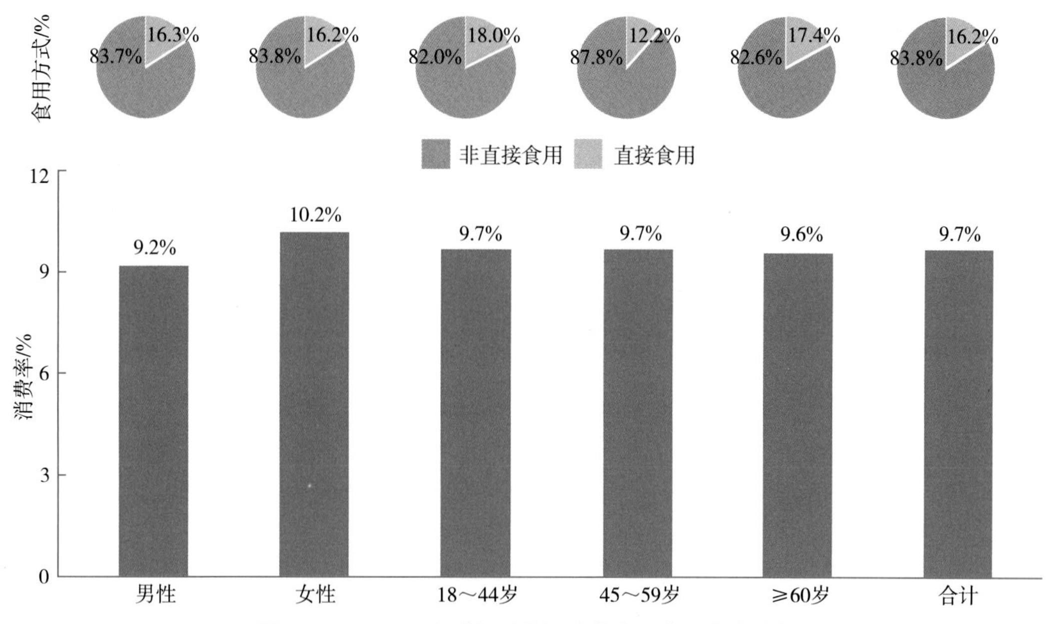

图 2-2-25　不同人群组别葛根消费率和食用方式比较

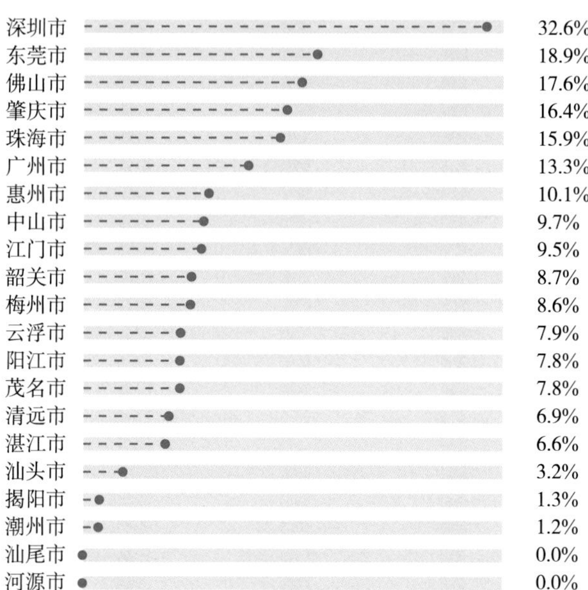

图 2-2-26　不同地区人群葛根消费率比较

2. 消费频率　在葛根消费人群中，消费频率以＜1.0 次 / 月为主（56.4%），其次为 1.0 ～ 3.9 次 / 月（35.7%），最后为≥4.0 次 / 月（7.9%）。详见图 2-2-27。

3. 消费量　在葛根消费人群中，葛根的每日消费量范围为 0.006 ～ 8.000g/ 天，均值为 0.74g/ 天，P_{95} 为 3.00g/ 天。不同性别分组中，男性每日消费量均值为 0.73g/ 天，女性为 0.75g/ 天。不同年龄组中，18 ～ 44 岁每日消费量均值为 0.60g/ 天，45 ～ 59 岁为 0.83g/ 天，≥60 岁为 0.94g/ 天。

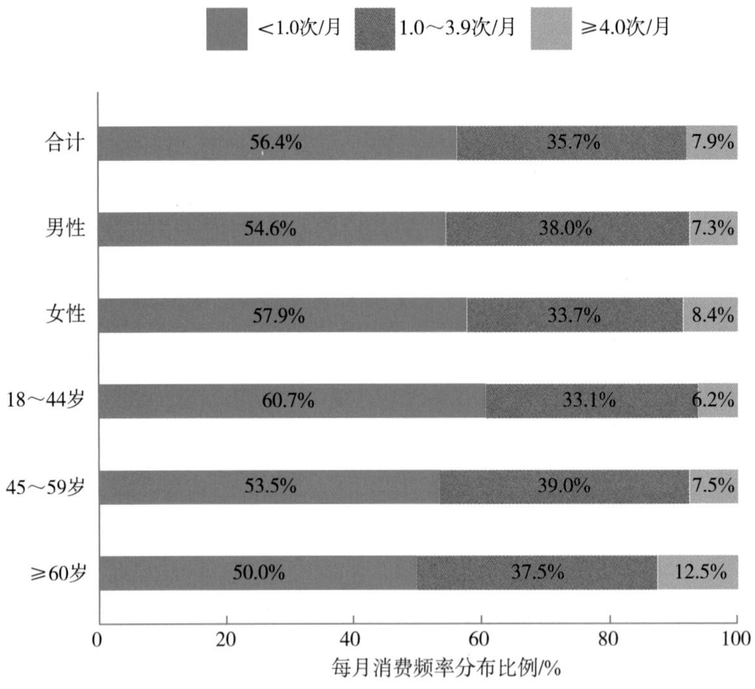

图 2-2-27　葛根消费人群消费频率分布情况

（三）消费状况分析

本次调查结果显示，葛根在调查人群中的总体消费率为 9.7%，各地市消费率（0.0% ～ 32.6%）差异跨度较大，消费率最高的前三个地市依次是深圳市、东莞市和佛山市，消费率最低的地市是河源市和汕尾市。不同性别、年龄组人群葛根消费率差异不明显。

葛根消费人群中，多数人的消费频率为<1.0 次 / 月，葛根消费人群的每日消费量均值为 0.74g/ 天，P_{95} 为 3.00g/ 天，均低于《中国药典》中葛根作为中药的用量（10 ～ 15g）。

（四）药食两用价值

葛根味甘、辛，性凉。归脾、胃、肺经。具有解肌退热，生津止渴，透疹，升阳止泻，通经活络，解酒毒等功效。用于外感发热头痛，项背强痛，口渴，消渴，麻疹不透，热痢，泄泻，眩晕头痛，中风偏瘫，胸痹心痛，酒毒伤中。煎服，10 ～ 15g。现代药理学研究表明，葛根具有解热、镇痛、抗菌、抗感染、降血压、降血糖、降血脂、抗氧化、抗肿瘤、解酒等药理作用。依据《卫生部关于进一步规范保健食品原料管理的通知》（卫法监发〔2002〕51 号），葛根被纳入食药物质进行管理。

（五）食养建议

葛根作为药食同源物质有悠久的历史，历代本草多有记载民间食用葛根的情况。葛根含有大量淀粉、多种氨基酸，其中 8 种是人体必需氨基酸，还有丰富的矿物质元素钙，微量元素铁、锌等，是一种上乘的营养保健食品及原料，可制作成粥、茶、汤等。按照传统习惯正常食用葛根，未见不良反应报道。与葛根相关的推荐食谱如下。

1. 葛根粉粥[3]

材料：葛根 15g，山药 10g，粳米 50g。

做法：将葛根、山药切片，水磨，澄取淀粉。与粳米同入砂锅内，加水 500ml，文火煮为稀粥。

功效：解肌退热，生津止渴。适用于风热感冒，症见发热恶寒，口干，纳呆，泄泻，还可用于酒后头晕，口干渴，纳呆，或落枕颈痛等症。也可供亚健康或健康人群日常食养使用。

2. 党参葛根麦冬猪腱肉汤[6]

材料：党参、葛根各 25g，麦冬 15g，猪腱肉 400g，生姜 3 片，供 2 ～ 3 人食用。

做法：猪腱肉切块，与各物一起放进瓦煲内，加入清水 2 500ml，武火煮沸后改文火煲约 2 小时，加盐适量调味即可。

功效：养心安神，益气活血。适用于辅助治疗中老年人心脏供血不足、失眠等症。也可供亚健康或健康人群日常食养使用。

3. 葛根鱼头汤

材料：葛根 30g，当归 6g，天麻 5g，大枣 3 个，鱼头 1 个，生姜 3 片，供 2 ～ 3 人食用。

做法：大枣去核，鱼头去鳃煎至微黄，加入少许清水，与生姜和其他材料一起放进瓦煲内，加入清水，武火煮沸后改文火煲约 1.5 小时，后加盐适量即可。

功效：活血化瘀，祛风活络。适用于防治老年痴呆、脑血管疾病，头晕头痛。也可供亚健康或健康人群日常食养使用。

十、白芷

（一）基本信息

白芷为伞形科植物白芷 *Angelica dahurica*（Fisch. ex Hoffm.）Benth. et Hook.f. 或杭白芷 *Angelica dahurica*（Fisch. ex Hoffm.）Benth. et Hook. f. *var. formosana*（Boiss.）Shan et Yuan 的干燥根，见表 2-2-4。

表 2-2-4　白芷的基本信息

名称	植物名	拉丁学名	所属科名	部位
白芷	白芷	*Angelica dahurica*（Fisch. ex Hoffm.）Benth.et Hook.f.	伞形科	根
	杭白芷	*Angelica dahurica*（Fisch. ex Hoffm.）Benth. et Hook. f. *var. formosana*（Boiss.）Shan et Yuan		

白芷呈长圆锥形，长 10 ～ 25cm，直径 1.5 ～ 2.5cm。表面灰棕色或黄棕色，根头部钝四棱形或近圆形，具纵皱纹、支根痕及皮孔样的横向突起，有的排列成四纵行。顶端有凹陷的茎痕。质坚实，断面白色或灰白色，粉性，形成层环棕色，近方形或近圆形，皮部散有多数棕色油点。

白芷饮片呈类圆形的厚片，外表皮灰棕色或黄棕色。切面白色或灰白色，具粉性，形成层环棕色，近方形或近圆形，皮部散有多数棕色油点。气芳香，味辛、微苦。如附图 10。

（二）消费率、消费频率和消费量

1. 消费率 调查人群中，白芷总体消费率为 9.9%（682/6 922）。白芷的食用方式以非直接食用为主，消费人群中，非直接食用的人群比例为 96.0%（655/682），直接食用的人群比例为 4.0%（27/682）。

按性别、年龄对白芷消费率进行分组比较分析，结果显示，白芷的消费率在不同性别人群间差异不显著（χ^2=3.81，p=0.051），女性消费率为 10.5%（371/3 520），高于男性消费率 9.1%（311/3 402）。不同年龄组人群的白芷消费率差异不显著（χ^2=4.17，p=0.124），18 ～ 44 岁消费率为 9.5%（332/3 492），45 ～ 59 岁消费率为 11.0%（213/1 935），≥60 岁消费率为 9.2%（137/1 495）。详见图 2-2-28。

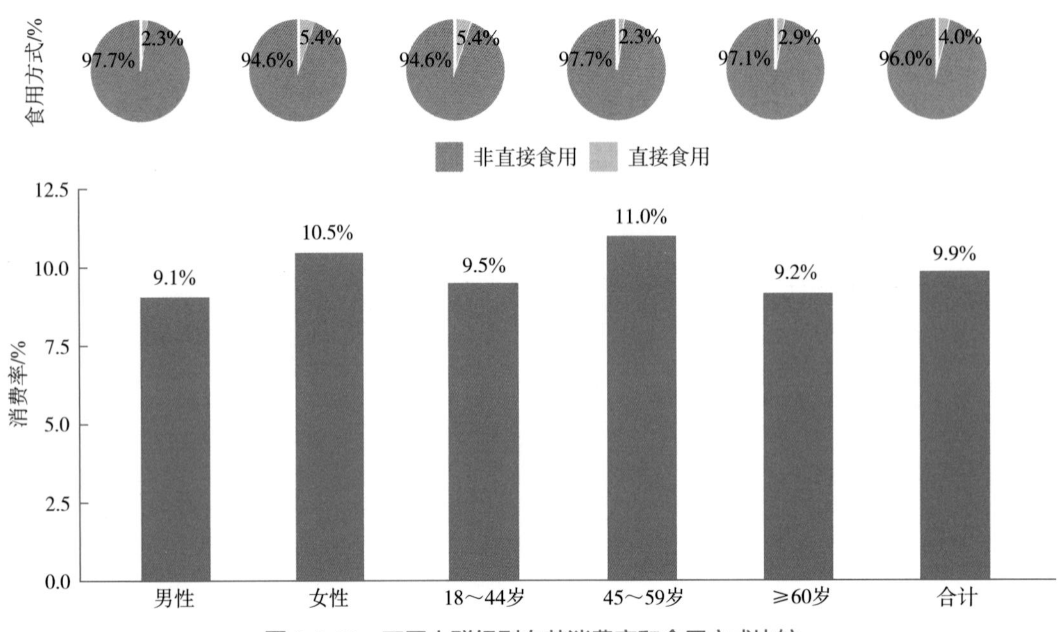

图 2-2-28 不同人群组别白芷消费率和食用方式比较

不同地市人群白芷消费率范围为 0.0% ～ 25.6%，其中，茂名市最高（25.6%），其次为肇庆市（25.2%），第三是广州市（24.3%），汕尾市和河源市的消费率相对较低，分别是 0.3% 和 0.0%。详见图 2-2-29。

2. 消费频率 在白芷消费人群中，消费频率以<1.0 次 / 月为主（67.6%），其次为 1.0 ～ 3.9 次 / 月（28.0%），最后为≥4.0 次 / 月（4.4%）。详见图 2-2-30。

3. 消费量 在白芷消费人群中，白芷的每日消费量范围为 0.003 ～ 8.000g/ 天，均值为 0.20g/ 天，P_{95} 为 0.67g/ 天。不同性别分组中，男性人群每日消费量均值为 0.18g/ 天，女性为 0.22g/ 天。不同年龄组人群中，18 ～ 44 岁人群每日消费量均值为 0.20g/ 天，45 ～ 59 岁为 0.22g/ 天，≥60 岁为 0.16g/ 天。

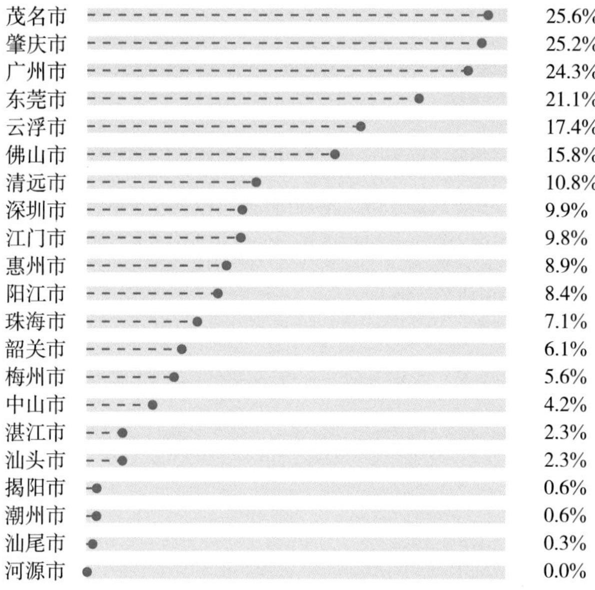

图 2-2-29　不同地区人群白芷消费率比较

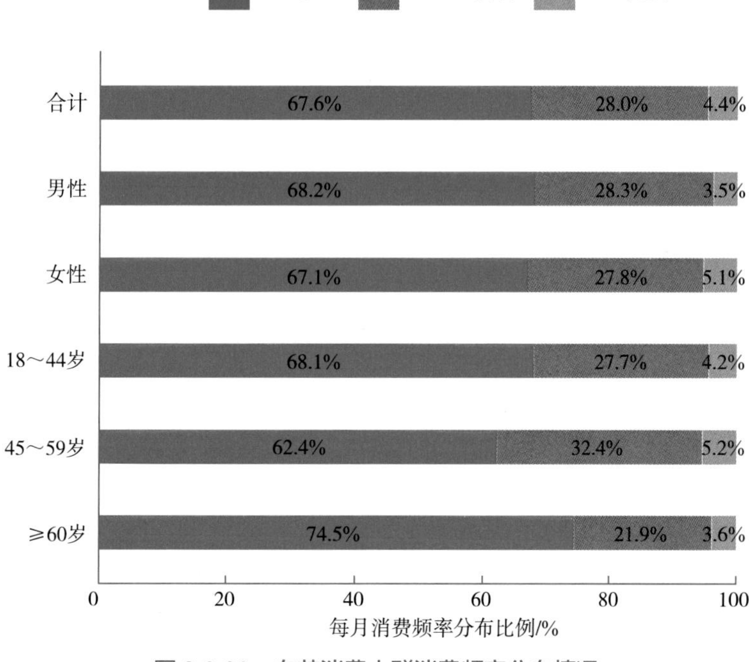

图 2-2-30　白芷消费人群消费频率分布情况

（三）消费状况分析

本次调查结果显示，白芷在调查人群中的总体消费率为 9.9%，各地市消费率（0.0%～25.6%）差异跨度较大，消费率最高的前三个地市依次是茂名市、肇庆市和广州市，消费率最低的地市是河源市。不同性别、年龄组人群白芷消费率差异不显著。

白芷消费人群中，多数人的消费频率为<1.0 次 / 月，白芷的每日消费量均值为 0.20g/天，P_{95} 为 0.67g/ 天，均低于《中国药典》中白芷作为中药的用量（3 ～ 10g）。

（四）药食两用价值

白芷味辛，性温。归胃、大肠、肺经。具有解表散寒，祛风止痛，宣通鼻窍，燥湿止带，消肿排脓等功效。用于感冒头痛，眉棱骨痛，鼻塞流涕，鼻鼽，鼻渊，牙痛，带下，疮疡肿痛。煎服，3 ～ 10g。依据《卫生部关于进一步规范保健食品原料管理的通知》（卫法监发〔2002〕51 号），白芷被纳入食药物质进行管理。

（五）食养建议

白芷在现代食品中应用广泛，可直接作为烹饪调味料和腌制肉类食品，也可用于煮粥、煲汤、煮茶。白芷较温燥，阴虚血热者不宜服用。与白芷相关的推荐食谱如下。

1. 白芷粥[3]

材料：白芷 10g，黄芪 5g，大米 100g。

做法：用适量清水将白芷和黄芪浸泡 5 ～ 10 分钟，水煎取汁，加大米煮粥。

功效：祛风解表，益气补虚，宣通鼻窍。适用于气虚感冒，症见感冒反复发作，恶寒发热，鼻塞流涕，头痛，少气乏力，也可用于气虚鼻炎引起的鼻塞等症。风热、肝火、阴虚头痛者忌用。

2. 白芷党参炖大鱼头

材料：大鱼头（即鳙鱼头）1 个，白芷 15g，党参 15g，生姜 4 片，供 2 ～ 3 人食用。

做法：将药材洗净，稍浸泡；大鱼头洗净，去鳃，切对半，一起放进炖盅内，加入凉开水约 1 000ml 和少许油，加盖隔水炖 2 小时即可，进饮时方下盐。

功效：祛风解表，通窍止痛。适用于气虚而易反复感受风寒的头痛、鼻塞、流涕者。热证头痛者不宜食用；夏季慎用。

3. 白芷生姜鱼头汤[6]

材料：大鱼头 1 个，生姜 4 片，白芷 15g，葱白、芫荽适量，供 2 ～ 3 人食用。

做法：各物洗净。大鱼头去鳃，切对半；葱白、芫荽切段。在锅中加入清水 1 250ml（约 5 碗水量）和姜、白芷，武火滚沸后，下大鱼头，改中火滚至熟，下葱白、芫荽、适量盐、油便可。

功效：祛寒邪，理肺气，止头痛。本品为春季家庭靓汤之一，适用于风寒感冒初起时的头痛等症。

十一、鲜芦根

（一）基本信息

芦根为禾本科植物芦苇 *Phragmites communis* Trin. 的新鲜或干燥根茎。鲜芦根呈长圆柱形，有的略扁，长短不一，直径 1 ～ 2cm。表面黄白色，有光泽，外皮疏松可剥离，节呈环状，有残根和芽痕。体轻，质韧，不易折断。切断面黄白色，中空，壁厚 1 ～ 2mm，有小孔排列成环。

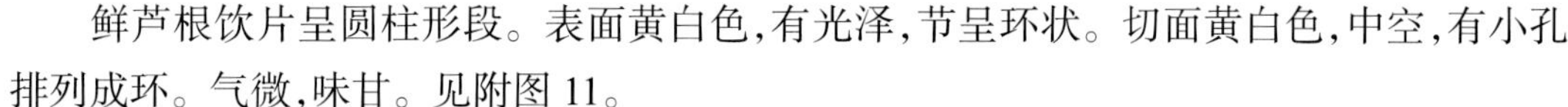

鲜芦根饮片呈圆柱形段。表面黄白色,有光泽,节呈环状。切面黄白色,中空,有小孔排列成环。气微,味甘。见附图 11。

(二)消费率、消费频率和消费量

1. 消费率　调查人群中,鲜芦根总体消费率为 5.7%(398/6 922)。鲜芦根的食用方式以非直接食用为主,在鲜芦根消费人群中,非直接食用的人群比例为 96.2%(383/398),直接食用的人群比例为 3.8%(15/398)。

按性别、年龄对鲜芦根消费率进行分组比较分析,结果显示,不同性别人群鲜芦根的消费率差异不显著(χ^2=0.14,p=0.709),女性消费率为 5.9%(206/3 520),男性消费率为 5.6%(192/3 402)。不同年龄组人群的鲜芦根消费率差异不显著(χ^2=2.09,p=0.352),18 ～ 44 岁消费率为 6.1%(214/3 492),45 ～ 59 岁消费率为 5.5%(107/1 935),≥60 岁消费率为 5.2%(77/1 495)。详见图 2-2-31。

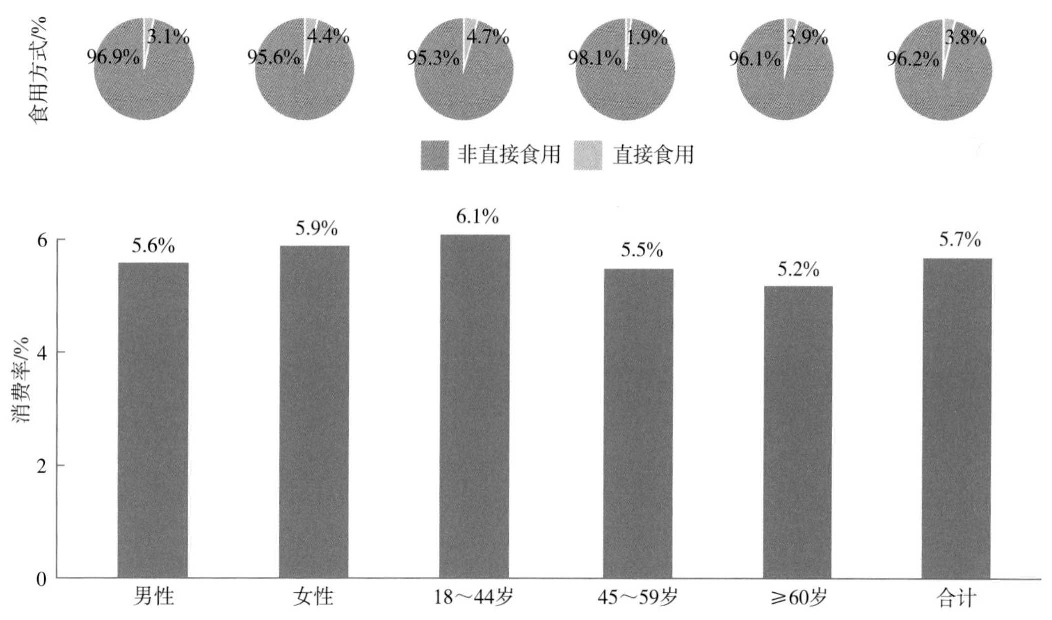

图 2-2-31　不同人群组别鲜芦根消费率和食用方式比较

不同地市人群鲜芦根消费率范围为 0.0% ～ 23.3%,其中,东莞市最高(23.3%),其次为中山市(20.1%),第三是珠海市(13.6%),惠州市和河源市的消费率最低,均为 0.0%。详见图 2-2-32。

2. 消费频率　在鲜芦根消费人群中,消费频率以<1.0 次 / 月为主(52.0%),其次为 1.0 ～ 3.9 次 / 月(38.7%),最后为≥4.0 次 / 月(9.3%)。详见图 2-2-33。

3. 消费量　在鲜芦根消费人群中,鲜芦根的每日消费量范围为 0.011 ～ 5.825g/ 天,均值为 0.54g/ 天,P_{95} 为 2.00g/ 天。不同性别分组中,男性人群每日消费量均值为 0.52g/ 天,女性为 0.56g/ 天。不同年龄组中,18 ～ 44 岁人群每日消费量均值为 0.57g/ 天,45 ～ 59 岁为 0.46g/ 天,≥60 岁为 0.57g/ 天。

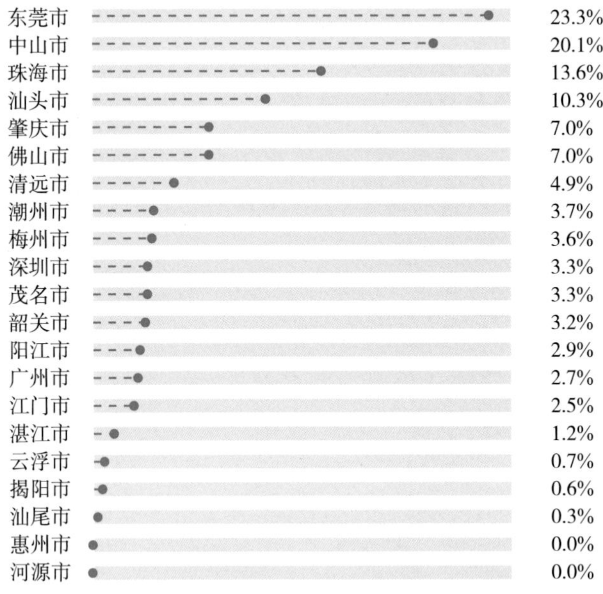

图 2-2-32　不同地区人群鲜芦根消费率比较

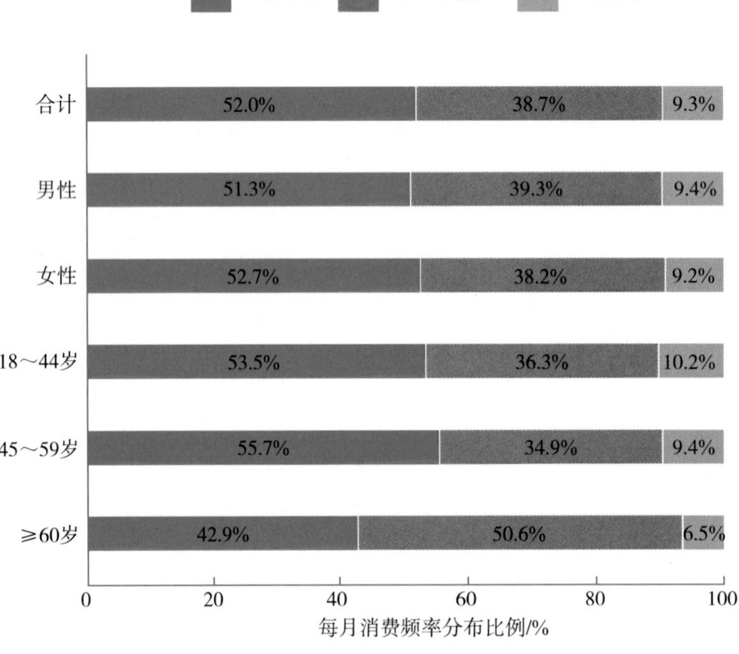

图 2-2-33　鲜芦根消费人群消费频率分布情况

(三)消费状况分析

本次调查结果显示,鲜芦根在调查人群中的总体消费率为 5.7%,各地市消费率(0.0% ～ 23.3%)差异跨度较大,消费率最高的前三个地市依次是东莞市、中山市和珠海市,消费率最低的地市是惠州市和河源市。不同性别、年龄组人群鲜芦根消费率差异不明显。

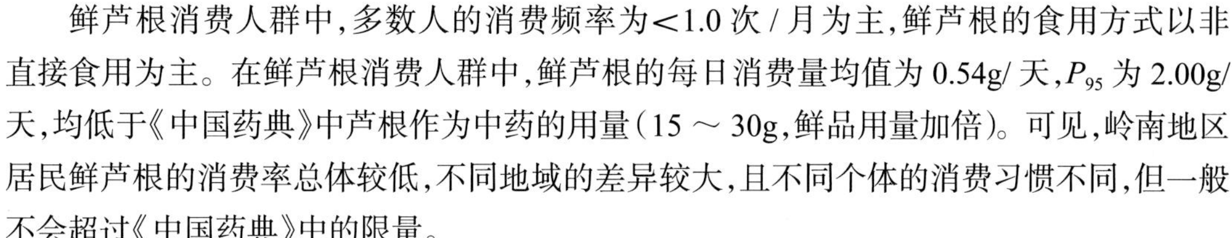

鲜芦根消费人群中，多数人的消费频率为<1.0 次 / 月为主，鲜芦根的食用方式以非直接食用为主。在鲜芦根消费人群中，鲜芦根的每日消费量均值为 0.54g/ 天，P_{95} 为 2.00g/ 天，均低于《中国药典》中芦根作为中药的用量（15 ～ 30g，鲜品用量加倍）。可见，岭南地区居民鲜芦根的消费率总体较低，不同地域的差异较大，且不同个体的消费习惯不同，但一般不会超过《中国药典》中的限量。

（四）药食两用价值

鲜芦根味甘，寒，归肺、胃经。具有清热泻火，生津止渴，除烦，止呕，利尿等功效。用于热病烦渴，肺热咳嗽，肺痈吐脓，胃热呕哕，热淋涩痛。煎服，鲜芦根 30 ～ 60g，或捣汁用。依据《卫生部关于进一步规范保健食品原料管理的通知》（卫法监发〔2002〕51 号），鲜芦根被纳入食药物质进行管理。

（五）食养建议

芦根分布于我国各地，鲜芦根取材方便，故历代多有用鲜芦根煮水代茶饮用，或煮粥食用的记载，目前常做成粥、茶、汤等多种形式食用。按照传统习惯正常食用鲜芦根，未见不良反应报道。鲜芦根性寒，脾胃虚寒者慎用。与鲜芦根相关的推荐食谱如下。

1. 芦根粥[3]

材料：鲜芦根 60g，淡竹叶 10g，粳米 60g，白糖少许。

做法：鲜芦根和淡竹叶洗净切碎，煎煮取汁。粳米煮粥，粥成兑入药汁和白糖，微煮即成。

功效：清热，生津，止渴。适用于各种原因引起的津液不足，症见口渴多饮，口鼻干燥，干咳少痰，大便干结等。阳虚寒湿、寒瘀者忌用；冬季慎用。

2. 芦根山药麦冬茶

材料：鲜芦根 50g，山药 30g，麦冬 12g，白糖适量。

做法：将鲜芦根、山药、麦冬共同煎水取汁，加白糖调味即成。

功效：健脾安神，清热除烦。适用于脾胃虚弱，热扰心神，症见心烦多梦，口舌生疮，口干口渴，小便短赤等。

3. 芦根解暑茶[7]

材料：鲜芦根 60g，西瓜皮 20g。

做法：西瓜皮洗净、敲碎后，与洗净切段的鲜芦根一起中火煎煮 30 分钟，纱布过滤取汁即得。

功效：清暑，生津。适用于暑热伤津，症见发热，头痛，口干多饮，小便短赤等。阳虚寒湿、寒瘀者忌用；冬季慎用。

十二、桔梗

（一）基本信息

桔梗为桔梗科植物桔梗 *Platycodon grandiflorum*（Jacq.）A. DC. 的干燥根。桔梗呈圆柱形或略呈纺锤形，下部渐细，有的有分枝，略扭曲，长 7 ～ 20cm，直径 0.7 ～ 2.0cm。表面淡黄白色至黄色,不去外皮者表面黄棕色至灰棕色,具纵扭皱沟,并有横长的皮孔样斑痕及支根痕,上部有横纹。有的顶端有较短的根茎或不明显,其上有数个半月形茎痕。质脆,断面不平坦,形成层环棕色,皮部黄白色,有裂隙,木部淡黄色。见附图12。

桔梗饮片呈椭圆形或不规则厚片。外皮多已除去或偶有残留。切面皮部黄白色,较窄;形成层坏纹明显,棕色;木部宽,有较多裂隙。气微,味微甜后苦。

(二)消费率、消费频率和消费量

1. 消费率 调查人群中,桔梗的总体消费率为5.3%(370/6 922)。桔梗的食用方式以非直接食用为主,消费人群中,非直接食用的人群比例为94.3%(349/370),直接食用的人群比例为5.7%(21/370)。

按性别、年龄对桔梗消费率进行分组比较分析,结果显示,不同性别人群桔梗的消费率差异不显著(χ^2=0.17,p=0.681),女性消费率为5.5%(192/3 520),男性消费率5.2%(178/3 402)。不同年龄组人群的桔梗消费率比较,差异不显著(χ^2=2.18,p=0.336),18～44岁消费率为5.6%(197/3 492),45～59岁消费率为5.4%(104/1 935),≥60岁消费率为4.6%(69/1 495)。详见图2-2-34。

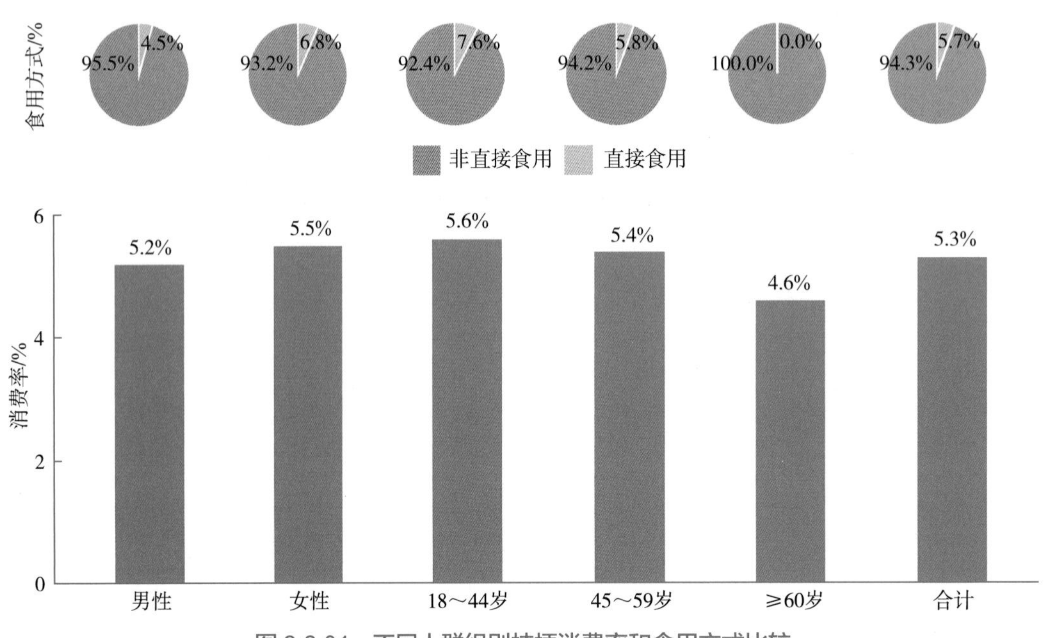

图2-2-34 不同人群组别桔梗消费率和食用方式比较

不同地市人群桔梗消费率为0.0%～17.6%,其中,东莞市最高(17.6%),其次为肇庆市(17.2%),第三是深圳市(11.2%),揭阳市和河源市的消费率较低,分别是0.6%和0.0%。详见图2-2-35。

2. 消费频率 在桔梗消费人群中,消费频率以<1.0次/月为主(73.4%),其次为1.0～3.9次/月(23.3%),最后为≥4.0次/月(3.3%)。详见图2-2-36。

3. 消费量 在桔梗消费人群中,桔梗的每日消费量范围为0.008～6.670g/天,均值为 0.25g/ 天，P_{95} 为 1.00g/ 天。不同性别分组中，男性人群每日消费量均值为 0.24g/ 天，女性人群为 0.26g/ 天。不同年龄组中，18 ～ 44 岁每日消费量均值为 0.23g/ 天，45 ～ 59 岁为 0.30g/ 天，≥60 岁为 0.20g/ 天。

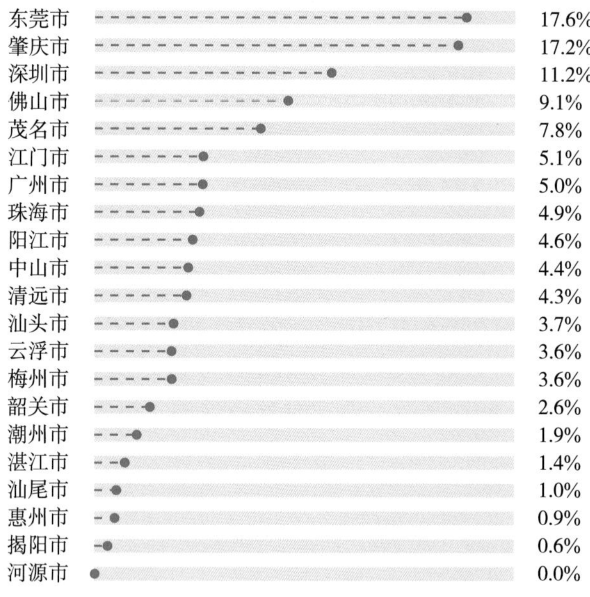

图 2-2-35　不同地区人群桔梗消费率比较

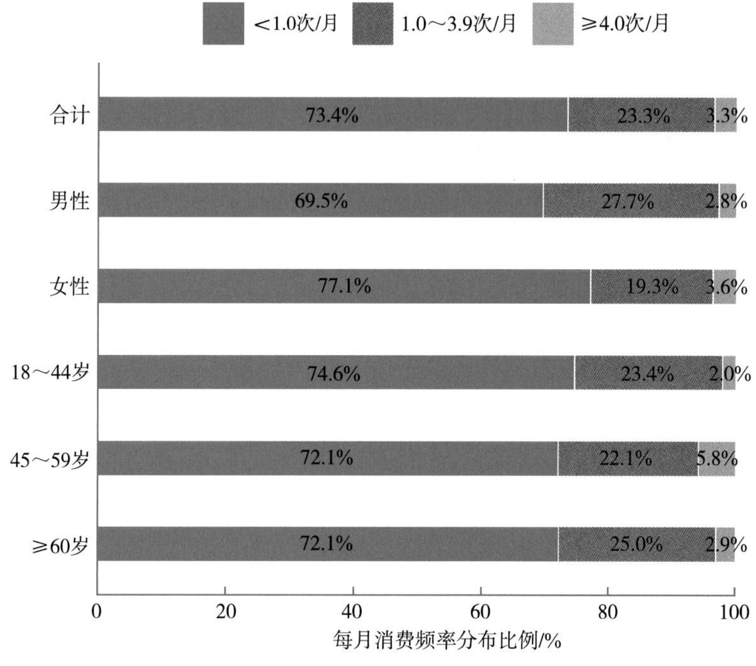

图 2-2-36　桔梗消费人群消费频率分布情况

（三）消费状况分析

本次调查结果显示，桔梗在调查人群中的总体消费率为 5.3%，各地市消费率（0.0% ～

17.6%）差异跨度较大，消费率最高的前三个地市依次是东莞市、肇庆市和深圳市，消费率最低的地市是河源市。不同性别、年龄组人群桔梗消费率差异不显著。

桔梗消费人群中，多数人的消费频率为＜1.0 次 / 月，食用方式以非直接食用为主。在桔梗消费人群中，桔梗的每日消费量均值为 0.25g/ 天，P_{95} 为 1.00g/ 天，均低于《中国药典》中桔梗作为中药的用量（3 ～ 10g）。

（四）药食两用价值

桔梗味苦、辛，性平，归肺经。具有宣肺，利咽，祛痰，排脓等功效。用于咳嗽痰多，胸闷不畅，咽痛音哑，肺痈吐脓。煎服，3 ～ 10g。2002 年卫生部公布了《既是食品又是药品的物品名单》，桔梗被纳入食药物质进行管理。

（五）食养建议

桔梗营养丰富，在我国有悠久的食用历史，我国东北地区常用桔梗制作拌菜、腌制泡菜，桔梗还能做汤、泡茶、制粉、做糕点等，其加工食品也很多，比如桔梗腌渍品、速冻桔梗、桔梗皮丝等。按照传统习惯正常食用桔梗，未见不良反应报道。与桔梗相关的推荐食谱如下。

1. 桔梗冬瓜汤[3]

材料：冬瓜 150g，杏仁 10g，桔梗 9g，甘草 6g，食盐、大蒜、葱、酱油、味精各适量。

做法：冬瓜洗净切成小块。锅中加入食油，烧热后加入冬瓜块爆炒，入杏仁、桔梗、甘草一并水煎至冬瓜熟后，以食盐、大蒜调味，食冬瓜饮汤。

功效：宣肺止咳。用于肺失宣降，症见胸闷、咳嗽、音哑等。

2. 桔梗甘草粥

材料：桔梗 10g，甘草 10g，大米 100g，白糖适量。

做法：桔梗和甘草洗净，与大米共放入砂锅中，加水约 1 200ml，文火煨熟，加入白糖即可。

功效：清热解毒，化痰止咳。适用于咳嗽痰多，吐痰不畅，咽干口燥等症。

3. 桔梗玉竹饮

材料：桔梗 10g，玉竹 10g，甘草 10g。

做法：水煎上述三味，过滤药渣，滤液即可饮用；也可直接用沸水浸泡，冷却后即可代茶饮用。

功效：化痰止咳，生津润肺。适用于邪热伤肺，干咳少痰，痰黏难咳，口咽干燥等症。

十三、黄精

（一）基本信息

本品为百合科植物滇黄精 *Polygonatum kingianum* Coll. et Hemsl.、黄精 *Polygonatum sibiricum* Red. 或多花黄精 *Polygonatum cyrtonema* Hua 的干燥根茎，见表 2-2-5。

按形状不同，习称“大黄精”“鸡头黄精”“姜形黄精”，“大黄精”呈肥厚肉质的结节块状，表面淡黄色至黄棕色，具环节，有皱纹及须根痕，结节长度 10cm 以上；“鸡头黄精”呈结节状弯柱形，表面黄白色或灰黄色，半透明，有纵皱纹，茎痕圆形，结节长度 2 ～ 4cm，略呈圆锥形，常有分枝；“姜形黄精”呈长条结节块状，常数个块状结节相连，表面灰黄色或黄褐色，粗糙，结节上侧有突出的圆盘状茎痕，结节长度长短不等。

黄精饮片呈不规则的厚片，外表皮淡黄色至黄棕色。切面略呈角质样，淡黄色至黄棕色，可见多数淡黄色筋脉小点。质稍硬而韧。气微，味甜，嚼之有黏性。见附图13。

表2-2-5　黄精的基本信息

名称	植物名	拉丁学名	所属科名	部位
黄精	滇黄精	*Polygonatum kingianum* Coll. et Hemsl.	天门冬科	干燥根茎
	黄精	*Polygonatum sibiricum* Red.	天门冬科	干燥根茎
	多花黄精	*Polygonatum cyrtonema* Hua	天门冬科	干燥根茎

（二）消费率、消费频率和消费量

1. 消费率　调查人群中，黄精的总体消费率为3.8%（262/6 922）。黄精的食用方式以非直接食用为主，消费人群中，非直接食用的人群比例为90.5%（237/262），直接食用的人群比例为9.5%（25/262）。

按性别、年龄对黄精消费率进行分组比较分析，结果显示，不同性别人群黄精的消费率差异不显著（χ^2=1.22，p=0.269），女性消费率为4.0%（142/3 520），男性消费率3.5%（120/3 402）。不同年龄组人群黄精消费率差异不显著（χ^2=6.13，p=0.047），18～44岁消费率为3.7%（128/3 492），45～59岁消费率为4.6%（89/1 935），≥60岁消费率为3.0%（45/1 495）。详见图2-2-37。

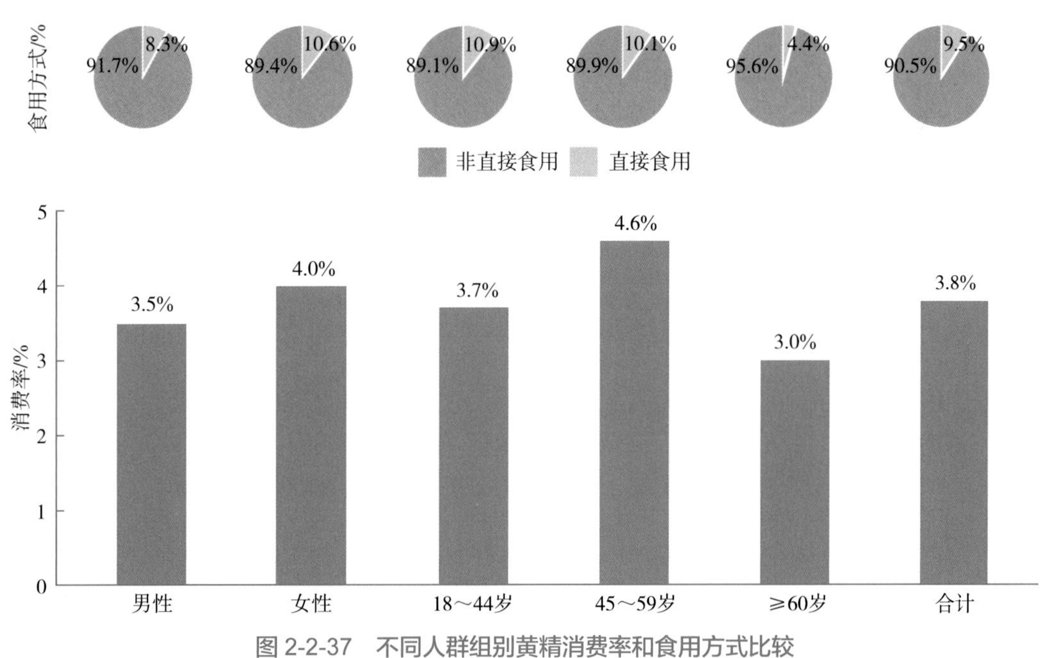

图2-2-37　不同人群组别黄精消费率和食用方式比较

不同地市人群黄精消费率范围为0.3%～19.4%，其中，茂名市最高（19.4%），其次为广州市(8.0%),第三是深圳市(6.9%),潮州市、汕尾市和湛江市的消费率相对较低,均为0.3%。详见图 2-2-38。

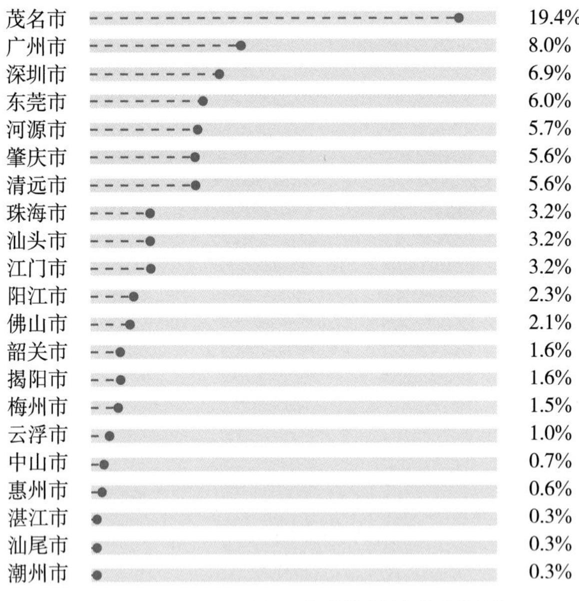

图 2-2-38　不同地区人群黄精消费率比较

2. 消费频率　黄精消费人群中,消费频率以<1.0 次 / 月为主(69.2%),其次为 1.0～3.9 次 / 月(24.0%),最后为≥4.0 次 / 月(6.8%)。详见图 2-2-39。

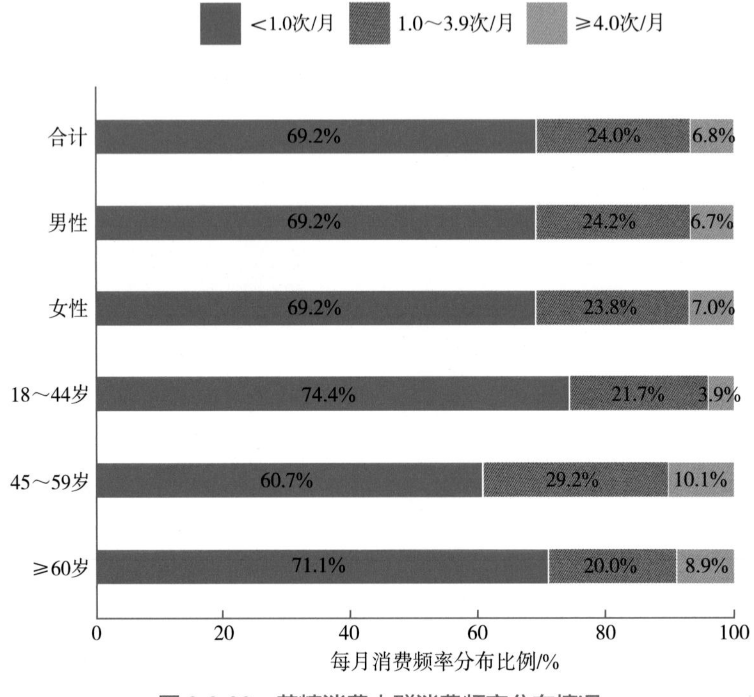

图 2-2-39　黄精消费人群消费频率分布情况

3. 消费量　在黄精消费人群中，黄精的每日消费量范围为0.008～4.000g/天，均值为0.29g/天，P_{95}为1.00g/天。不同性别分组中，男性人群每日消费量均值为0.29g/天，女性为0.29g/天。不同年龄组中，18～44岁每日消费量均值为0.22g/天，45～59岁为0.40g/天，≥60岁为0.25g/天。

（三）消费状况分析

本次调查结果显示，黄精在调查人群中的总体消费率为3.8%，各地市消费率（0.3%～19.4%）差异跨度较大，消费率最高的前三个地市依次是茂名市、广州市和深圳市，消费率最低的地市是潮州市、汕尾市和湛江市。不同性别、年龄组人群黄精消费率差异不显著。

黄精消费人群中，多数人的消费频率为<1.0次/月，食用方式以非直接食用为主。在黄精消费人群中，黄精的每日消费量均值为0.29g/天，P_{95}为1.00g/天，均低于《中国药典》中黄精作为中药的用量（9～15g）。可见，岭南地区居民黄精的消费率总体较低，不同地域的差异较大，但一般不会超过《中国药典》中的限量。

（四）药食两用价值

黄精味甘，性平，归脾、肺、肾经，具有补气养阴，健脾，润肺，益肾的功效。主治脾胃气虚，体倦乏力，胃阴不足，口干食少，肺虚燥咳，劳嗽咳血，精血不足，腰膝酸软，须发早白，内热消渴。煎服，9～15g。或熬膏，或入丸、散服。2002年卫生部公布了《既是食品又是药品的物品名单》，黄精被纳入食药物质进行管理。

（五）食养建议

黄精炮制品甘甜可口，因此在生活中可直接食用，或在饮食烹饪中将其作为原材料使用。按照传统习惯正常食用，未见不良反应报道。因黄精质地滋腻，痰湿壅滞、中寒、便溏、气滞腹胀、舌苔厚腻者不宜服用。与黄精相关的推荐食谱如下。

1. 黄精粥[3]

材料：黄精15g，山药10g，粳米25g。

做法：将黄精、山药切碎，与粳米共煮粥。

功效：补益脾肾。适用于脾肾两虚、气血不足证，症见疲倦乏力，身体瘦弱，头晕耳鸣，失眠多梦，遗精等。痰湿壅滞、中寒便溏、气滞腹胀者不宜服用。

2. 黄精瘦肉汤[3]

材料：瘦猪肉100g，黄精25g，料酒、精盐、胡椒粉、姜片、葱段、肉汤各适量，供2～3人食用。

做法：黄精、猪肉洗净，切碎，加水250ml，慢火炖，加入调料即成。

功效：补虚养血。适用于精血不足证，症见身体瘦弱，头晕耳鸣，失眠多梦，记忆减退，乏力，月经量少等。

3. 黄精茶[3]

材料：黄精10g，杜仲叶5g。

做法：上二味按比例加大药量研磨成粗末。每取15～20g，纱布包，放入保温瓶中，冲入沸水适量，盖焖10～20分钟后代茶饮。

功效：益气补脾，平肝。适用于精血不足、肝阳上亢证，症见头晕眼花，失眠健忘，五心烦热等，也适用于肝肾不足型高血压的辅助治疗。

十四、肉苁蓉

（一）基本信息

本品为列当科植物肉苁蓉 *Cistanche deserticola* Y. C. Ma 或管花肉苁蓉 *Cistanche tubulosa*（Schenk）Wight 的干燥带鳞叶的肉质茎，见表 2-2-6。

肉苁蓉呈扁圆柱形，稍弯曲，长 3 ～ 15cm，直径 2 ～ 8cm。表面棕褐色或灰棕色，密被覆瓦状排列的肉质鳞叶，通常鳞叶先端已断。体重，质硬，微有柔性，不易折断，断面棕褐色，有淡棕色点状维管束，排列成波状环纹。气微，味甜、微苦。

管花肉苁蓉呈类纺锤形、扁纺锤形或扁柱形，稍弯曲，长 5 ～ 25cm，直径 2.5 ～ 9.0cm。表面棕褐色至黑褐色。断面颗粒状，灰棕色至灰褐色，散生点状维管束。

表 2-2-6　肉苁蓉的基本信息

名称	植物名	拉丁学名	所属科名	部位
肉苁蓉	肉苁蓉	*Cistanche deserticola* Y. C. Ma	列当科	肉质茎
	管花肉苁蓉	*Cistanche tubulosa*（Schenk）Wight	列当科	肉质茎

饮片切面有淡棕色或棕黄色点状维管束，排列成波状环纹。管花肉苁蓉片切面散生点状维管束。气微，味甜、微苦。见附图 14。

（二）消费率、消费频率和消费量

1. 消费率　调查人群中，肉苁蓉总体消费率为 2.9%（202/6 922）。肉苁蓉的食用方式以非直接食用为主，非直接食用的人群比例为 94.1%（190/202），直接食用的人群比例为 5.9%（12/202）。

按性别、年龄对肉苁蓉消费率进行分组比较分析，结果显示，不同性别人群肉苁蓉的消费率差异不显著（χ^2=0.06，p=0.806），女性消费率为 2.9%（101/3 520），男性消费率 3.0%（101/3 402）。不同年龄组人群肉苁蓉消费率差异不显著（χ^2=1.14，p=0.566），18 ～ 44 岁消费率为 2.7%（96/3 492），45 ～ 59 岁消费率为 3.3%（63/1 935），≥60 岁消费率为 2.9%（43/1 495）。详见图 2-2-40。

不同地市人群肉苁蓉消费率范围为 0.0% ～ 8.8%，其中，肇庆市最高（8.8%），其次为东莞市（8.2%），第三是茂名市（6.1%），河源市和汕尾市的消费率最低，均为 0.0%。详见图 2-2-41。

2. 消费频率　在肉苁蓉消费人群中，消费频率以<1.0 次 / 月为主（67.8%），其次为 1.0 ～ 3.9 次 / 月（28.7%），最后为≥4.0 次 / 月（3.5%）。详见图 2-2-42。

3. 消费量　在肉苁蓉消费人群中，肉苁蓉的每日消费量范围为 0.008 ～ 6.670g/ 天，均值为 0.28g/ 天，P_{95} 为 1.00g/ 天。不同性别分组中，男性人群每日消费量均值为 0.34g/ 天，女性为 0.23g/ 天。不同年龄组中，18 ～ 44 岁人群每日消费量均值为 0.26g/ 天，45 ～ 59 岁为 0.27g/ 天，≥60 岁为 0.37g/ 天。

食用方式/%
95.0%
5.0%
93.1%
6.9%
90.6%
9.4%
100.0%
0.0%
93.0%
7.0%
94.1%
5.9%
非直接食用
直接食用
消费率/%
4
3
2
1
0
3.0%
2.9%
2.7%
3.3%
2.9%
2.9%
男性
女性
18～44岁
45～59岁
≥60岁
合计

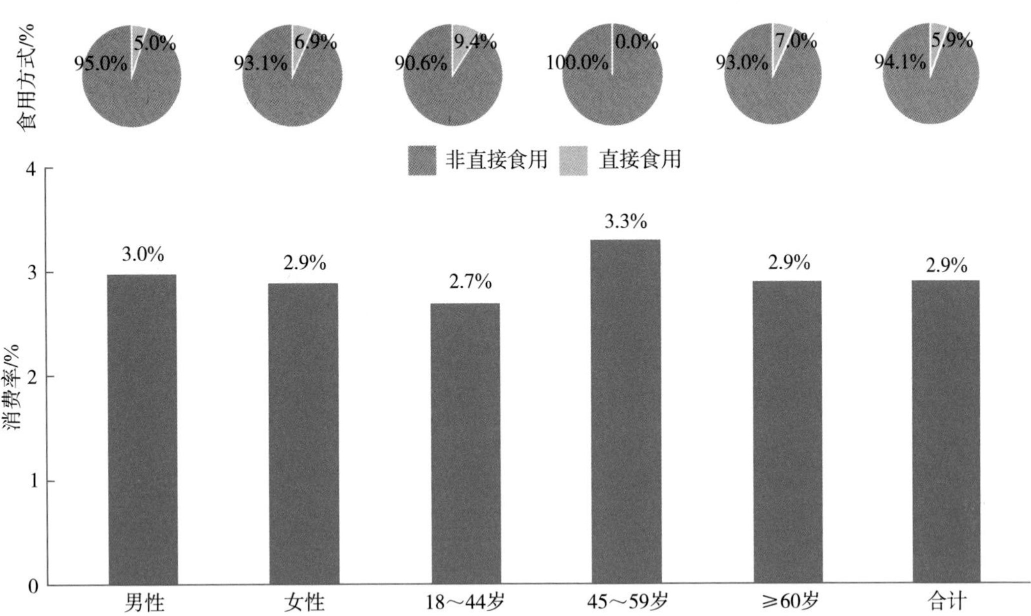

图 2-2-40　不同人群组别肉苁蓉消费率和食用方式比较

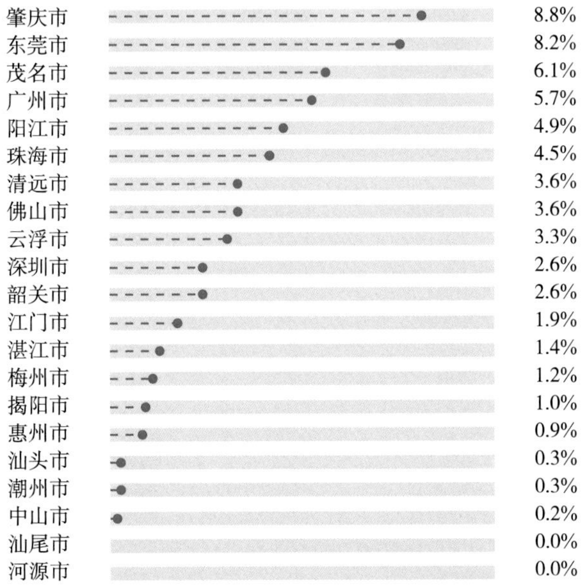

肇庆市 8.8%
东莞市 8.2%
茂名市 6.1%
广州市 5.7%
阳江市 4.9%
珠海市 4.5%
清远市 3.6%
佛山市 3.6%
云浮市 3.3%
深圳市 2.6%
韶关市 2.6%
江门市 1.9%
湛江市 1.4%
梅州市 1.2%
揭阳市 1.0%
惠州市 0.9%
汕头市 0.3%
潮州市 0.3%
中山市 0.2%
汕尾市 0.0%
河源市 0.0%

图 2-2-41　不同地区人群肉苁蓉消费率比较

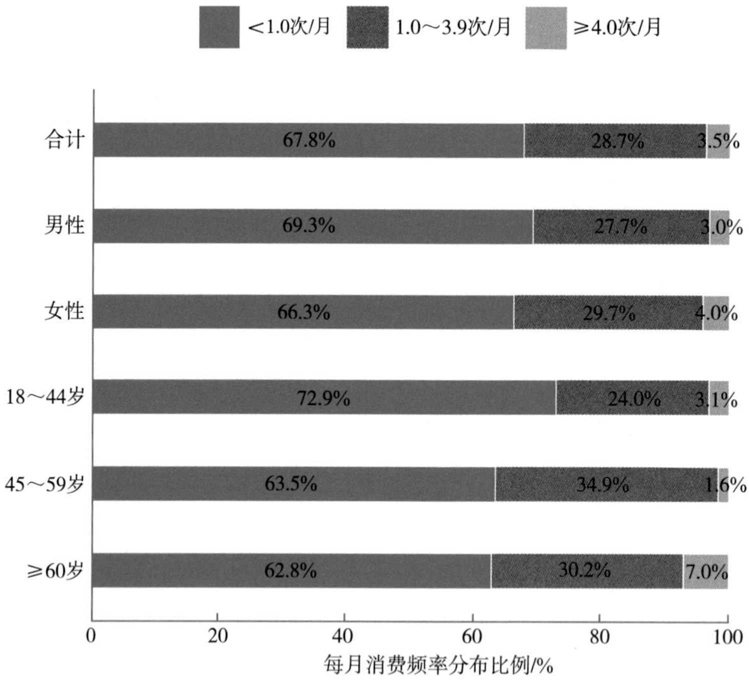

图 2-2-42 肉苁蓉消费人群消费频率分布情况

（三）消费状况分析

本次调查结果显示，肉苁蓉在调查人群中的总体消费率为 2.9%，各地市消费率（0.0% ～ 8.8%）差异跨度不大，消费率最高的前三个地市依次是肇庆市、东莞市和茂名市，消费率最低的地市是河源市和汕尾市。不同性别、年龄组人群肉苁蓉消费率差异不显著。

肉苁蓉消费人群中，多数人的消费频率为<1.0 次 / 月，食用方式以非直接食用为主。在肉苁蓉消费人群中，肉苁蓉的每日消费量均值为 0.28g/ 天，P_{95} 为 1.00g/ 天，均低于《中国药典》中肉苁蓉作为中药的用量（6 ～ 10g）。

（四）药食两用价值

肉苁蓉味甘、咸，温，归肾、大肠经。具有补肾阳，益精血，润肠通便等功效。用于肾阳不足，精血亏虚，阳痿不孕，腰膝酸软，筋骨无力，肠燥便秘。入汤剂，6 ～ 10g。现代药理研究表明肉苁蓉具有补肾壮阳、保护神经、提高免疫力、保护肝脏等作用。肉苁蓉为品种珍贵的沙生植物，有悠久的药用历史，作为功效价值宝贵的滋补中药材，具有极高的药用、食用和生态价值。

2023 年 11 月，国家卫生健康委员会、国家市场监督管理总局发布《关于对党参等 9 种物质开展按照传统既是食品又是中药材的物质公告》（2023 年第 9 号），将肉苁蓉纳入按照传统既是食品又是中药材的物质目录进行管理。

（五）食养建议

肉苁蓉作为名贵中药材之一，有着“九大仙草”和“沙漠人参”的美誉。在食养方面，肉苁蓉多用于熬粥、煲汤等。按照传统习惯正常食用肉苁蓉，未见不良反应报道。与肉苁蓉相关的推荐食谱如下。

1. 肉苁蓉粥[8]

材料：肉苁蓉10g，羊肉35g，粳米50g。

做法：将肉苁蓉、羊肉洗净切块，加入500ml水，熬至黏稠即可。

功效：补肾阳，益精血。用于肝肾精血不足之阳痿泄精、早泄，妇女宫寒不孕，腰膝酸痛者。

2. 肉苁蓉羊肾羹[8]

材料：羊肾1个，肉苁蓉10g，葱半根。

做法：将肉苁蓉、羊肾洗净切块，加入500ml水，武火熬至水开后转文火熬至黏稠即可。

功效：补益肾精，温壮肾阳。适用于肾虚、精血不足，阳痿泄精者。热证上火、腹泻或便烂者不宜服用。

十五、姜黄

（一）基本信息

姜黄为姜科植物姜黄 *Curcuma longa* L. 的干燥根茎。姜黄药材呈不规则卵圆形、圆柱形或纺锤形，常弯曲，有的具短叉状分枝，长2～5cm，直径1～3cm。表面深黄色，粗糙，有皱缩纹理和明显环节，并有圆形分枝痕及须根痕。质坚实，不易折断，断面棕黄色至金黄色，角质样，有蜡样光泽，内皮层环纹明显，维管束呈点状散在。见附图15。

姜黄饮片为不规则或类圆形的厚片。外表皮深黄色，有时可见环节。切面棕黄色至金黄色，角质样，内皮层环纹明显，维管束呈点状散在。

（二）消费率、消费频率和消费量

1. 消费率　调查人群中，姜黄总体消费率为1.9%（133/6 922）。姜黄的食用方式以非直接食用为主，在姜黄消费人群中，非直接食用的人群比例为85%（113/133），直接食用的人群比例为15%（20/133）。

按性别、年龄对姜黄消费率进行分组比较分析，结果显示，不同性别人群姜黄的消费率差异不显著（χ^2=0.17，p=0.679），女性消费率为2.0%（70/3 520），男性消费率1.9%（63/3 402）。不同年龄组人群姜黄消费率差异不显著（χ^2=2.09，p=0.351），18～44岁消费率为1.9%（67/3 492），45～59岁消费率为2.2%（43/1 935），≥60岁消费率为1.5%（23/1 495）。详见图2-2-43。

不同地市人群姜黄消费率范围为0.0%～6.2%，其中，梅州市最高（6.2%），其次为茂名市（5.6%），第三是东莞市（5.0%），河源市、江门市、揭阳市和汕尾市的消费率最低，均为0.0%。详见图2-2-44。

2. 消费频率　在姜黄消费人群中，消费频率以＜1.0次/月为主（50.4%），其次为≥4.0次/月（24.8%）和1.0～3.9次/月（24.8%）。详见图2-2-45。

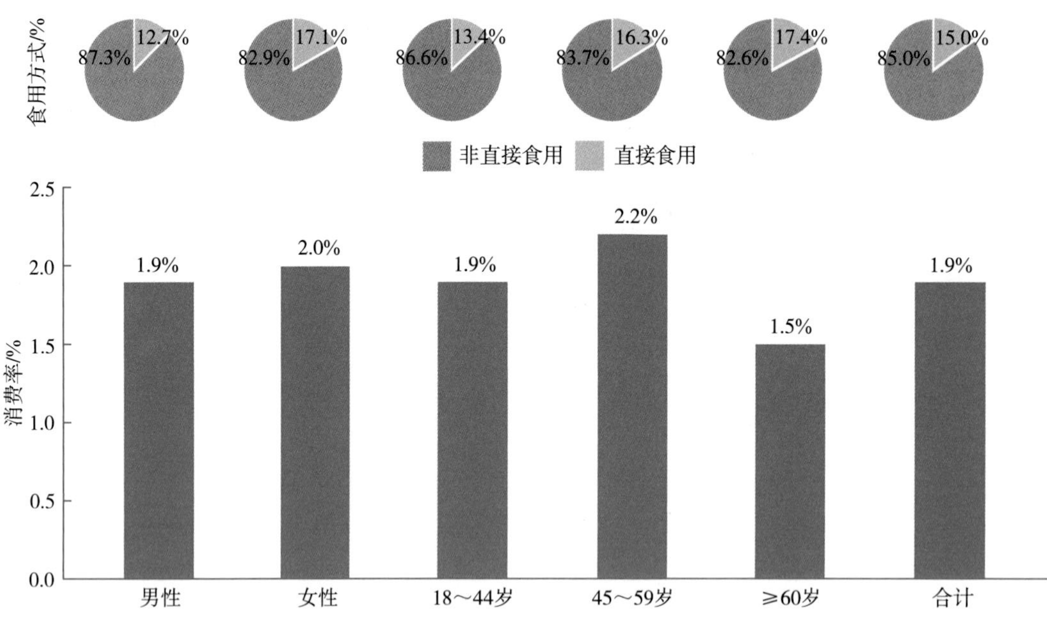

图 2-2-43　不同人群组别姜黄消费率和食用方式比较

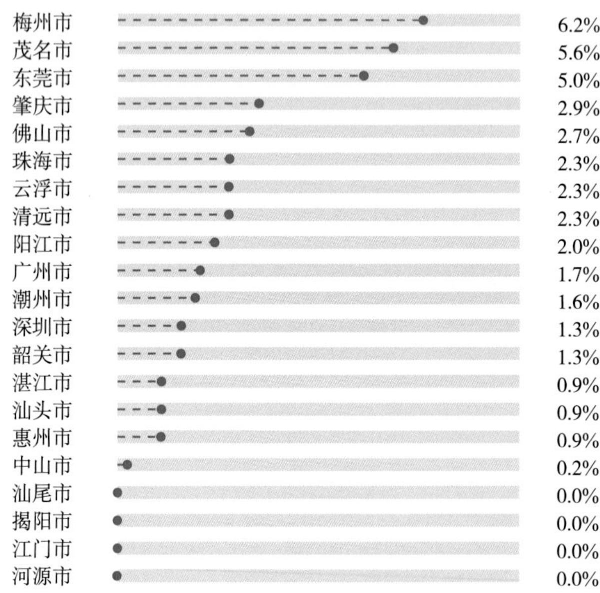

图 2-2-44　不同地区人群姜黄消费率比较

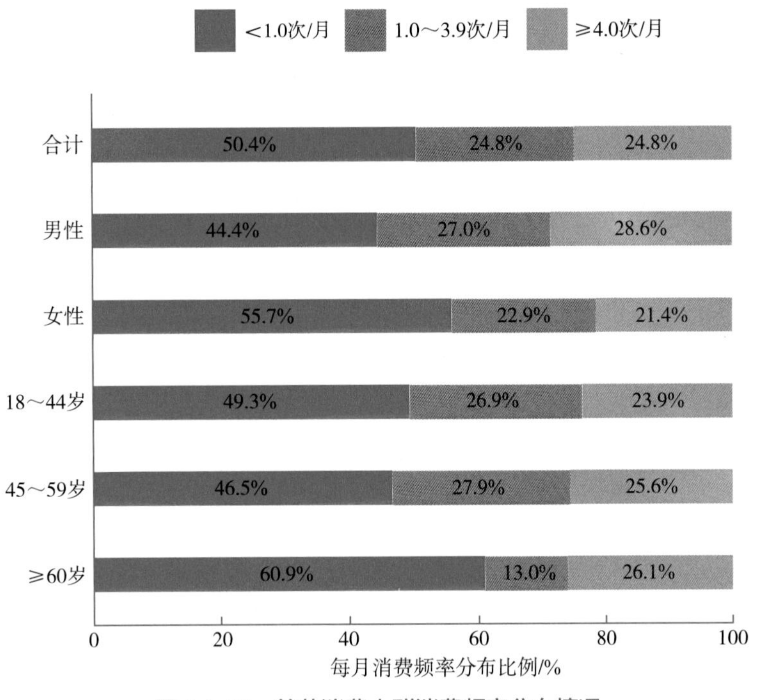

图 2-2-45　姜黄消费人群消费频率分布情况

3. 消费量　消费人群姜黄的每日消费量为 0.006 ～ 9.600g/ 天，均值为 0.64g/ 天，P_{95} 为 2.67g/ 天。不同性别分组中，男性每日消费量均值为 0.82g/ 天，女性为 0.48g/ 天。不同年龄组中，18 ～ 44 岁人群每日消费量均值为 0.57g/ 天，45 ～ 59 岁为 0.77g/ 天，≥60 岁为 0.62g/ 天。

（三）消费状况分析

本次调查结果显示，姜黄在调查人群中的总体消费率为 1.9%，各地市消费率（0.0% ～ 6.2%）存在差异，消费率最高的前三个地市依次是梅州市、茂名市和东莞市，消费率最低的地市是河源市、江门市、揭阳市和汕尾市。不同性别、年龄组人群姜黄消费率差异不明显。

姜黄消费人群中，多数人的消费频率为<1.0 次 / 月，食用方式以非直接食用为主。在姜黄消费人群中，姜黄的每日消费量均值为 0.64g/ 天，P_{95} 为 2.67g/ 天，均低于《中国药典》中姜黄作为中药的用量（3 ～ 10g）。

（四）药食两用价值

姜黄味辛、苦，性温，归脾、肝经，具有破血行气，通经止痛的功效。主治胸胁刺痛，胸痹心痛，痛经经闭，症（癥）瘕，风湿肩臂疼痛，跌扑肿痛。水煎汤，3 ～ 10g。外用适量。2019 年 11 月，国家卫生健康委员会、国家市场监督管理总局联合印发了《关于当归等 6 种新增按照传统既是食品又是中药材的物质公告》（2019 年第 8 号），将姜黄纳入按照传统既是食品又是中药材的物质目录进行管理，仅作为香辛料和调味品使用。

（五）食养建议

姜黄在印度被广泛地作为调料和食用色素使用，在喜马拉雅地区有“厨房王后”和“生命香料”之称。姜黄粉是姜黄根茎经过煮熟干燥后碾成的橘黄色粉末，是最常见的应用形式。姜黄所含的天然色素为姜黄素，是咖喱粉中的重要成分。此外，泡菜等食品的制作过程中也使用了姜黄。按照传统习惯正常食用姜黄，未见不良反应报道。与姜黄相关的推荐食谱如下。

三姜汤[3]

原料：姜黄 10g，干姜 5g，高良姜 5g，甘草 6g。

做法：上述原料加水煎煮 30 分钟，滤渣，取滤液使用。

功效：温经散寒。适用于寒凝经络，或脏腑寒证，尤宜是脾胃寒证引起的脘腹冷痛，得温则减，遇寒加重，或有小便清长，大便溏泄等症。热证者忌用。

十六、铁皮石斛

（一）基本信息

铁皮石斛为兰科植物铁皮石斛 *Dendrobium officinale* Kimura et Migo 的干燥茎。剪去部分须根，边加热边扭成螺旋形或弹簧状，烘干；或切成段，干燥或低温烘干，前者习称“铁皮枫斗”（耳环石斛）；后者习称“铁皮石斛”。铁皮枫斗呈螺旋形或弹簧状，通常为 2 ～ 6 个旋纹，茎拉直后长 3.5 ～ 8.0cm，直径 0.2 ～ 0.4cm。表面黄绿色或略带金黄色，有细纵皱纹，节明显，节上有时可见残留的灰白色叶鞘；一端可见茎基部留下的短须根。质坚实，易折断，断面平坦，灰白色至灰绿色，略角质状。气微，味淡，嚼之有黏性。铁皮石斛呈圆柱形的段，长短不等。见附图 16。

（二）消费率、消费频率和消费量

1. 消费率 调查人群中，铁皮石斛总体消费率为 25.0%（1 728/6 922）。铁皮石斛的食用方式以非直接食用为主，消费人群中，非直接食用的人群比例为 93.9%（1 622/1 728），直接食用的人群比例为 6.1%（106/1 728）。

按性别、年龄对铁皮石斛消费率进行分组比较分析，结果显示，不同性别人群铁皮石斛的消费率存在差异（χ^2=6.61，p=0.010），女性消费率为 26.3%（925/3 520），略高于男性消费率 23.6%（803/3 402）。不同年龄组人群铁皮石斛消费率存在差异（χ^2=12.24，p=0.002），18 ～ 44 岁消费率为 26.1%（913/3 492），45 ～ 59 岁消费率为 25.5%（493/1 935），≥60 岁消费率为 21.5%（322/1 495）。详见图 2-2-46。

不同地市人群铁皮石斛消费率范围为 1.3% ～ 42.5%，其中，茂名市最高（42.5%），其次为深圳市（39.5%），第三是广州市（39.0%），汕尾市和河源市的消费率较低，分别是 5.3% 和 1.3%。详见图 2-2-47。

2. 消费频率 铁皮石斛消费人群中，消费频率以<1.0 次 / 月为主（58.4%），其次为 1.0 ～ 3.9 次 / 月（33.1%），最后为≥4.0 次 / 月（8.5%）。详见图 2-2-48。

3. 消费量 消费人群铁皮石斛的每日消费量为 0.003 ～ 18.667g/ 天，均值为 0.36g/ 天，P_{95} 为 1.33g/ 天。不同性别分组中，男性每日消费量均值为 0.34g/ 天，女性为 0.38g/ 天。不同年龄组中，18 ～ 44 岁每日消费量均值为 0.36g/ 天，45 ～ 59 岁为 0.40g/ 天，≥60 岁为 0.31g/ 天。

（三）消费状况分析

本次调查结果显示，铁皮石斛在调查人群中的总体消费率为 25.0%，各地市消费率

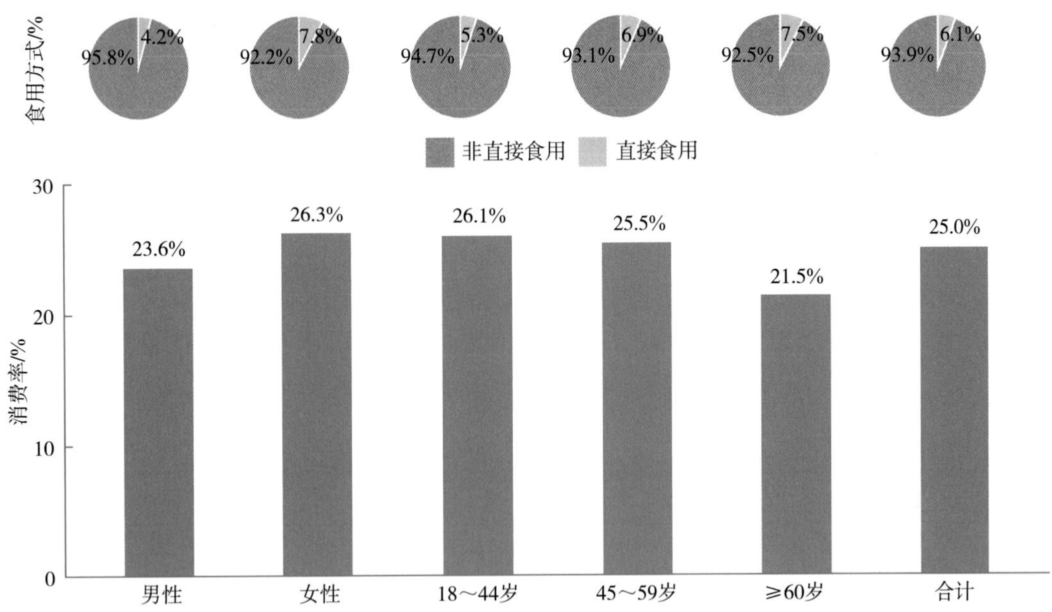

图 2-2-46　不同人群组别铁皮石斛消费率和食用方式比较

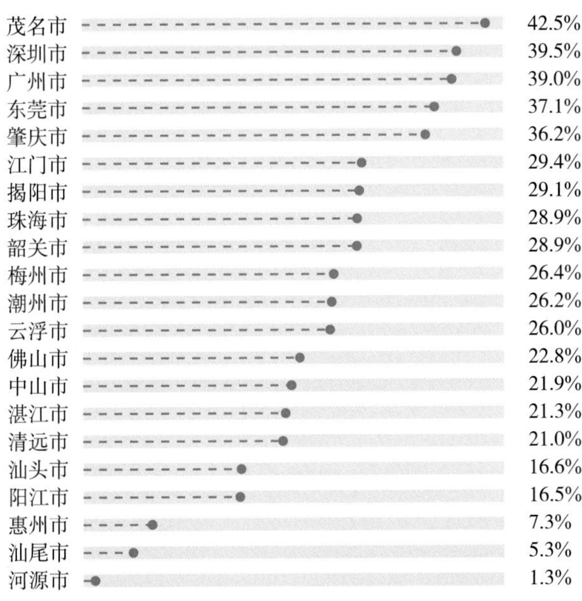

图 2-2-47　不同地区人群铁皮石斛消费率比较

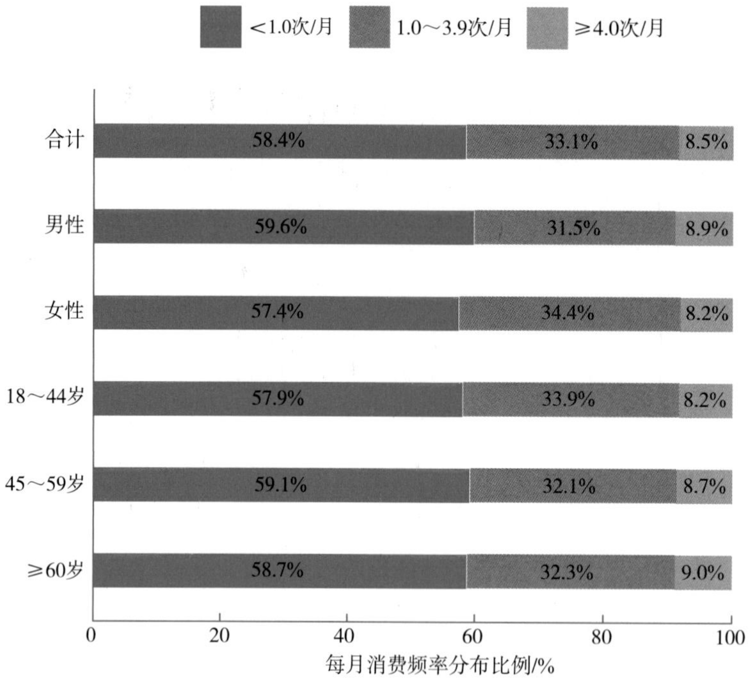

图 2-2-48　铁皮石斛消费人群消费频率分布情况

(1.3% ～ 42.5%)差异跨度较大，消费率最高的前三个地市依次是茂名市、深圳市和广州市，消费率最低的地市是河源市。不同性别人群铁皮石斛消费率比较，女性铁皮石斛消费率略高于男性；不同年龄组人群铁皮石斛消费率比较，消费率最高的是 18 ～ 44 岁，其次是 45 ～ 59 岁，最后是≥60 岁。

在铁皮石斛消费人群中，多数人的消费频率为<1.0 次 / 月，食用方式以非直接食用为主。在铁皮石斛消费人群中，铁皮石斛的每日消费量均值为 0.36g/ 天，P_{95} 为 1.33g/ 天，均低于《中国药典》中铁皮石斛作为中药的用量(6 ～ 12g)。

(四)药食两用价值

铁皮石斛味甘，性微寒，归胃、肾经，具有益胃生津，滋阴清热的功效。主治热病津伤，口干烦渴，胃阴不足，食少干呕，病后虚热不退，阴虚火旺，骨蒸劳热，目暗不明，筋骨痿软。煎服或沸水泡服，6 ～ 12g。铁皮石斛富含多糖、氨基酸和生物碱等活性成分，营养价值十分丰富。相关文献[9-11]亦提示铁皮石斛具有抗炎、抑菌、抗氧化、抗肿瘤、免疫调节、降血压、调节血糖等作用。

2023 年 11 月，国家卫生健康委员会、国家市场监督管理总局联合印发了《关于党参等 9 种新增按照传统既是食品又是中药材的物质公告》(2023 年第 9 号)，将铁皮石斛纳入按照传统既是食品又是中药材的物质目录进行管理。

(五)食养建议

铁皮石斛是具有益胃生津、滋阴清热之效的食药物质，含有丰富的胶质和黏液性物质，味道也十分清新。直接食用能最大化保留石斛最原始的营养价值。在食养方面，铁皮石斛

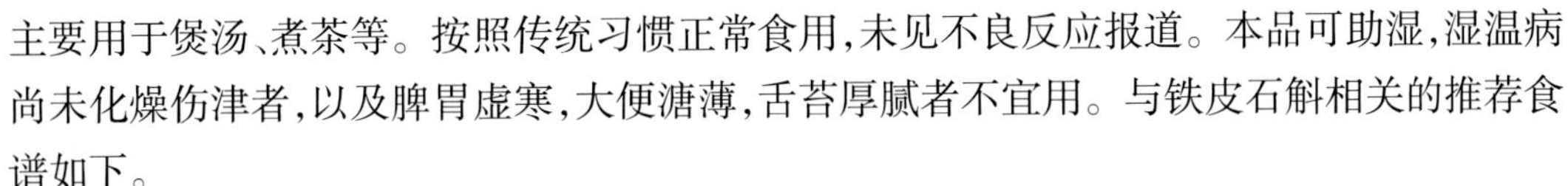

主要用于煲汤、煮茶等。按照传统习惯正常食用，未见不良反应报道。本品可助湿，湿温病尚未化燥伤津者，以及脾胃虚寒，大便溏薄，舌苔厚腻者不宜用。与铁皮石斛相关的推荐食谱如下。

1. 石斛粥[12]

材料：铁皮石斛12g，粳米50g，冰糖适量。

做法：取鲜石斛放入砂罐，加水久煎1小时，去渣留汁，下粳米、冰糖，再加水同煮，至米开粥稠停火备用。

功效：养阴清热。适用于热病伤津，胃阴不足证，症见口干渴，口咽舌燥，小便短少，大便秘结等。寒湿内盛者不宜服用。

2. 桂圆石斛汤[13]

材料：铁皮石斛10g，桂圆5～10g，白糖少许。

做法：桂圆去壳，同石斛一起加入锅中，加水、白糖，用武火烧沸15分钟即可。

功效：补脾健胃。适用于脾胃气阴两虚，上腹部饱胀、腹隐痛、口干唇燥、不思饮食、大便干燥、消瘦等症。

3. 石斛冰糖茶

材料：铁皮石斛12g，冰糖适量。

做法：石斛剪碎，加冰糖，兑沸水静置15分钟即成。

功效：养阴清热，生津益胃。适用于口干唇燥、眼睛干涩、干咳少痰、大便干结、口干多饮等症。

4. 石斛沙参炖猪肉[3]

材料：瘦猪肉200g，铁皮石斛、沙参各8g，麦冬6g，无花果3个，油、盐适量。

做法：瘦猪肉洗净，切成中块；铁皮石斛、沙参、麦冬浸透洗净，切成厚片；将所有用料放进炖盅，加沸水1碗半，炖盅加盖，隔水先用武火炖30分钟，再用中火炖50分钟，后用文火炖1.5小时即可；将药渣捞出，放进少许熟油和食盐即成。

功效：养阴润燥，益胃生津。适用于口干唇燥、眼睛干涩、干咳少痰、心烦多梦、大便干结、口干多饮等症。寒湿内盛者不宜服用。

（黄　芮　刘四军　李　庆）

第三节　果实与种子类

一、芡实

（一）基本信息

芡实为睡莲科植物芡 *Euryale ferox* Salisb. 的干燥成熟种仁。芡实种仁呈类球形，多为破粒，完整者直径5～8mm。表面有棕红色或红褐色内种皮，一端黄白色，约占全体1/3，有凹点状的种脐痕，除去内种皮显白色。质较硬，断面白色，粉性。气微，味淡。炒芡实表面淡黄色至黄色，偶有焦斑。麸炒芡实表面微黄色或黄色，略有香气。见附图 17。

（二）消费率、消费频率和消费量

1. 消费率 调查人群中，芡实总体消费率为 45.2%（3 128/6 922）。芡实的食用方式以非直接食用为主，消费人群中，非直接食用的人群比例为 76.0%（2 378/3 128），直接食用的人群比例为 24.0%（750/3 128）。

按性别、年龄对芡实消费率进行分组比较分析，结果显示，不同性别人群芡实的消费率存在差异（χ^2=10.58，p=0.001），女性消费率为 47.1%（1 658/3 520），高于男性消费率 43.2%（1 470/3 402）。不同年龄组人群芡实消费率差异不显著（χ^2=5.36，p=0.069），18 ～ 44 岁消费率为 43.9%（1 534/3 492），45 ～ 59 岁消费率为 45.8%（886/1 935），≥60 岁消费率为 47.4%（708/1 495）。详见图 2-3-1。

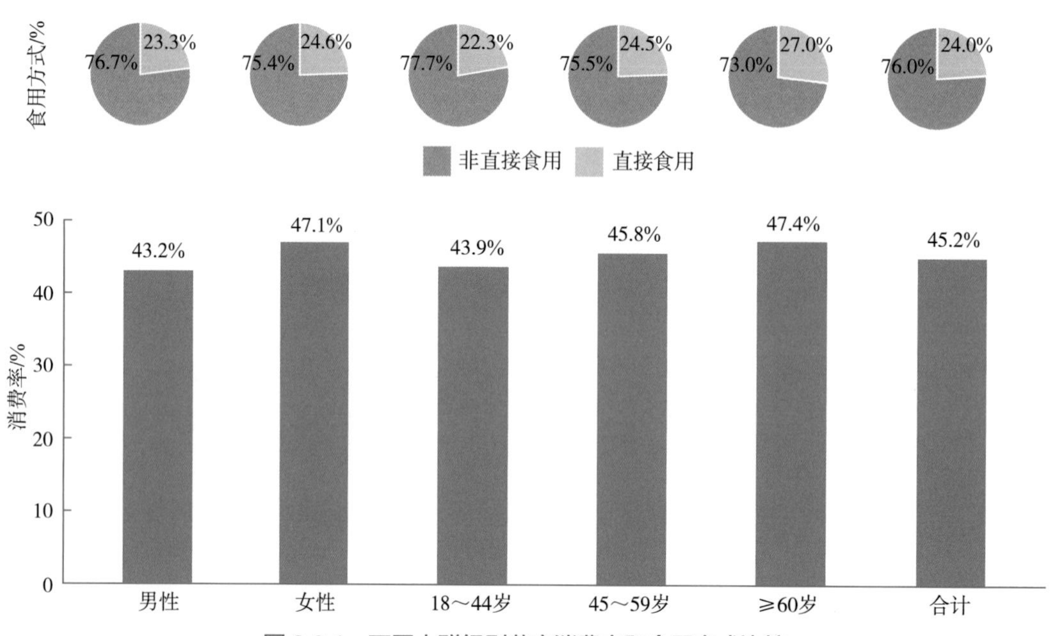

图 2-3-1 不同人群组别芡实消费率和食用方式比较

不同地市人群芡实消费率范围为 0.0% ～ 83.2%，其中，云浮市最高（83.2%），其次为广州市（78.7%），第三是潮州市（78.5%），河源市的消费率最低，为 0.0%。详见图 2-3-2。

2. 消费频率 在芡实消费人群中，消费频率以 1.0 ～ 3.9 次 / 月（43.8%）为主，其次为 <1.0 次 / 月为主（38.5%），最后为≥4.0 次 / 月（17.7%）。详见图 2-3-3。

3. 消费量 在芡实消费人群中，芡实的每日消费量范围为 0.008 ～ 42.000g/ 天，均值为 0.76g/ 天，P_{95} 为 2.67g/ 天。不同性别分组中，男性每日消费量均值为 0.73g/ 天，女性为 0.79g/ 天。不同年龄组中，18 ～ 44 岁每日消费量均值为 0.71g/ 天，45 ～ 59 岁为 0.79g/ 天，≥60 岁为 0.85g/ 天。

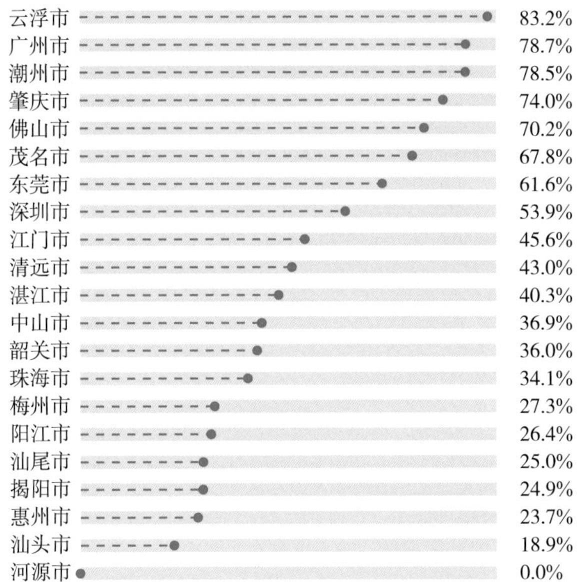

图 2-3-2　不同地区人群芡实消费率比较

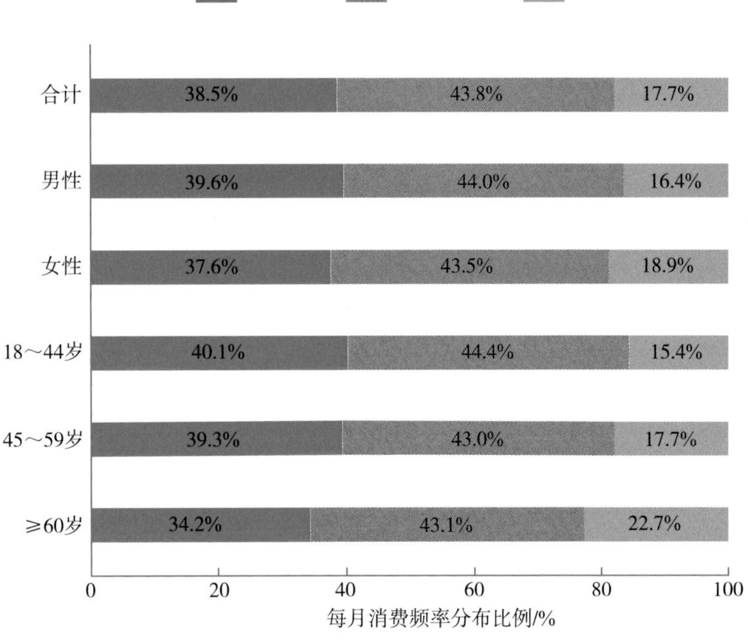

图 2-3-3　芡实消费人群消费频率分布情况

（三）消费状况分析

本次调查结果显示，芡实在调查人群中的总体消费率为 45.2%，芡实消费率存在地区分布及性别差异，年龄差异不明显。各地市芡实消费率（0.0% ～ 83.2%）差异跨度较大，消费率最高的前三个地市依次是云浮市、广州市和潮州市，消费率最低的地市是河源市。女性人群芡实消费率高于男性人群。

在芡实消费人群中，多数人的消费频率为 1.0 ～ 3.9 次 / 月，食用方式以非直接食用为主。芡实消费人群的芡实每日消费量均值为 0.76g/ 天，P_{95} 为 2.67g/ 天，均低于《中国药典》中芡实作为中药的用量（9 ～ 15g）。可见，岭南地区居民芡实的消费率较高，但是不同地域的差异较大，且不同个体的消费习惯不同，但一般不会超过《中国药典》中的限量。

（四）药食两用价值

芡实味甘、涩，性平，归脾、肾经，其甘补涩敛，平而不偏，具有补脾止泻、益肾固精、除湿止带的功效。主治遗精滑精、遗尿尿频、脾虚久泻、白浊、带下诸症。煎服，9 ～ 15g。依据 2002 年卫生部公布的《既是食品又是药品的物品名单》，芡实被纳入食药物质进行管理。

（五）食养建议

芡实在广东省、福建省、江西省、湖南省等省份均有作为食品原料使用的历史，主要用于煲粥、煲汤、炒菜、蒸糕、制作甜品等。芡实具有固涩收敛的作用，服用数量不宜过多，否则可能会导致便秘。按照传统习惯正常食用，未见不良反应报道。与芡实相关的推荐食谱如下。

1. 芡实粥

材料：芡实适量，粳米 100g。

做法：先将芡实煮熟，去壳研粉，晒干，每次取适量同粳米共煮粥，供早晚餐温热服用。

功效：粳米能补脾和胃，益精强志，与芡实合为粥，能增其补脾益肾，扶正固本之力。适用于脾虚不运证，症见久泻不止，食少乏力，消瘦等。

2. 芡实莲子老鸭汤[14]

材料：芡实 20g，莲子 20g，枸杞 5g，生姜 8g，老鸭肉 500g，供 2 ～ 3 人食用。

做法：鸭肉切块焯水洗净备用。砂锅中入水煮开，放入洗净的莲子、芡实，加入姜片。加盖煮 10 分钟，将鸭肉倒入锅中，加盖续煮 2 小时至食材熟透。最后入枸杞、调味料拌匀后盛出即可食用。

功效：滋阴补虚，利尿消肿。适用于脾肾两虚导致的水肿，小便不利，面色无华等症。

二、罗汉果

（一）基本信息

罗汉果为葫芦科植物罗汉果 *Siraitia grosvenorii*（Swingle）C. Jeffrey ex A. M. Lu et Z. Y. Zhang 的干燥果实。罗汉果果实呈卵形、椭圆形或球形，长 4.5 ～ 8.5cm，直径 3.5 ～ 6.0cm。表面褐色、黄褐色或绿褐色，有深色斑块和黄色柔毛，有的具 6 ～ 11 条纵纹。顶端有花柱残痕，基部有果梗痕。体轻，质脆，果皮薄，易破。果瓤（中、内果皮）海绵状，浅棕色。种子扁圆形，多数，长约 1.5cm，宽约 1.2cm；浅红色至棕红色，两面中间微凹陷，四周有放射状沟纹，边缘有槽。气微，味甜。见附图 18。

（二）消费率、消费频率和消费量

1. 消费率 调查人群中，罗汉果总体消费率为 43.2%（2 987/6 922）。罗汉果的食用方式以非直接食用为主，消费人群中，非直接食用的人群比例为 94.4%（2 821/2 987），直接食用的人群比例为 5.6%（166/2 987）。

按性别、年龄对罗汉果消费率进行分组比较分析，结果显示，不同性别人群罗汉果的消费率差异不显著（χ^2=0.40，p=0.527），女性消费率为 43.5%（1 532/3 520），男性消费率 42.8%（1 455/3 402）。不同年龄组人群罗汉果消费率比较，差异不显著（χ^2=0.38，p=0.827），18 ～ 44 岁、45 ～ 59 岁、≥60 岁人群消费率分别为 43.5%（1 518/3 492）、43.0%（833/1 935）、42.5%（636/1 495）。详见图 2-3-4。

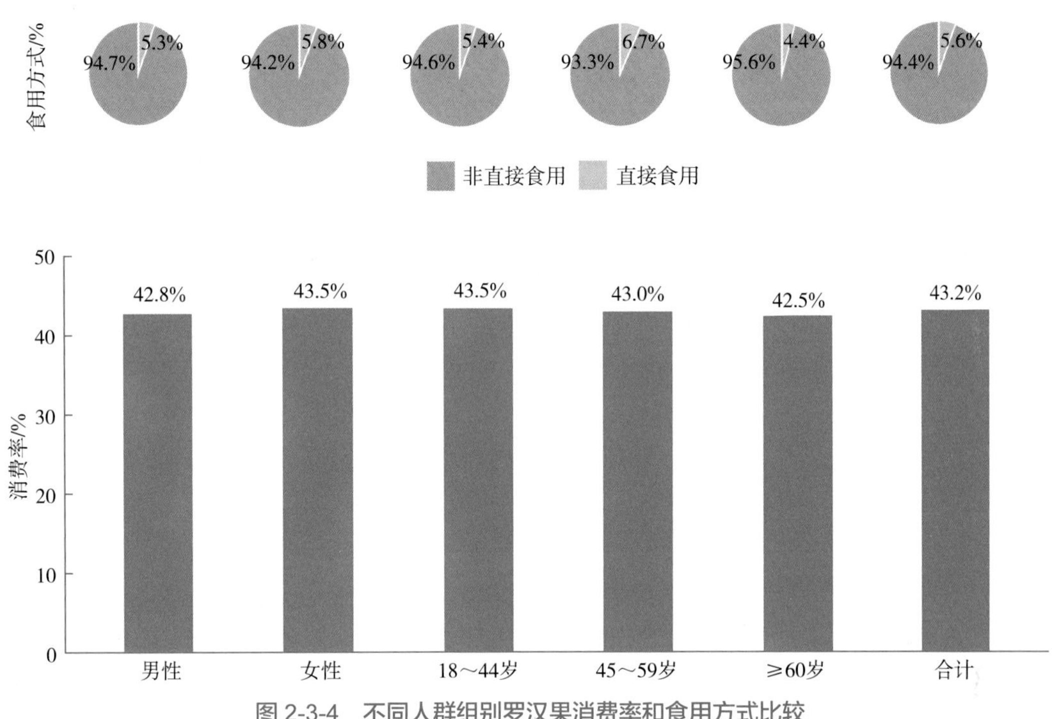

图 2-3-4　不同人群组别罗汉果消费率和食用方式比较

不同地市人群罗汉果消费率范围为 16.0% ～ 78.0%，其中，东莞市最高（78.0%），其次为广州市（73.7%），第三是云浮市（62.5%），河源市和汕尾市的消费率相对较低，分别是 17.5% 和 16.0%。详见图 2-3-5。

2. 消费频率　在罗汉果消费人群中，罗汉果消费频率以<1.0 次 / 月为主（52.6%），其次为 1.0 ～ 3.9 次 / 月（35.1%），最后为≥4.0 次 / 月（12.3%）。详见图 2-3-6。

3. 消费量　在罗汉果消费人群中，罗汉果的每日消费量范围为 0.003 ～ 17.600g/ 天，均值为 0.49g/ 天，P_{95} 为 2.00g/ 天。不同性别分组中，男性人群每日消费量均值为 0.54g/ 天，女性人群为 0.44g/ 天。不同年龄组中，18 ～ 44 岁人群每日消费量均值为 0.50g/ 天，45 ～ 59 岁为 0.47g/ 天，≥60 岁为 0.47g/ 天。

（三）消费状况分析

本次调查结果显示，罗汉果在调查人群中的总体消费率为 43.2%，各地市消费率（16.0% ～ 78.0%）差异跨度较大，消费率最高的前三个地市依次是东莞市、广州市和云浮市，消费率较低的地市是汕尾市和河源市。不同性别罗汉果消费率比较，差异不明显；不同

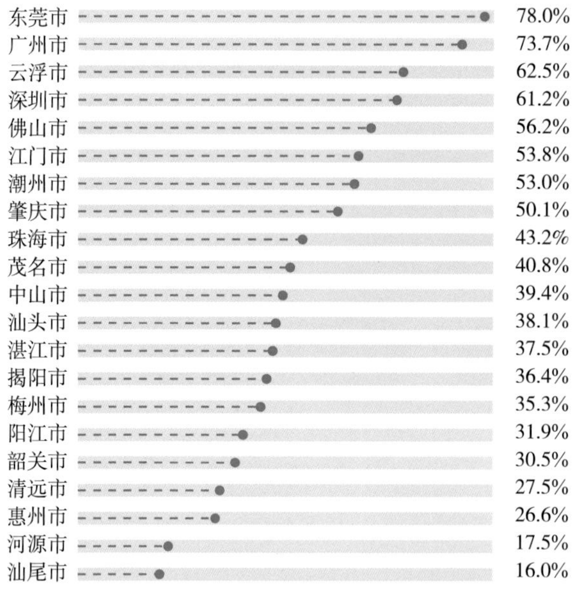

图 2-3-5 不同地区人群罗汉果消费率比较

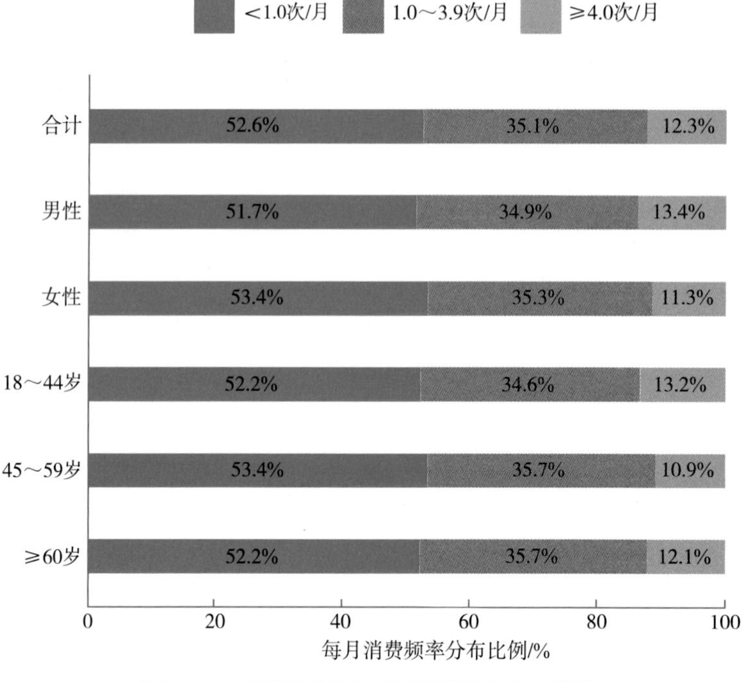

图 2-3-6 罗汉果消费人群消费频率分布情况

年龄组人群罗汉果消费率比较，差异也不明显。

罗汉果消费人群中，多数人的消费频率为<1.0 次 / 月，食用方式以非直接食用为主。罗汉果消费人群的罗汉果每日消费量均值为 0.49g/ 天，P_{95} 为 2.00g/ 天，均低于《中国药典》中罗汉果作为中药的用量（9 ～ 15g）。

（四）药食两用价值

罗汉果味甘，性凉，归肺、大肠经，具有清热润肺、润喉止咳、润肠通便等功效。临床上主治肺热燥咳、咽痛失音、肠燥便秘等病症。煎汤或开水泡，内服，9～15g。依据 2002 年卫生部公布的《既是食品又是药品的物品名单》，罗汉果被纳入食药物质进行管理。

（五）食养建议

罗汉果在广西、广东、福建、云南、湖南、湖北等省份有作为食品原料使用的历史，主要用于煲汤，煲粥，泡茶，制作糕点、甜品等。罗汉果性凉，体质偏寒的人不宜食用，否则会加重寒邪内生，导致气血运行不畅。按照传统习惯正常食用罗汉果，未见不良反应报道。与罗汉果相关的推荐食谱如下。

1. 罗汉果炖猪蹄[15]

材料：罗汉果 2 个，猪蹄 200g，姜 2 片，黄酒 4g，高汤、精盐等适量，供 2～3 人食用。

做法：猪蹄切块，汆水洗净血水，入盅内。罗汉果加高汤熬成汁，与姜、黄酒注入盅内，以食品用玻璃纸包住、橡皮筋封口，入蒸箱炖 2 小时后，加适量精盐调味即可。

功效：清肺润燥，润肺止咳。适用于燥热咳嗽，痰出不爽、咽干喉痛等症。

2. 鸡蛋花罗汉果饮[16]

材料：新鲜鸡蛋花 10 朵，干罗汉果 1 个。

做法：准备好鸡蛋花和罗汉果，鸡蛋花洗净，用清水泡 30 分钟。干罗汉果表面洗净，用手轻轻掰开两半，放入锅中，倒入适量的清水，煮开后，调成文火煮 30 分钟，让罗汉果味尽量出到水中。最后将鸡蛋花从水中捞起，滤干水，放到锅中，与罗汉果水混合煮 10 分钟即可。

功效：清热利湿，解暑，润肺，利咽开音。适用于湿热痢，咽痛失音，肺热燥咳者。

三、白果

（一）基本信息

白果为银杏科植物银杏 *Ginkgo biloba* L. 的干燥成熟种子。白果略呈椭圆形，一端稍尖，另端钝，长 1.5～2.5cm，宽 1～2cm，厚约 1cm。表面黄白色或淡棕黄色，平滑，具 2～3 条棱线。中种皮（壳）骨质，坚硬。内种皮膜质，种仁宽卵球形或椭圆形，一端淡棕色，另一端金黄色，横断面外层黄色，胶质样，内层淡黄色或淡绿色，粉性，中间有空隙。气微，清香，味甘、微苦。见附图 19。

（二）消费率、消费频率和消费量

1. 消费率　调查人群中，白果总体消费率为 23.5%（1 626/6 922）。白果的食用方式以非直接食用居多，消费人群中，非直接食用的人群比例为 53.7%（873/1 626），直接食用的人群比例为 46.3%（753/1 626）。

按性别、年龄对白果消费率进行分组比较分析，结果显示，不同性别人群白果的消费率差异不显著（χ^2=0.08，p=0.771），女性消费率为 23.6%（832/3 520），男性消费率 23.3%（794/

3 402)。不同年龄组人群白果消费率比较,存在差异(χ^2=7.23,p=0.027),18 ~ 44 岁人群消费率为 22.5%(786/3 492),45 ~ 59 岁人群消费率为 23.3%(451/1 935),≥60 岁人群消费率为 26.0%(389/1 495)。详见图 2-3-7。

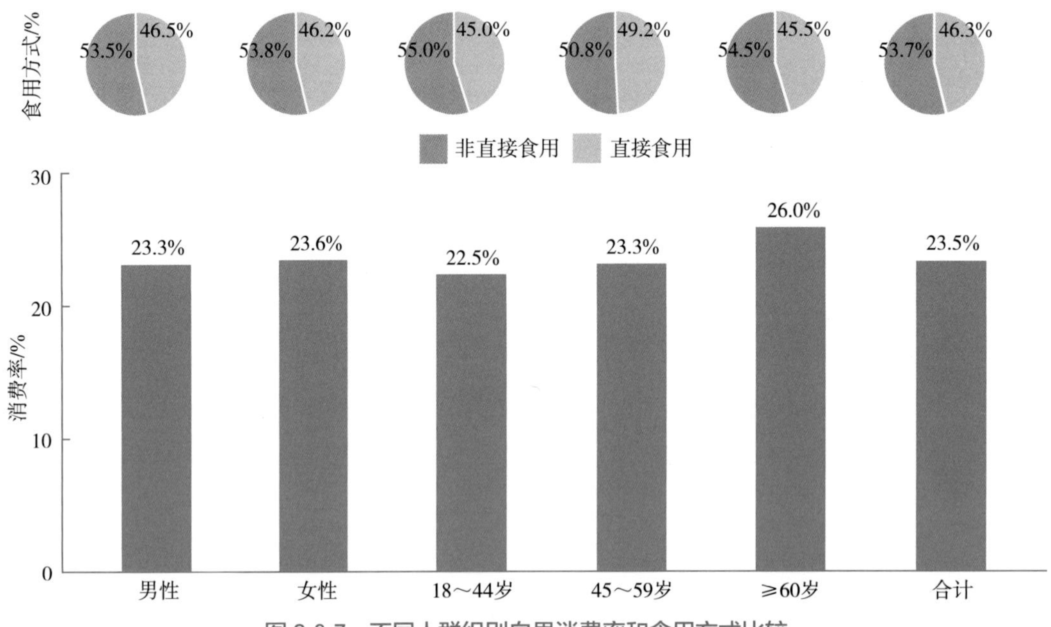

图 2-3-7　不同人群组别白果消费率和食用方式比较

不同地市人群白果消费率范围为 0.0% ~ 56.9%,其中,东莞市最高(56.9%),其次为佛山市(55.3%),第三是广州市(47.0%),梅州市和河源市的消费率相对较低,分别是 2.7% 和 0.0%。详见图 2-3-8。

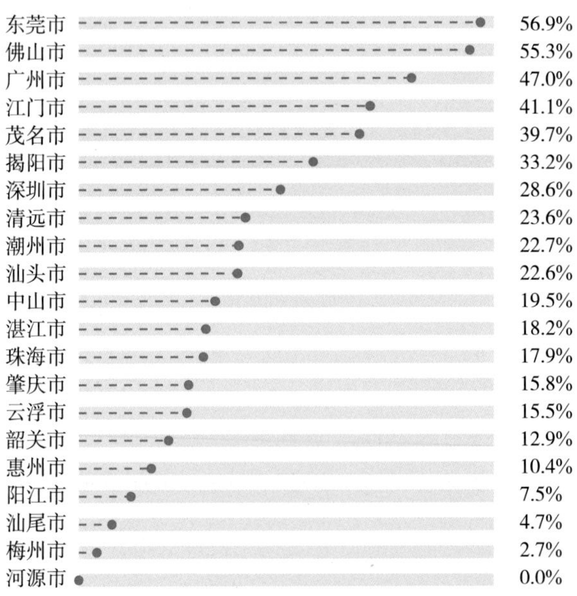

图 2-3-8　不同地区人群白果消费率比较

2. 消费频率　在白果消费人群中，消费频率以<1.0 次 / 月为主（72.4%），其次为 1.0 ～ 3.9 次 / 月（23.8%），最后为≥4.0 次 / 月（3.8%）。详见图 2-3-9。

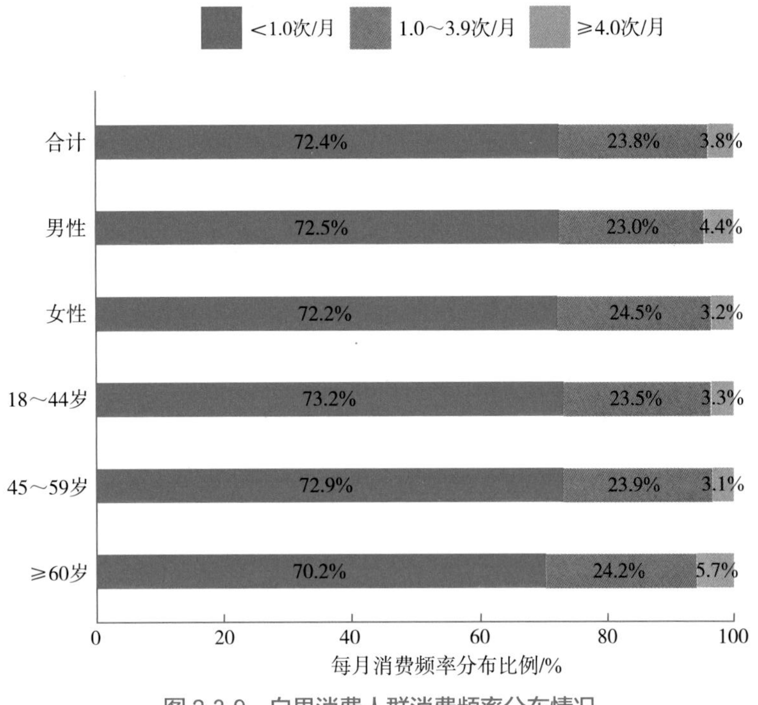

图 2-3-9　白果消费人群消费频率分布情况

3. 消费量　白果消费人群中，白果的每日消费量范围为 0.003 ～ 20.000g/ 天，均值为 0.38g/ 天，P_{95} 为 1.33g/ 天。不同性别分组中，男性每日消费量均值为 0.40g/ 天，女性为 0.35g/ 天。不同年龄组中，18 ～ 44 岁每日消费量均值为 0.35g/ 天，45 ～ 59 岁为 0.37g/ 天，≥60 岁为 0.42g/ 天。

（三）消费状况分析

本次调查结果显示，白果在调查人群中的消费率为 23.5%，各地市消费率（0.0% ～ 56.9%）差异跨度较大，消费率最高的前三个地市依次是东莞市、佛山市和广州市，消费率较低的地市是梅州市和河源市。不同性别人群的白果消费率比较，差异不明显；不同年龄组人群白果消费率比较，消费率最高是≥60 岁，其次是 45 ～ 59 岁，最低是 18 ～ 44 岁。

白果消费人群中，多数人的消费频率为<1.0 次 / 月，白果消费人群的白果每日消费量均值为 0.38g/ 天，P_{95} 为 1.33g/ 天，均低于《中国药典》中白果的用量（5 ～ 10g）。

（四）药食两用价值

白果味甘、苦、涩，性平，有毒，入肺、肾经。具有敛肺定喘，涩精止带的功效。主要用于治支气管哮喘、慢性气管炎、肺结核、白带、淋浊、遗精、小便频数等病症。白果不可生食，需煎服；熟食也不能过多，以每次服 5 ～ 10g 为宜，用时捣碎。入药时须去其外层种皮及内层薄皮和心芽。依据 2002 年卫生部公布的《既是食品又是药品的物品名单》，白果被纳入食药物质进行管理。

（五）食养建议

白果在湖南省、湖北省、四川省、福建省、浙江省等省份有作为食品原料使用的历史，白果主要有炒食、烤食、煮食、配菜、糕点、蜜饯、罐头和饮料等形式。白果有一定的毒性，主要存在于种皮和胚芽中，所以吃白果一定要去皮去芽，并且要煮熟或炒熟。按照传统习惯正常食用白果，未见不良反应报道。与白果相关的推荐食谱如下。

1. 白果炖鸡

材料：白果 20g，母鸡半只，姜块 5g，料酒 10g，精盐、葱少许，供 2 ～ 3 人食用。

做法：选择新鲜的鸡肉和白果，鸡肉可以选用土母鸡、三黄鸡或老母鸡，白果需去壳、去膜，并确保去除白果芯（因为白果芯有毒）。将鸡肉洗净后切块，放入开水中焯烫，以去除血水和杂质，然后放入清水中再次烧开，并保持文火慢炖。将处理好的白果加入正在炖煮的鸡肉中，继续保持文火慢炖。在炖煮过程中，可以根据个人口味加入适量的盐、姜、葱等调料提味增香，转文火继续炖煮，直至鸡肉熟软，白果熟透。炖好的白果炖鸡汤色清澈，鸡肉细嫩，白果软糯，带有微苦回甘的味道，非常适合冬季食用。

功效：祛病健身，滋阴养胃。适用于久咳者。

2. 白果排骨汤[17]

材料：排骨 200g，白果 20g，盐、姜、八角、花椒、料酒适量，供 2 ～ 3 人食用。

做法：白果去壳，在开水里煮两分钟，去掉外层的赤红色外衣，留作备用。猪排剁成长约 5cm 的小块，清水洗净（最好用开水焯一下）备用。锅烧热，放适量食用油，放大料、生姜、料酒入汤，放适量水。放入排骨，武火烧开，撇去血污泡沫，转文火炖。排骨炖到七八分熟的时候，加入白果、盐，再炖半个小时即可出锅。

功效：滋阴润燥，润肺，清胃热，补而不燥。适用于气阴两虚、容易上火或口干舌燥、消化系统不佳者。

四、陈皮

（一）基本信息

陈皮为芸香科植物橘 *Citrus reticulata* Blanco 及其栽培变种的干燥成熟果皮。药材分为“陈皮”和“广陈皮”。陈皮常剥成数瓣，基部相连，有的呈不规则的片状，厚 1 ～ 4mm。外表面橙红色或红棕色，有细皱纹和凹下的点状油室；内表面浅黄白色，粗糙，附黄白色或黄棕色筋络状维管束。质稍硬而脆。气香，味辛、苦。广陈皮常 3 瓣相连，形状整齐，厚度均匀，约 1mm。外表面橙黄色至棕褐色，点状油室较大，对光照视，透明清晰。质较柔软。见附图 20。

陈皮饮片呈不规则的条状或丝状。外表面橙红色或红棕色，有细皱纹和凹下的点状油室。内表面浅黄白色，粗糙，附黄白色或黄棕色筋络状维管束。气香，味辛、苦。

（二）消费率、消费频率和消费量

1. 消费率 调查人群中，陈皮总体消费率为 53.7%（3 716/6 922）。陈皮的食用方式以非直接食用为主，消费人群中，非直接食用的人群比例为 74.6%（2 773/3 716），直接食用的人群比例为 25.4%（943/3 716）。

按性别、年龄对陈皮消费率进行分组比较分析，结果显示，不同性别人群陈皮的消费率存在差异（χ^2=6.86，p=0.009），女性消费率为 55.2%（1 944/3 520），略高于男性消费率 52.1%（1 772/3 402）。不同年龄组人群陈皮消费率比较，差异不显著（χ^2=4.00，p=0.135），18 ～ 44 岁人群消费率为 53.0%（1 850/3 492），45 ～ 59 岁人群消费率为 55.6%（1 076/1 935），≥60 岁人群消费率为 52.8%（790/1 495）。详见图 2-3-10。

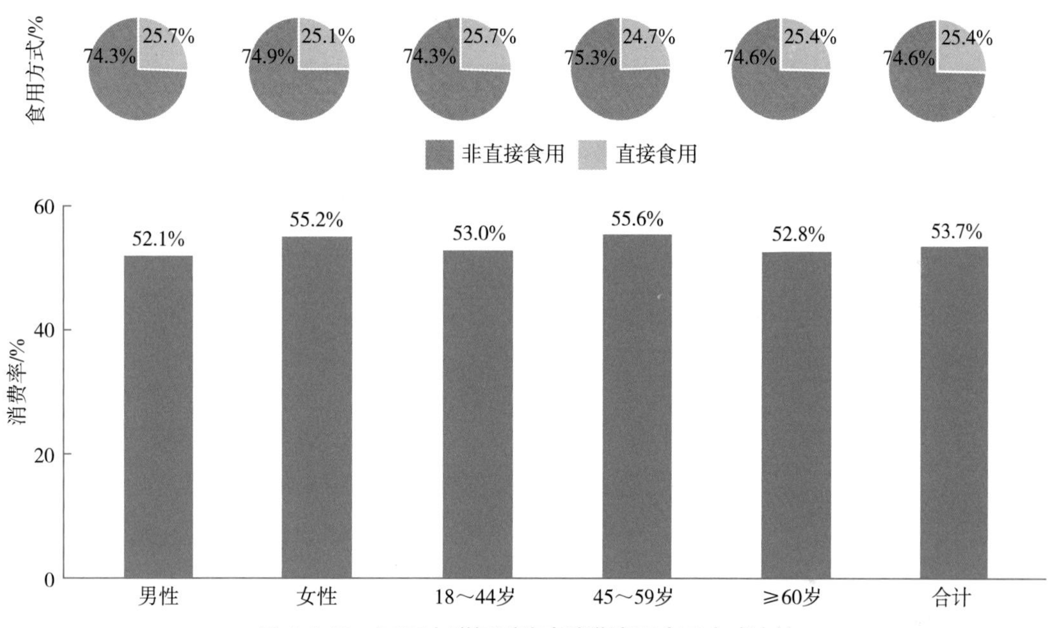

图 2-3-10　不同人群组别陈皮消费率和食用方式比较

不同地市人群陈皮消费率范围为 3.5% ～ 94.7%，其中，东莞市最高（94.7%），其次为云浮市（91.1%），第三是广州市（86.3%），汕尾市和河源市的消费率相对较低，分别是 11.3% 和 3.5%。详见图 2-3-11。

2. 消费频率　陈皮消费人群中，消费频率以 1.0 ～ 3.9 次 / 月为主（42.0%），其次为 <1.0 次 / 月（32.8%），最后为≥4.0 次 / 月（25.2%）。详见图 2-3-12。

3. 消费量　在陈皮消费人群中，陈皮的每日消费量范围为 0.001 ～ 14.000g/ 天，均值为 0.47g/ 天，P_{95} 为 1.67g/ 天。不同性别分组中，男性人群每日消费量均值为 0.49g/ 天，女性为 0.45g/ 天。不同年龄组中，18 ～ 44 岁人群每日消费量均值为 0.45g/ 天，45 ～ 59 岁为 0.50g/ 天，≥60 岁为 0.48g/ 天。

（三）消费状况分析

本次调查结果显示，陈皮在调查人群中的总体消费率为 53.7%，陈皮消费率存在地区分布及性别差异，年龄差异不明显。各地市消费率（3.5% ～ 94.7%）差异跨度较大，消费率最高的前三个地市依次是东莞市、云浮市和广州市，消费率较低的地市是汕尾市和河源市。

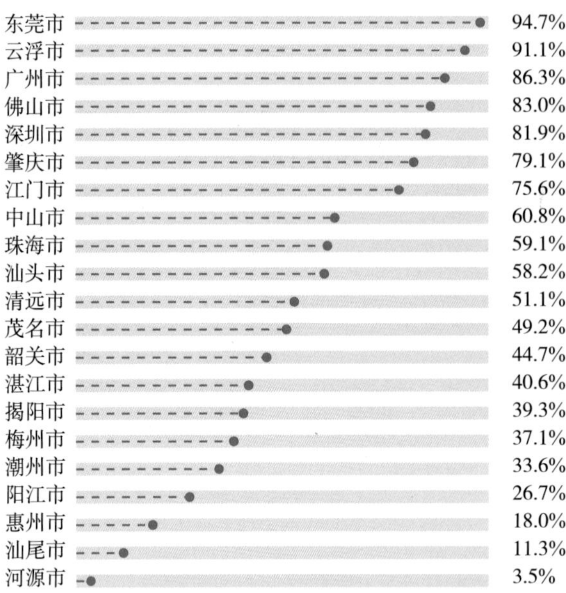

图 2-3-11　不同地区人群陈皮消费率比较

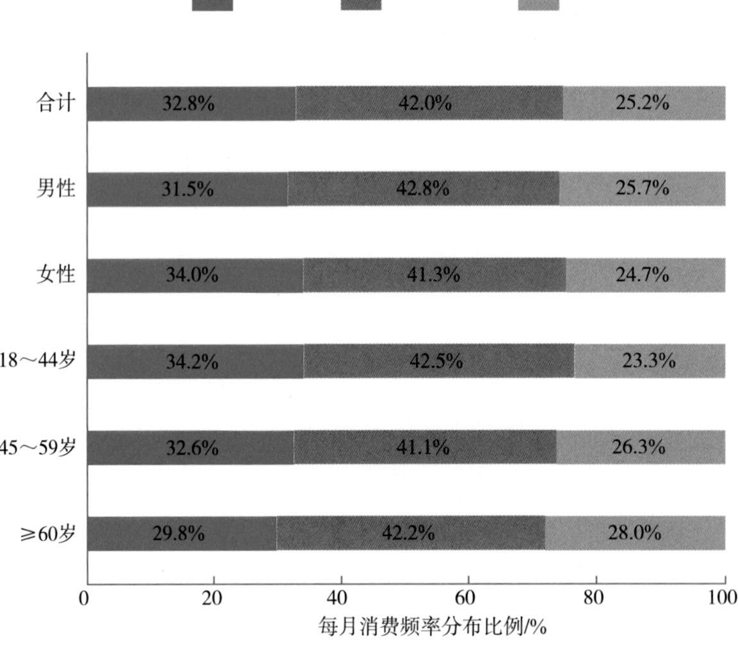

图 2-3-12　陈皮消费人群消费频率分布情况

女性人群陈皮消费率高于男性。

陈皮消费人群中，多数人的消费频率为 1.0 ～ 3.9 次 / 月，食用方式以非直接食用为主。陈皮消费人群的每日消费量均值为 0.47g/ 天，P_{95} 为 1.67g/ 天，均低于《中国药典》中陈皮作为中药的用量（3 ～ 10g）。

(四)药食两用价值

陈皮味苦、辛,性温,归脾、肺经。具有理气健脾、燥湿化痰的功效。主治寒湿中阻,痰湿阻肺,脾胃气滞,胸痹等症状。煎服,常用量为 5 ～ 10g。现代药理研究表明[18,19],陈皮含有丰富的挥发油和橙皮苷等成分,能够促进消化液分泌,增强胃肠蠕动,有助于调理肠胃。其所含的丰富维生素 C、钙、铁等营养物质,具有一定的滋补作用,有助于增强免疫力、改善体质。陈皮还具有独特的香味,能够刺激食欲,让食物更加美味。其芳香气味还能够舒缓情绪,缓解紧张和压力,有助于放松身心。

依据 2002 年卫生部公布的《既是食品又是药品的物品名单》,陈皮被纳入食药物质进行管理。2020 年 2 月 14 日,工信部发布的《疫情防控重点保障物资(医疗应急)清单》,将陈皮列入中医治疗药品的物资清单内。

(五)食养建议

陈皮在广东、广西、福建、湖南等省份有作为食品原料食用的历史,主要用于泡水、煮粥、煲汤、做菜、做馅、做糖水、当调料等,也可以制成糖果蜜饯或打磨成粉供烘焙烹饪使用[20]。按照传统习惯正常食用陈皮,未见不良反应报道。陈皮相关的推荐食谱如下。

1. 陈皮老鸭汤[21]

材料:老鸭 1 只,陈皮 5g,红枣 8 个,姜 3 片,米酒 1 汤匙,盐适量。

做法:鸭肉洗净,剥皮,斩块,焯水捞起。红枣洗净,拍扁去核。陈皮用水浸软,刮去白瓤。煮沸瓦煲里的清水,放入鸭肉、陈皮、红枣、姜片和米酒,武火煮沸,转文火煲 1.5 小时,下盐调味即可食用。

功效:暖胃健脾,滋补五脏,止咳平喘。适用于脾胃气阴两虚证,症见腹胀、纳少、疲乏等,还可以缓解春困秋乏。也可供亚健康或健康人群日常食养使用。

2. 陈皮核桃粥

材料:陈皮 6g,核桃肉 20g,大米 100g,冰糖、植物油适量。

做法:将陈皮润透,切丝。核桃去壳留仁,用素油炸香,捞起放入碗中。冰糖打碎,大米淘洗干净,放入锅内,加水 600ml,先用武火煮沸,再用文火熬煮至八成熟时,加入陈皮、核桃仁、冰糖搅匀,继续煮至粥熟即成。

功效:行气通便。适用于便秘伴有平素畏寒、手足不温者。也可供亚健康或健康人群日常食养使用。

五、化橘红

(一)基本信息

化橘红为芸香科植物化州柚 *Citrus grandis* ‘Tomentosa’ 或柚 *Citrus grandis*(L.) Osbeck 的未成熟或近成熟的干燥外层果皮。化橘红果被柔毛,呈圆球形,扁圆形,梨形或阔圆锥状,淡黄或黄绿色。果皮比柚的其他品种厚,海绵质,油胞大。中心柱实,种子楔形、大而多,果肉浅黄白色,味酸带苦,不堪生食。饮片除去杂质,洗净,闷润,切丝或块,晒干。

制成的化橘红形态呈对折的七角或展平的五角星状，单片呈柳叶形。完整者展平后直径 15 ～ 28cm，厚 0.2 ～ 0.5cm。外表面黄绿色，密布茸毛，有皱纹及小油室；内表面黄白色或淡黄棕色，有脉络纹。质脆，易折断，断面不整齐，外缘有 1 列不整齐的下凹的油室，内侧稍柔而有弹性。见附图 21。

（二）消费率、消费频率和消费量

1. 消费率 调查人群中，化橘红的总体消费率为 7.9%（548/6 922）。化橘红的食用方式以非直接食用为主，消费人群中，非直接食用的人群比例为 80.5%（441/548），直接食用的人群比例为 19.5%（107/548）。

按性别、年龄对化橘红消费率进行分组比较分析，结果显示，不同性别人群化橘红的消费率差异不显著（χ^2=0.85，p=0.358），男性消费率为 7.6%（259/3 402），女性消费率为 8.2%（289/3 520）。不同年龄组人群化橘红消费率差异不显著（χ^2=1.55，p=0.460），18 ～ 44 岁人群消费率为 8.3%（290/3 492），45 ～ 59 岁人群消费率为 7.6%（148/1 935），≥60 岁人群消费率为 7.4%（110/1 495）。详见图 2-3-13。

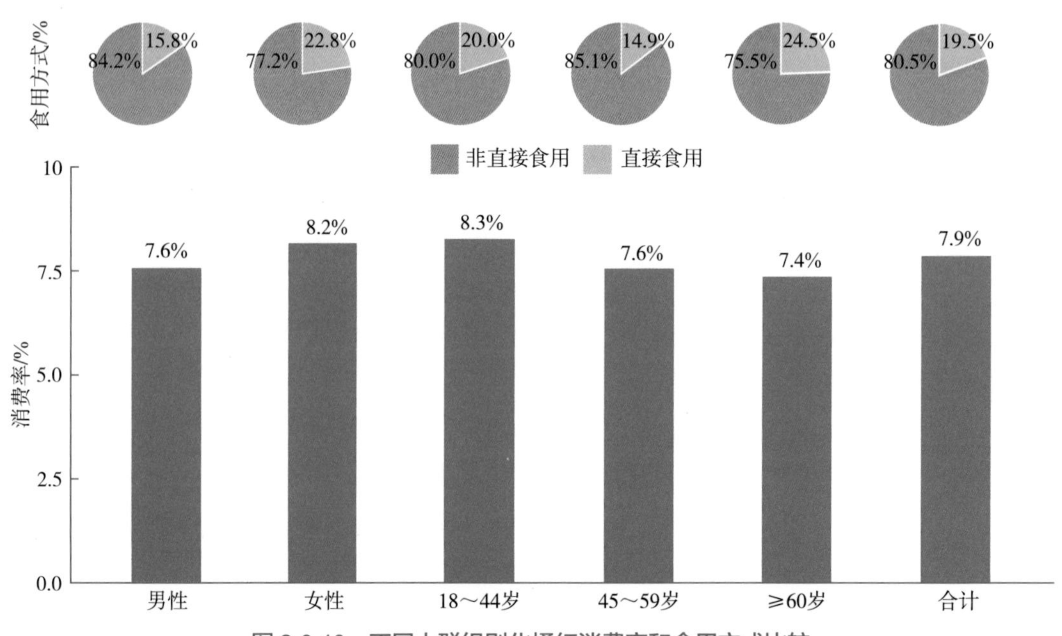

图 2-3-13 不同人群组别化橘红消费率和食用方式比较

不同地市人群化橘红消费率为 0.0% ～ 28.3%，其中，茂名市最高（28.3%），其次为东莞市（18.9%），第三是肇庆市（17.2%），河源市和汕尾市的消费率为 0.0%。详见图 2-3-14。

2. 消费频率 化橘红消费人群中，消费频率以＜1.0 次 / 月为主（72.0%），其次为 1.0 ～ 3.9 次 / 月（21.4%），最后为≥4.0 次 / 月（6.6%）。详见图 2-3-15。

3. 消费量 消费人群化橘红的每日消费量范围为 0.003 ～ 8.000g/ 天，均值为 0.26g/ 天，P_{95} 为 1.13g/ 天。不同性别分组中，男性每日消费量均值为 0.28g/ 天，女性为 0.25g/ 天。不同年龄组中，18 ～ 44 岁每日消费量均值为 0.25g/ 天，45 ～ 59 岁为 0.27g/ 天，≥60 岁为 0.30g/ 天。

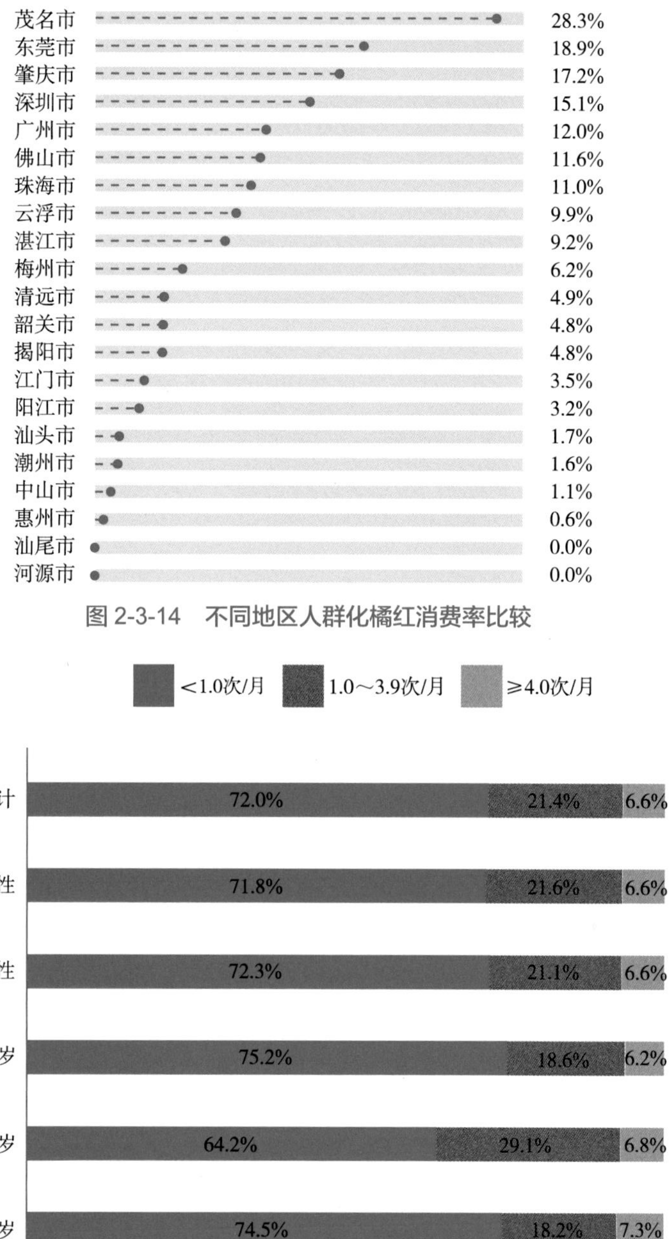

图 2-3-14　不同地区人群化橘红消费率比较

图 2-3-15　化橘红消费人群消费频率分布情况

（三）消费状况分析

本次调查结果显示，化橘红在调查人群中的总体消费率为 7.9%，各地市消费率（0.0% ～ 28.3%）差异跨度较大，消费率最高的前三个地市依次是茂名市、东莞市和肇庆市。不同性别年龄组化橘红消费率差异不明显。化橘红消费人群中，多数人的消费频率为<1.0 次 / 月，食用方式以非直接食用为主。化橘红消费人群的化橘红每日消费量均值为 0.26g/ 天，

P_{95} 为 1.13g/ 天，均低于《中国药典》中化橘红作为中药的用量 3 ～ 6g。

（四）药食两用价值

化橘红味辛、苦，性温，归肺、脾经。具有理气宽中，燥湿化痰的功效。主治咳嗽痰多，食积伤酒，呕恶痞闷。用法与用量：3 ～ 6g。现代药理研究表明[22,23]，化橘红具有降低血胆固醇、甘油三酯和 β-脂蛋白，软化血管，改善微循环，抗动脉粥样硬化的作用。

2024 年 8 月 12 日，国家卫生健康委员会、国家市场监督管理总局联合发布《关于地黄等 4 种按照传统既是食品又是中药材的物质的公告》（2024 年第 4 号），将化橘红纳入按照传统既是食品又是中药材的物质目录。

（五）食养建议

化橘红是传统道地中药材，除作药用，自古以来也有着丰富的食用历史。清代赵学敏在《本草纲目拾遗》中指出，化橘红“治痰症如神，消油腻谷食积，醒酒宽中。气虚者忌服。解蟹毒”。化橘红作为食品主要应用于制作化橘红干果、代用茶、调味茶、饮料、糖果、蜜饯及药膳等。按照传统习惯正常食用化橘红，未见不良反应报道。与化橘红关的推荐食谱如下。

1. 化橘红普洱茶

材料：化橘红 5g，普洱茶 5g。

做法：作茶饮。

功效：护胃健脾。

2. 甘橘炖瘦肉

材料：甘草 3g，化橘红 6g，瘦肉 50g。

做法：上述食材洗净后加水 200ml，隔水蒸炖 1 小时，下盐调味即可。

功效：理气化痰，宣肺止咳。

3. 化橘红乌梅饮

材料：化橘红 3g，乌梅 5g，冰糖适量。

做法：上述材料洗净后放入开水中泡 30 分钟即可饮用。

功效：健脾化痰，补肾纳气。

4. 化橘红石斛汤

材料：化橘红 6g，甘草 4.5g，铁皮石斛 10 ～ 15g，茯苓 4.5g，山楂 3g。

做法：水煎服，每日 1 ～ 2 剂。

功效：理气化痰，消食和胃。适用于胃不和、卧不安者。

六、夏枯草

（一）基本信息

夏枯草①为唇形科植物夏枯草 *Prunella vulgaris* L. 的干燥果穗。夏枯草呈圆柱形，略扁，长 1.5 ～ 8.0cm，直径 0.8 ～ 1.5cm；淡棕色至棕红色。全穗由数轮至 10 数轮宿萼与苞

① 夏枯草虽未被正式纳入食药物质进行管理，但被收录在《中国药典》且被允许作为凉茶饮料原料使用。

片组成，每轮有对生苞片 2 片，呈扇形，先端尖尾状，脉纹明显，外表面有白毛。每一苞片内有花 3 朵，花冠多已脱落，宿萼二唇形，内有小坚果 4 枚，卵圆形，棕色，尖端有白色突起。体轻。气微，味淡。见附图 22。

（二）消费率、消费频率和消费量

1. 消费率 调查人群中，夏枯草总体消费率为 23.9%（1 651/6 922）。夏枯草的食用方式以非直接食用为主，消费人群中，非直接食用的人群比例为 96.5%（1 594/1 651），直接食用的人群比例为 3.5%（57/1 651）。

按性别、年龄对夏枯草消费率进行分组比较分析，结果显示，不同性别人群夏枯草的消费率差异不显著（χ^2=0.02，p=0.891），男性人群消费率为 23.8%（809/3 402），女性消费率也为 23.9%（842/3 520）。不同年龄组人群夏枯草消费率存在差异（χ^2=8.60，p=0.014），18 ～ 44 岁消费率相对较低，为 22.7%（792/3 492），45 ～ 59 岁消费率为 26.2%（507/1 935），≥60 岁人群消费率为 23.5%（352/1 495）。详见图 2-3-16。

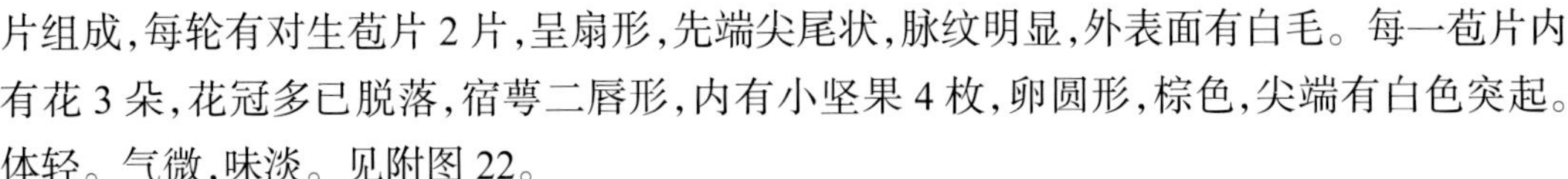

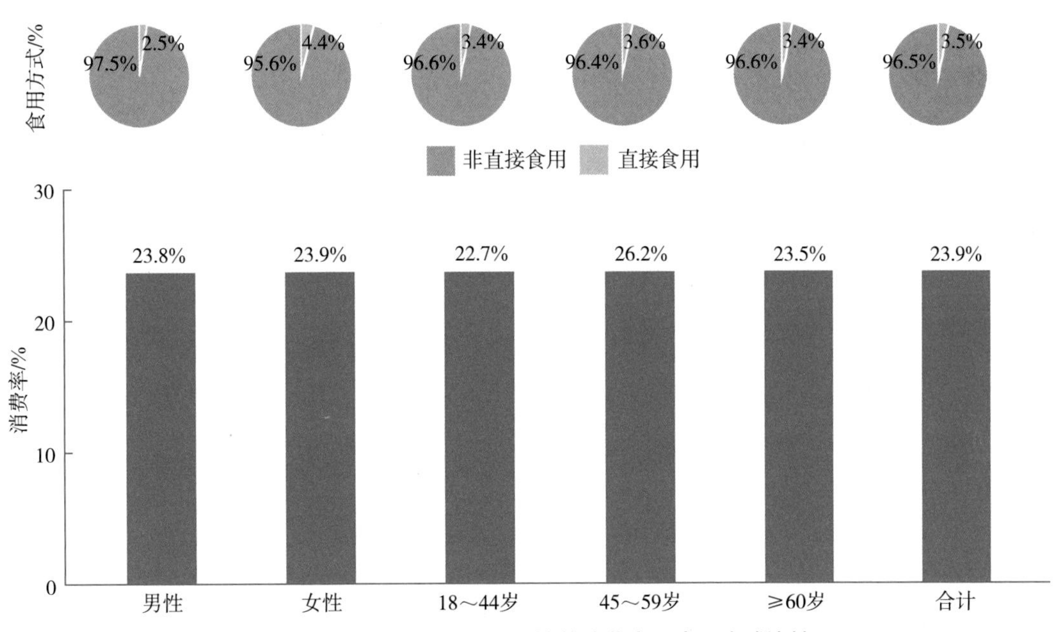

图 2-3-16 不同人群组别夏枯草消费率和食用方式比较

不同地市人群夏枯草消费率范围为 0.0% ～ 57.2%，其中，云浮市最高（57.2%），其次为中山市（56.9%），第三是广州市（49.7%），河源市的消费率最低，为 0.0%。详见图 2-3-17。

2. 消费频率 夏枯草消费人群中，消费频率以<1.0 次 / 月为主（63.7%），其次为 1.0 ～ 3.9 次 / 月（31.0%），最后为≥4.0 次 / 月（5.3%）。详见图 2-3-18。

3. 消费量 消费人群夏枯草的每日消费量范围为 0.003 ～ 26.000g/ 天，均值为 0.50g/ 天，P_{95} 为 2.00g/ 天。不同性别分组中，男性每日消费量均值为 0.54g/ 天，女性为 0.45g/ 天。不同年龄组中，18 ～ 44 岁每日消费量均值为 0.56g/ 天，45 ～ 59 岁为 0.46g/ 天，≥60 岁为 0.41g/ 天。

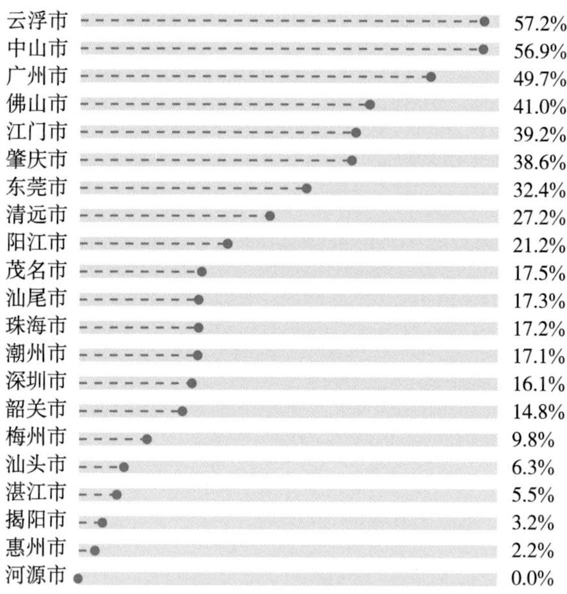

图 2-3-17　不同地区人群夏枯草消费率比较

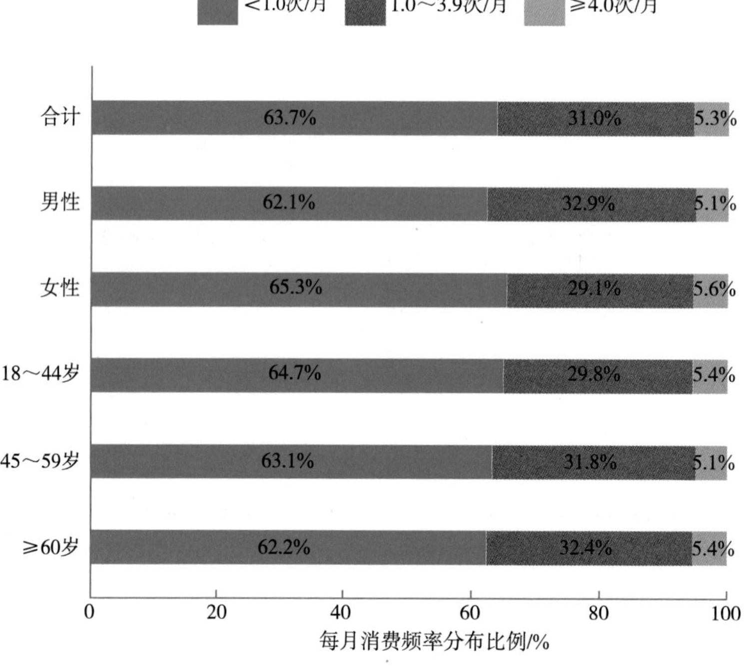

图 2-3-18　夏枯草消费人群消费频率分布情况

（三）消费状况分析

本次调查结果显示，夏枯草在调查人群中的总体消费率为 23.9%，夏枯草消费率存在地区分布及年龄差异性，性别差异不明显。不同年龄组人群夏枯草消费率比较，18 ～ 44 岁消费率相对较低。

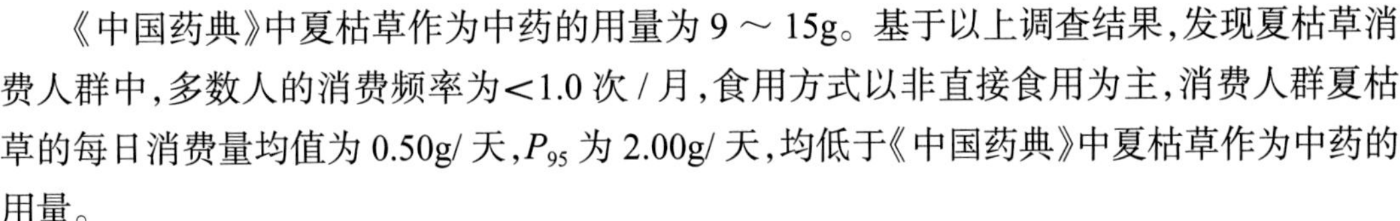

《中国药典》中夏枯草作为中药的用量为 9 ～ 15g。基于以上调查结果，发现夏枯草消费人群中，多数人的消费频率为<1.0 次 / 月，食用方式以非直接食用为主，消费人群夏枯草的每日消费量均值为 0.50g/ 天，P_{95} 为 2.00g/ 天，均低于《中国药典》中夏枯草作为中药的用量。

（四）药食两用价值

夏枯草味辛、苦，性寒，归肝、胆经，具有清肝泻火，明目，散结消肿的功效。主治目赤肿痛，目珠夜痛，头痛眩晕，瘰疬，瘿瘤，乳痈，乳癖，乳房胀痛诸症。煎服，或熬膏服，9 ～ 15g。或入丸、散剂。外用煎水洗或捣敷。现代药理研究表明[24,25]，夏枯草具有抗菌、抗病毒、抗炎、调节免疫、抗氧化和清除自由基、抗肿瘤等多种药理作用。依据卫生部《关于批准 DHA 藻油、棉籽低聚糖等 7 种物品为新资源食品及其他相关规定的公告》(2010 年第 3 号)，允许夏枯草作为凉茶饮料原料使用。

（五）食养建议

夏枯草味道清新，民间常将其用于煲汤或熬制凉茶，是广东凉茶配方中的原材料之一，在华南地区已有上百年食用历史。按照传统习惯正常食用夏枯草，未见不良反应报道。夏枯草性偏寒，脾胃寒弱者慎用。与夏枯草相关的推荐食谱如下。

夏枯草黑豆汤

材料：黑豆 25g，夏枯草 15g，冰糖适量。

做法：夏枯草浸泡、洗净，用纱布或煲汤袋装好，黑豆浸软，洗净，二者一起放进瓦煲内，加入清水 750ml（约 3 碗量），武火煲沸后改文火煲约 30 ～ 40 分钟，调入适量冰糖便可。

功效：滋肾阴、制风热而又活血解毒。适用于在盛夏秋暑时补肾水、平肝火，同时能使血压高和偏高者的血压较持久地下降，改善头昏涨等症，还适用于风火牙痛症。

七、荜茇

（一）基本信息

荜茇为胡椒科植物荜茇 *Piper longum* L. 的干燥近成熟或成熟果穗。荜茇呈圆柱形，稍弯曲，由多数小浆果集合而成，长 1.5 ～ 3.5cm，直径 0.3 ～ 0.5cm。表面黑褐色或棕色，有斜向排列整齐的小突起，基部有果穗梗残存或脱落。质硬而脆，易折断，断面不整齐，颗粒状。小浆果球形，直径约 0.1cm。有特异香气，味辛辣。见附图 23。

（二）消费率、消费频率和消费量

1. 消费率　调查人群中，荜茇总体消费率为 0.1%（10/6 922）。荜茇的食用方式以非直接食用为主，消费人群中，非直接食用的人群比例为 100%（10/10）。

按性别、年龄对荜茇消费率进行分组比较分析，结果显示，不同性别人群荜茇的消费率差异不显著（χ^2=0.34，p=0.563），女性消费率为 0.2%（6/3 520），男性消费率 0.1%（4/3 402）。不同年龄组人群荜茇消费率差异不显著（χ^2=2.86，p=0.239），18 ～ 44 岁、45 ～ 59 岁、≥60 岁人群消费率分别为 0.2%（6/3 492）、0.2%（4/1 935）、0.0%（0/1 495）。

不同地市人群荜茇消费率为 0.0% ~ 1.0%，其中，深圳市最高（1.0%），其次为肇庆市（0.8%）、茂名市（0.6%）、韶关市（0.3%）、东莞市（0.3%），其余 16 个地市人群的消费率均为 0.0%。

2. 消费频率 荜茇消费人群中，消费频率以<1.0 次 / 月为主（77.8%），1.0 ~ 3.9 次 / 月和≥4.0 次 / 月均占比 11.1%。

3. 消费量 在荜茇消费人群中，荜茇的每日消费量范围为 0.006 ~ 0.400g/ 天，均值为 0.07g/ 天，P_{95} 为 0.28g/ 天。不同性别分组中，男性每日消费量均值为 0.04g/ 天，女性为 0.10g/ 天。不同年龄组中，18 ~ 44 岁每日消费量均值为 0.0/ 天，45 ~ 59 岁为 0.01g/ 天，≥60 岁为 0.0g/ 天。

（三）消费状况分析

本次调查结果显示，荜茇在调查人群中的总体消费率为 0.1%，各地市居民荜茇的消费率（0.0% ~ 1.0%）均较低。在荜茇消费人群中，多数人的消费频率为<1.0 次 / 月，食用方式主要是非直接食用。荜茇消费人群的荜茇每日消费量均值为 0.07g/ 天，P_{95} 为 0.28g/ 天，均低于《中国药典》中荜茇作为中药的用量（1 ~ 3g）。

（四）药食两用价值

荜茇味辛，性热，归胃、大肠经，具有温中散寒，下气止痛的功效。主治脘腹冷痛，呕吐，泄泻，寒凝气滞，胸痹心痛，头痛，牙痛。水煎汤，内服 1 ~ 3g；或研末塞龋齿孔中。2019 年 11 月，国家卫生健康委员会和国家市场监督管理总局联合印发了《关于当归等 6 种新增按照传统既是食品又是中药材的物质公告》（2019 年第 8 号），将荜茇正式纳入按照传统既是食品又是中药材的物质目录进行管理，仅作为香辛料和调味品使用。

（五）食养建议

荜茇用作食疗时，可以像辣椒等香料一样与其他食材同炒同煮，也可以打成细粉用，主要适用于不宜久煮而又可以食用的一类药粥，如荜茇粥。待粥煮熟后，撒下药粉，一边撒一边搅匀，粥稠即成。按照传统习惯正常食用，未见不良反应报道。与荜茇相关的推荐食谱如下。

1. 荜茇粥[26]

材料：荜茇、肉桂、胡椒各 3g，粳米 300g，盐适量。

做法：首先将荜茇、白胡椒、肉桂筛选干净，打成细末。再将米淘净后倒入锅内，加入 2 000ml 水，煮至米烂汤稠成粥。把药末撒进粥里，边撒边搅。撒完搅匀后即可起锅，可略加盐调味。

功效：温胃散寒，下气止痛。适用于脾胃虚弱、胃脘疼痛、胀满、呕吐稀涎、肠鸣泄泻等症。

2. 荜茇鲤鱼汤[27]

材料：荜茇 3g，鲜鲤鱼 600g，川椒 9g，生姜、料酒、葱、醋、精盐、味精各适量。

做法：先将鲜鲤鱼去鳞鳃、内脏，洗净，切成小块；将葱、姜拍破。将荜茇、鲤鱼块、葱、姜、川椒、精盐、料酒放入锅内加水适量，置武火烧沸，移文火上炖熬约 40 分钟。加入醋和味精后，即可出锅。适当多加清水，让汤保持滚沸，成菜汤如奶，味道鲜美。

功效：利水、消肿、减肥。适用于寒湿内聚型的脂肪肝患者。

八、杏仁（甜、苦）

（一）基本信息

苦杏仁为蔷薇科植物山杏 *Prunus armeniaca* L. var. *ansu* Maxim.、西伯利亚杏 *Prunus sibirica* L.、东北杏 *Prunus mandshurica*（Maxim.）Koehne 或杏 *Prunus armeniaca* L. 的干燥成熟种子，见表 2-3-1。杏仁呈扁心形，长 1.0 ～ 1.9cm，宽 0.8 ～ 1.5cm，厚 0.5 ～ 0.8cm。表面黄棕色至深棕色，一端尖，另端钝圆，肥厚，左右不对称，尖端一侧有短线形种脐，圆端合点处向上具多数深棕色的脉纹。种皮薄，子叶 2 个，乳白色，富油性。气微，味苦。见附图 24。

表 2-3-1 杏仁的基本信息

名称	植物名	拉丁学名	所属科名	部位
杏仁	山杏	*Prunus armeniaca* L. var. *ansu* Maxim.	蔷薇科	种子
	西伯利亚杏	*Prunus sibirica* L.		
	东北杏	*Prunus mandshurica*（Maxim.）Koehne		
	杏	*Prunus armeniaca* L.		

杏仁有南杏仁和北杏仁之分，味略甜的则是南杏仁，也称甜杏仁，食用杏仁多为甜杏仁；有苦味的则是北杏仁，也叫苦杏仁，苦杏仁药力强于甜杏仁，所以以药用为主。

（二）消费率、消费频率和消费量

1. 消费率 调查人群中，杏仁的总体消费率为 23.4%（1 621/6 922）。杏仁的食用方式以非直接食用为主，消费人群中，非直接食用的人群比例为 86.0%（1 394/1 621），直接食用的人群比例为 14.0%（227/1 621）。

按性别、年龄对杏仁消费率进行分组比较分析，结果显示，不同性别人群杏仁的消费率存在差异（χ^2=6.15，p=0.013），女性消费率为 24.7%（868/3 520），略高于男性消费率 22.1%（753/3 402）。不同年龄组人群杏仁消费率存在差异（χ^2=12.97，p=0.002），18 ～ 44 岁消费率为 22.1%（770/3 492），45 ～ 59 岁消费率为 23.3%（451/1 935），≥60 岁人群消费率为 26.8%（400/1 495）。详见图 2-3-19。

不同地市人群杏仁消费率为 0.0% ～ 67.9%，其中，东莞市最高（67.9%），其次为广州市（61.3%），第三是佛山市（55.3%），汕头市和河源市的消费率相对较低，分别是 1.4% 和 0.0%。详见图 2-3-20。

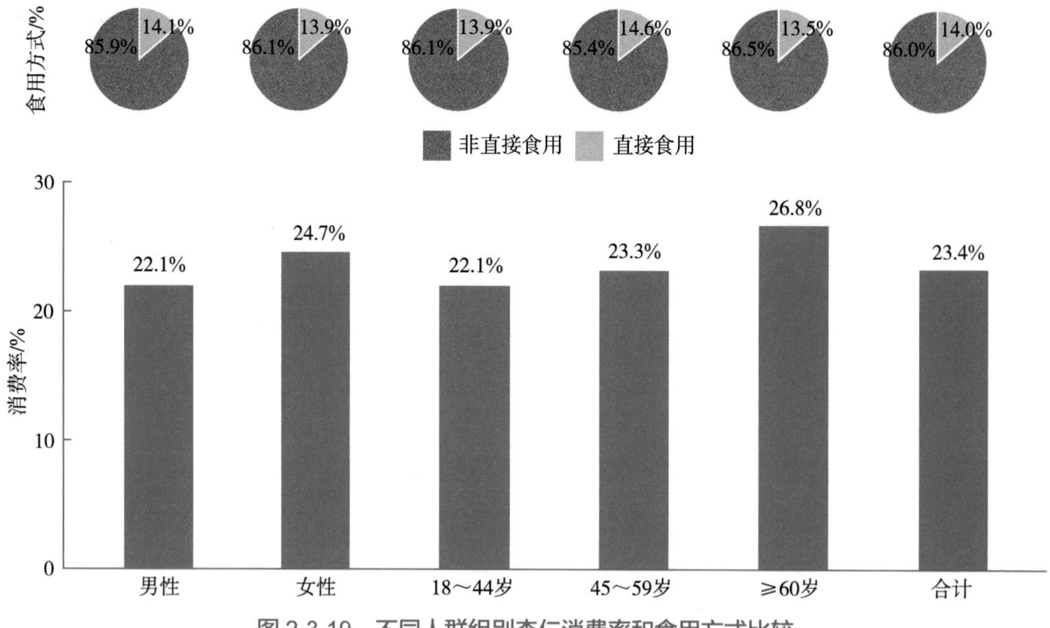

图 2-3-19　不同人群组别杏仁消费率和食用方式比较

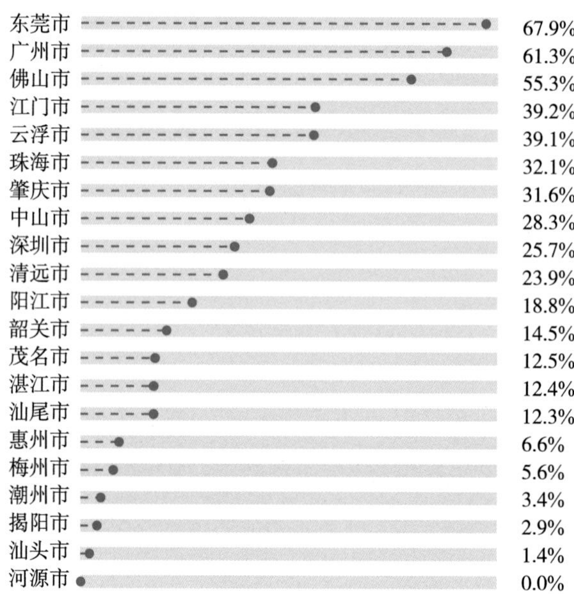

图 2-3-20　不同地区人群杏仁消费率比较

2. 消费频率　杏仁消费人群中，消费频率以<1.0 次 / 月为主（48.2%），其次为 1.0 ～ 3.9 次 / 月（39.4%），最后为≥4.0 次 / 月（12.4%）。详见图 2-3-21。

3. 消费量　杏仁消费人群中，杏仁的每日消费量范围为 0.006 ～ 10.000g/ 天，均值为 0.39g/ 天，P_{95} 为 1.33g/ 天。不同性别分组中，男性每日消费量均值为 0.38g/ 天，女性为 0.39g/ 天。不同年龄组中，18 ～ 44 岁人群每日消费量均值为 0.40g/ 天，45 ～ 59 岁为 0.36g/ 天，≥60 岁为 0.39g/ 天。

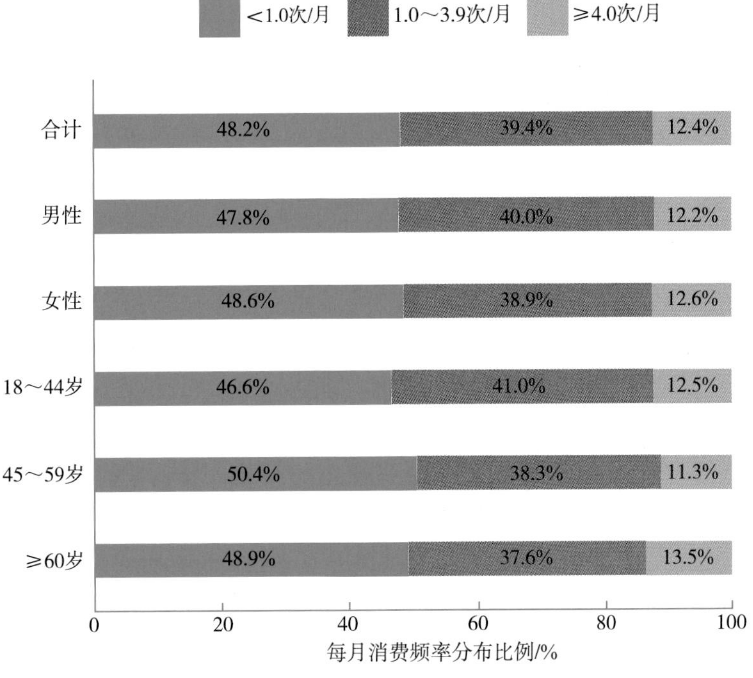

图 2-3-21　杏仁消费人群消费频率分布情况

（三）消费状况分析

本次调查结果显示，杏仁在调查人群中的总体消费率为 23.4%，消费率存在地区分布及性别、年龄差异性，各地市消费率（0.0% ～ 67.9%）差异跨度较大，消费率最高的前三个地市依次是东莞市、广州市和佛山市，消费率较低的地市是汕头市和河源市。女性人群杏仁消费率略高于男性；不同年龄组人群杏仁消费率比较，消费率最高的是≥60 岁，其次是 45 ～ 59 岁，最低是 18 ～ 44 岁。

杏仁消费人群中，多数人的消费频率为<1.0 次 / 月，杏仁的每日消费量均值为 0.39g/天，P_{95} 为 1.33g/ 天，低于《中国药典》中杏仁作为中药的用量（5 ～ 10g）。可见，岭南地区居民杏仁的消费率不高，不同地域的差异较大，且不同个体的消费习惯不同，但一般不会超过《中国药典》中的限量。

（四）药食两用价值

杏仁味苦，性微温，有小毒，归肺、大肠经，具有降气止咳平喘，润肠通便的功效。主治咳嗽气喘，胸满痰多，肠燥便秘。煎服，3 ～ 10g，宜打碎入煎，或入丸、散。依据 2002 年卫生部公布的《既是食品又是药品的物品名单》，杏仁被纳入食药物质进行管理。

（五）食养建议

杏仁不论是入药还是作为保健品，都由来已久，在我国很早就用作医疗、美容和食用的佳品。主要用法为浸泡后煎汤、煮粥、煎炒、凉拌或直接鲜食等，还可作为配制面包、点心、糖果等多种食品的原料。苦杏仁内服不宜过量，以免发生中毒。阴虚咳嗽、大便溏泄者不宜服用。婴儿慎用。按照传统习惯正常食用杏仁，未见不良反应报道。与杏仁相关的推荐食谱如下。

1. 姜汁杏仁猪肺汤

材料：苦杏仁 10g，猪肺 1 个，生姜汁 2 勺，姜、葱、料酒、盐、味精各适量。

做法：将苦杏仁去皮，洗净；猪肺用盐和清水反复冲洗，再用沸水氽去血水，切块；姜切片，葱切段。将苦杏仁、猪肺、料酒、姜、葱同放炖锅内，加水 2 800ml，置武火上烧沸，再用文火炖煮 35 分钟，加入生姜汁、盐、味精即成。

功效：温肺止咳化痰。适用于老年慢性支气管炎、虚寒咳嗽、痰多色白、便秘者。

2. 蜜饯双仁①[28]

材料：甜杏仁 250g，核桃仁 250g，蜂蜜 500g。

做法：将炒甜杏仁放入锅中，加水适量，煎煮 1 小时，再加核桃仁。收汁，锅将干时加蜂蜜，拌匀至沸即可。

功效：润肺补肾。适用于肺肾两虚性久咳、久喘等症。

九、青果

（一）基本信息

青果为橄榄科植物橄榄 *Canarium album* Raeusch. 的干燥成熟果实。呈纺锤形，两端钝尖，长 2.5 ～ 4.0cm，直径 1.0 ～ 1.5cm。表面棕黄色或黑褐色，有不规则皱纹。果肉灰棕色或棕褐色，质硬。果核梭形，暗红棕色，具纵棱；内分 3 个室，各有种子 1 粒。气微，果肉味涩，久嚼微甜。见附图 25。

（二）消费率、消费频率和消费量

1. 消费率　调查人群中，青果的总体消费率为 20.3%（1 406/6 922），食用方式以直接食用为主，在青果消费人群中，直接食用的人群比例为 59.9%（842/1 406），非直接食用的人群比例为 40.1%（564/1 406）。

按性别、年龄对青果消费率进行分组比较分析，结果显示，青果的消费率在不同性别间的差异不显著（χ^2=0.36，p=0.550），女性、男性人群的青果消费率分别为 20.6%（725/3 520）、20.0%（681/3 402）。不同年龄组人群的青果消费率差异显著（χ^2=48.52，p<0.001），其中，≥60 岁人群青果的消费率相对较低，为 14.0%（210/1 495），18 ～ 44 岁、45 ～ 59 岁年龄组人群的青果消费率分别为 22.7%（791/3 492）、20.9%（405/1 935）。详见图 2-3-22。

不同地市人群的青果消费率范围是 0.0% ～ 62.3%，其中，潮州市的青果消费率（62.3%）最高，其次是揭阳市（59.1%）、汕头市（58.5%）。在本次调查中，河源市的青果消费率为 0.0%。详见图 2-3-23。

① 蜜饯双仁分次食用，而非一次性吃完。

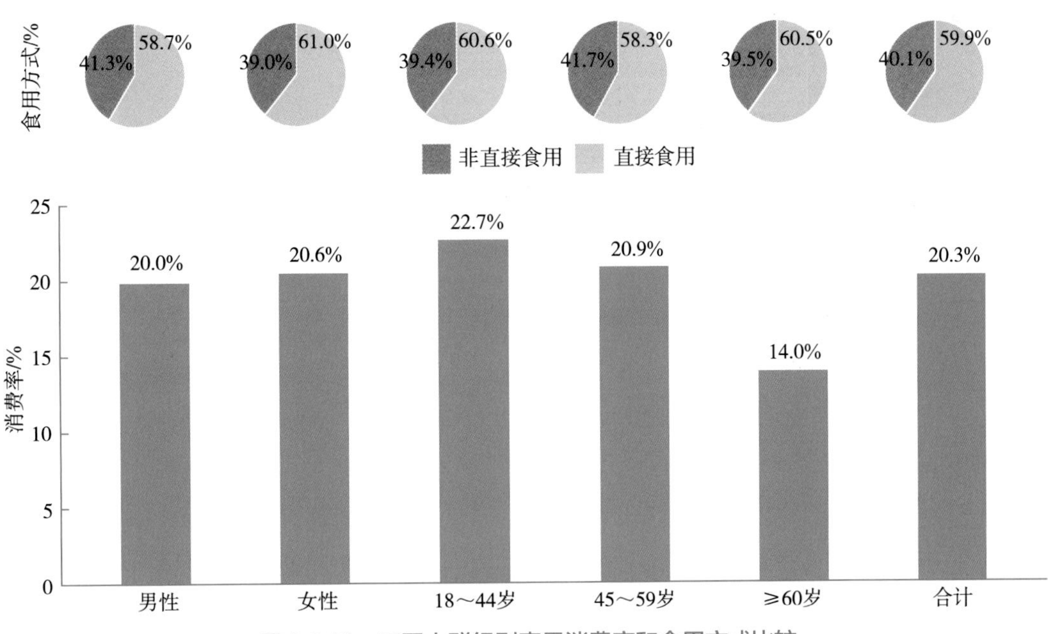

图 2-3-22 不同人群组别青果消费率和食用方式比较

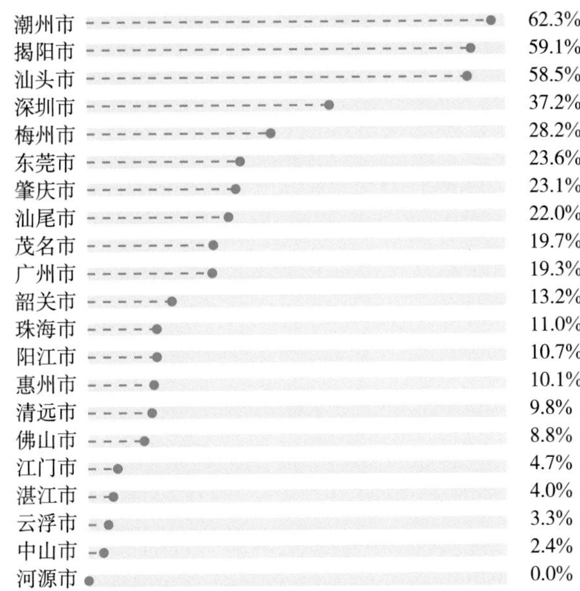

图 2-3-23 不同地区人群青果消费率比较

2. 消费频率 在青果消费人群中，消费频率以<1.0 次 / 月为主（60.5%），其次为 1.0 ～ 3.9 次 / 月（31.7%），最后为≥4.0 次 / 月（7.8%）。详见图 2-3-24。

3. 消费量 消费人群青果的每日消费量范围是 0.003 ～ 13.330g/ 天，均值为 0.61g/ 天，P_{95} 为 2.20g/ 天。男性人群的青果每日消费量均值为 0.62g/ 天，女性为 0.59g/ 天；按年龄分组分析，18 ～ 44 岁、45 ～ 59 岁、≥60 岁年龄组人群的青果每日消费量均值分别为 0.58g/ 天、0.63g/ 天、0.64g/ 天。

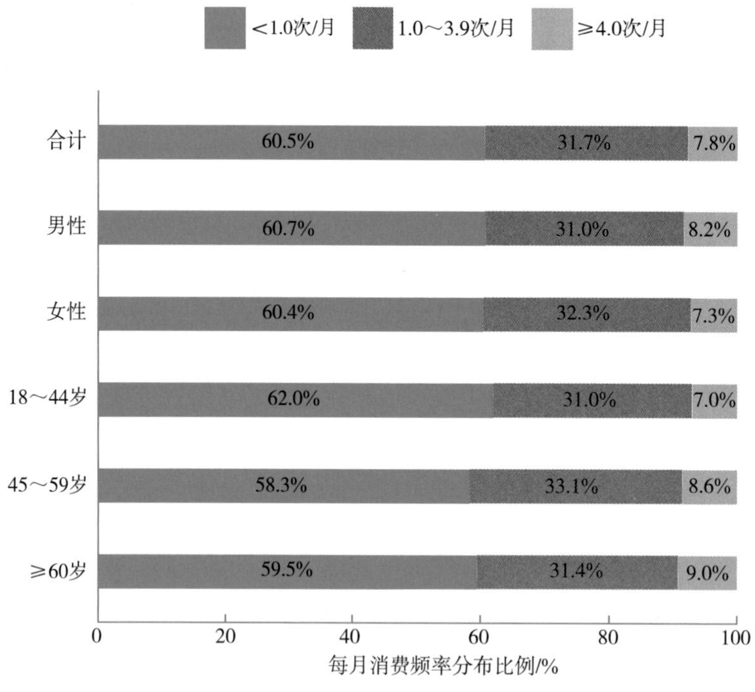

图 2-3-24　青果消费人群消费频率分布情况

（三）消费状况分析

本次调查结果显示，青果在调查人群中的总体消费率为 20.3%，消费率存在地区分布及年龄差异性，而性别差异则不显著。其中，潮州市、揭阳市、汕头市的青果消费率较高，超过了 50%；≥60 岁人群的青果消费率显著低于 60 岁以下人群。在青果消费人群中，多数人的消费频率为<1 次 / 月，食用方式以直接食用为主。与《中国药典》中的用量（5 ～ 10g）相较，青果消费人群的青果消费水平（消费量均值及其 P_{95} 分别为 0.61g/ 天、2.20g/ 天）均低于药典用量。

（四）药食两用价值

青果味甘、酸，性平，归肺、胃经，具有清热解毒，利咽，生津的功效。主治咽喉肿痛，咳嗽痰黏，烦热口渴，鱼蟹中毒。水煎汤，内服，3 ～ 9g。现代药理研究表明，青果具有清热解毒、抗菌消炎、调血脂、降血糖、抗氧化、抗癌、解酒护肝等多种药理作用。依据《卫生部关于进一步规范保健食品原料管理的通知》（卫法监发〔2002〕51 号），青果被纳入食药物质进行管理。

（五）食养建议

青果作为食药物质，可食部分是厚厚的中果皮。冬春季节，每日嚼食两三枚鲜橄榄，可预防上呼吸道感染，民间有“冬春橄榄赛人参”之称。青果的食用方法通常有生吃、腌制、烹饪成汤品等。按照传统习惯正常食用，未见不良反应报道。与青果相关的推荐食谱如下。

生津滋胃饮[28]

材料：绿豆 15g，青果 9g，淡竹叶 3g，橙子 1 个。

做法：橙子带皮切碎，与青果、绿豆、淡竹叶同置于锅内，加水 750ml，水煎 1 小时，静置片刻即成。

功效：生津滋阴，清胃解热。适用于口中干渴、食少气逆或肺热、咽喉肿痛、烦渴、胸膈烦热者。

十、草果

（一）基本信息

草果为姜科植物草果 *Amomum tsao-ko* Crevost et Lemaire 的干燥成熟果实。呈长椭圆形，具三钝棱，长 2 ～ 4cm，直径 1.0 ～ 2.5cm。表面灰棕色至红棕色，具纵沟及棱线，顶端有圆形突起的柱基，基部有果梗或果梗痕。果皮质坚韧，易纵向撕裂。剥去外皮，中间有黄棕色隔膜，将种子团分成 3 瓣，每瓣有种子，多为 8 ～ 11 粒。种子呈圆锥状多面体，直径约 5mm；表面红棕色，外被灰白色膜质的假种皮，种脊为一条纵沟，尖端有凹状的种脐；质硬，胚乳灰白色。有特异香气，味辛、微苦。见附图 26。

（二）消费率、消费频率和消费量

1. 消费率　调查人群中，草果的总体消费率为 10.3%（711/6 922），食用方式以非直接食用为主，在草果消费人群中，非直接食用的人群比例为 89.2%（634/711），直接食用人群比例为 10.8%（77/711）。

按性别、年龄对草果消费率进行分组比较分析，结果显示，草果的消费率在不同性别间的差异不显著（χ^2=1.50，p=0.221），男性、女性人群的草果消费率分别为 9.8%（334/3 402）、10.7%（377/3 520）。不同年龄组人群的草果消费率差异也不显著（χ^2=2.25，p=0.325），18 ～ 44 岁、45 ～ 59 岁、≥60 岁人群的草果消费率分别为 10.5%（368/3 492）、10.6%（205/1 935）、9.2%（138/1 495）。详见图 2-3-25。

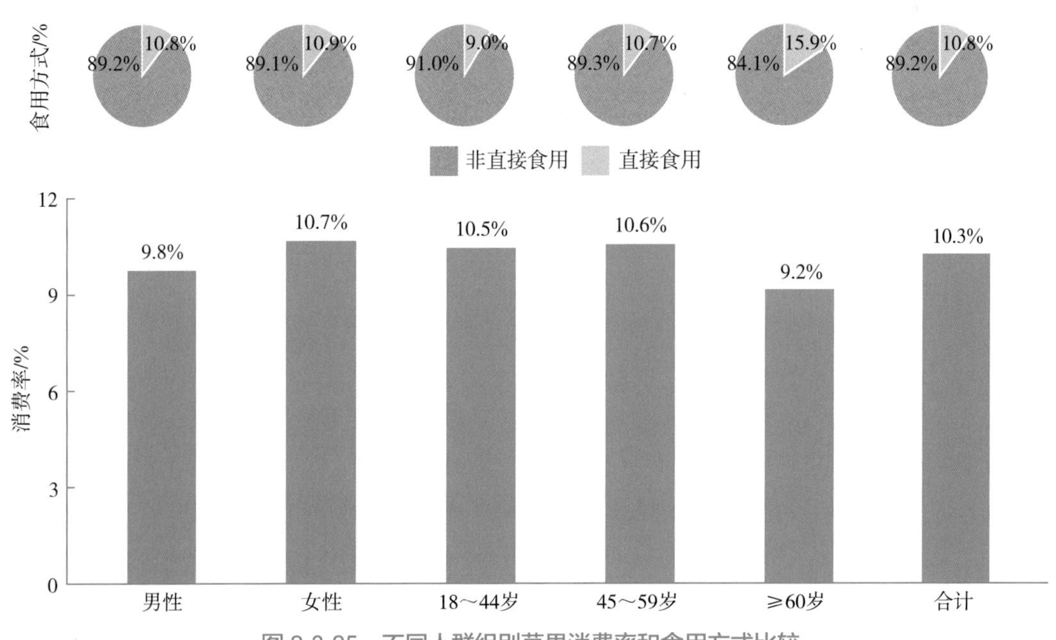

图 2-3-25　不同人群组别草果消费率和食用方式比较

不同地市人群的草果消费率范围是0.0%～58.2%，其中，云浮市的草果消费率（58.2%）最高，其次为肇庆市（22.5%）、清远市（20.3%）。在本次调查中，河源市、湛江市的草果消费率为0.0%。详见图2-3-26。

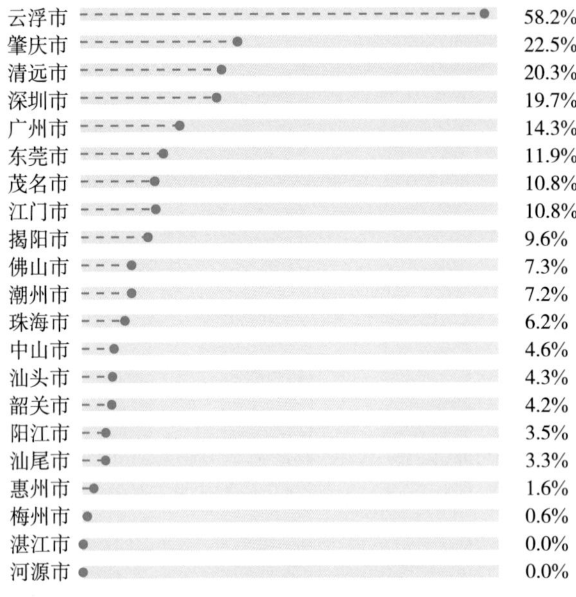

图2-3-26 不同地区人群草果消费率比较

2. 消费频率 在草果消费人群中，消费频率以<1.0次/月为主（67.9%），其次为1.0～3.9次/月（24.6%），最后为≥4.0次/月（7.5%）。详见图2-3-27。

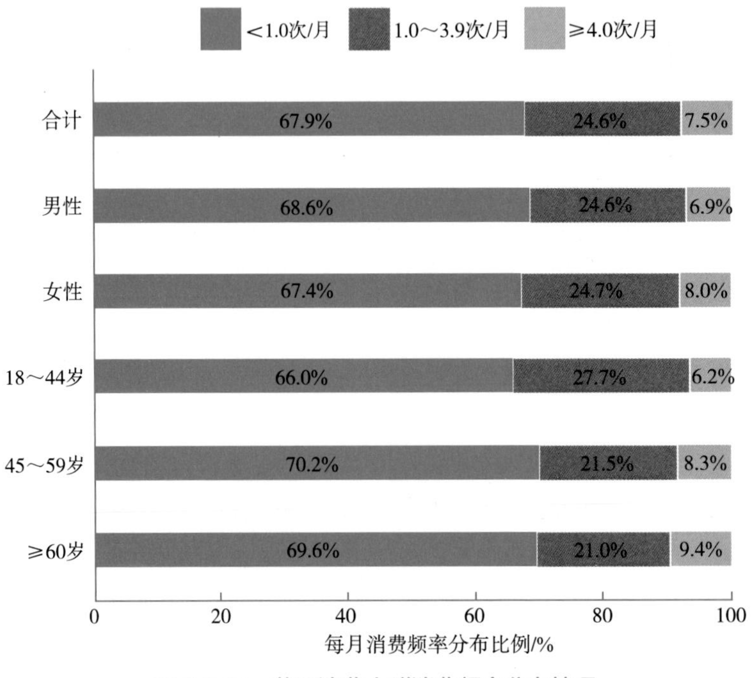

图2-3-27 草果消费人群消费频率分布情况

3. 消费量　消费人群草果的每日消费量范围是 0.001 ～ 2.933g/ 天，均值为 0.17g/ 天，P_{95} 为 0.67g/ 天。男性、女性人群的草果每日消费量均值分别为 0.17g/ 天、0.16g/ 天；按年龄分组分析，18 ～ 44 岁、45 ～ 59 岁、≥60 岁年龄组人群的青果每日消费量均值分别为 0.17g/ 天、0.15g/ 天、0.21g/ 天。

（三）消费状况分析

本次调查结果显示，草果在调查人群中的总体消费率为 10.3%，消费率存在地区分布差异，其中，云浮市的草果消费率（58.2%）远高于其他地市。在草果消费人群中，多数人的消费频率为＜1.0 次 / 月，食用方式以非直接食用为主。与《中国药典》中的用量（3 ～ 6g）比较，草果消费人群的草果消费水平（消费量均值及其 P_{95} 分别为 0.17g/ 天、0.67g/ 天）均低于药典用量。

（四）药食两用价值

草果味辛，性温，归脾、胃经，具有燥湿温中，截疟除痰的功效。主治寒湿内阻，脘腹胀痛，痞满呕吐，疟疾寒热，瘟疫发热。水煎汤，内服 3 ～ 6g。草果作为芳香化湿类的香料，成分丰富，含有糖类、氨基酸、花青素、酚类、黄酮、萜类、挥发油等化学成分。作为一种重要的食药物质，草果本身具有很大的开发价值与前景[29]。2019 年 11 月，国家卫生健康委员会、国家市场监督管理总局联合印发了《关于当归等 6 种新增按照传统既是食品又是中药材的物质公告》（2019 年第 8 号），将草果纳入按照传统既是食品又是中药材的物质目录进行管理，仅作为香辛料和调味品使用。

（五）食养建议

在云南省、贵州省、四川省等地，草果被广泛应用于家庭烹调中。因其香味浓郁，所以在烹制肉类食材时，有去腥、提香、增鲜的作用。草果还可以泡水、煎汤、增加卤味的香味等。与草果相关的推荐食谱如下。

1. 草果羊肉羹

材料：羊肉 500g，萝卜 1 个，草果、陈皮、高良姜、胡椒、葱白各 3g，精盐、味精、姜少许。

做法：羊肉剔去筋膜，洗净后放入沸水锅内汆去血水，捞出后再用凉水漂洗干净，切成丁。萝卜洗净，切成片。草果、陈皮、高良姜用纱布包好。胡椒拍破。葱白切成段。姜洗净拍破。将羊肉丁、纱布袋放入砂锅内，加清水、葱、姜，用武火烧沸后，撇去浮沫，加入萝卜片，改用文火煨 2 小时，至肉酥烂，捞去药包、葱、姜，加入精盐、味精调味即成。

功效：温中补虚，散寒止痛。适用于脾胃虚寒，脘腹发痛、呕吐腹泻者。

2. 豆蔻草果炖乌鸡

材料：乌骨母鸡 1 只，肉豆蔻 20g，草果 2 枚，黄酒、葱白、生姜、食盐各适量，供 2 ～ 3 人食用。

做法：乌骨母鸡去毛及内脏，冲洗干净备用。肉豆蔻、草果烧灰存性，装入鸡腹中，用棉线扎紧，放入砂锅中，加清水、黄酒、葱白、生姜，武火烧沸，撇去污沫，文火炖至熟烂，再加食盐，略炖即成。

功效：本品偏温燥，适用于脾胃虚寒或寒湿未净之泄泻者。本品还适用于虚寒久痢者。

十一、砂仁

（一）基本信息

砂仁为姜科植物阳春砂 *Amomum villosum* Lour.、绿壳砂 *Amomum villosum* Lour. var. *xanthioides* T. L. Wu et Senjen 或海南砂 *Amomum longiligulare* T. L. Wu 的干燥成熟果实。见表 2-3-2。阳春砂、绿壳砂呈椭圆形或卵圆形，有不明显的三棱，长 1.5 ～ 2.0cm，直径 1.0 ～ 1.5cm。表面棕褐色，密生刺状突起，顶端有花被残基，基部常有果梗。果皮薄而软。种子集结成团，具三钝棱，中有白色隔膜，将种子团分成 3 瓣，每瓣有种子 5 ～ 26 粒。种子为不规则多面体，直径 2 ～ 3mm；表面棕红色或暗褐色，有细皱纹，外被淡棕色膜质假种皮；质硬，胚乳灰白色。见附图 27。

海南砂呈长椭圆形或卵圆形，有明显的三棱，长 1.5 ～ 2.0cm，直径 0.8 ～ 1.2cm。表面被片状、分枝的软刺，基部具果梗痕。果皮厚而硬。种子团较小，每瓣有种子 3 ～ 24 粒；种子直径 1.5 ～ 2.0mm。

表 2-3-2　砂仁的基本信息

名称	植物名	拉丁学名	所属科名	部位
砂仁	阳春砂	*Amomum villosum* Lour.	姜科	干燥成熟果实
	绿壳砂	*Amomum villosum* Lour. var. *xanthioides* T. L. Wu et Senjen		
	海南砂	*Amomum longiligulare* T. L. Wu		

（二）消费率、消费频率和消费量

1. 消费率　调查人群中，砂仁的总体消费率为 9.2%（638/6 922），食用方式以非直接食用为主，在砂仁消费人群中，非直接食用的人群比例为 93.9%（599/638），直接食用的人群比例为 6.1%（39/638）。

按性别、年龄对砂仁消费率进行分组比较分析，结果显示，砂仁的消费率在不同性别间的差异不显著（χ^2=2.92，p=0.087），男性、女性人群的青果消费率分别为 8.6%（293/3 402）、9.8%（345/3 520）。不同年龄组人群的砂仁消费率存在差异（χ^2=7.05，p=0.029），其中，18 ～ 44 岁年龄组人群砂仁的消费率相对较低，为 8.3%（290/3 492），45 ～ 59 岁、≥60 岁年龄组人群的砂仁消费率分别为 10.2%（198/1 935）、10.0%（150/1 495）。详见图 2-3-28。

不同地市人群的砂仁消费率范围是 0.0% ～ 47.5%，其中，茂名市的砂仁消费率最高（47.5%），其次是肇庆市（21.4%）、阳江市（20.0%）。在本次调查中，河源市的砂仁消费率为 0.0%。详见图 2-3-29。

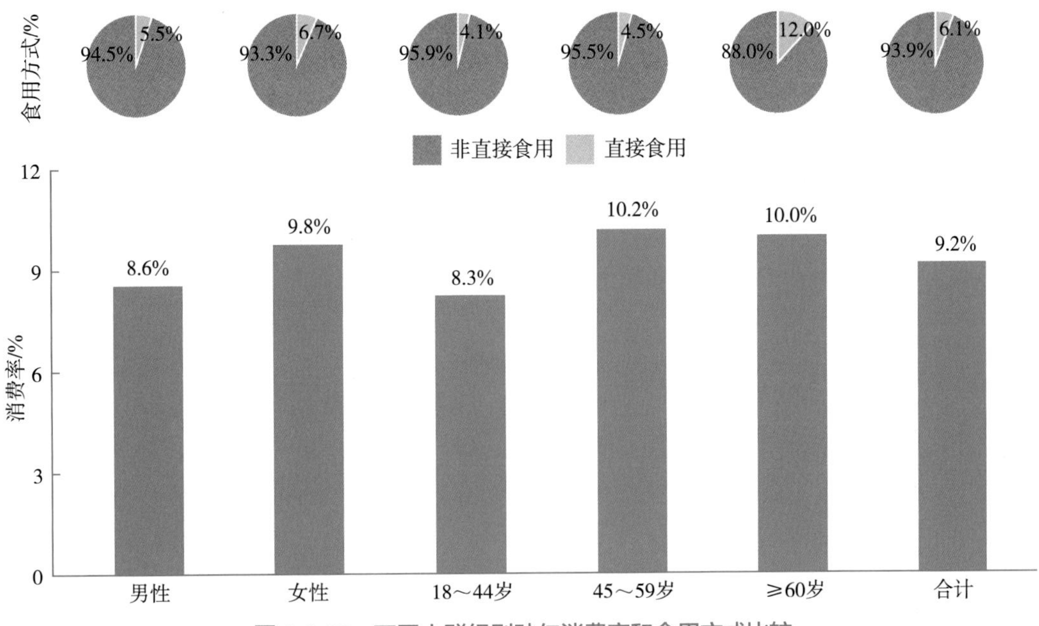

图 2-3-28　不同人群组别砂仁消费率和食用方式比较

地区	消费率
茂名市	47.5%
肇庆市	21.4%
阳江市	20.0%
云浮市	19.7%
深圳市	17.1%
东莞市	11.3%
佛山市	10.9%
广州市	9.7%
珠海市	8.4%
湛江市	5.5%
江门市	4.4%
韶关市	3.9%
中山市	3.5%
清远市	2.6%
梅州市	0.6%
揭阳市	0.6%
惠州市	0.6%
潮州市	0.6%
汕尾市	0.3%
汕头市	0.3%
河源市	0.0%

图 2-3-29　不同地区人群砂仁消费率比较

2. 消费频率　在砂仁消费人群中，消费频率以<1.0 次 / 月为主（72.6%），其次为 1.0 ～ 3.9 次 / 月（23.8%），最后为≥4.0 次 / 月（3.6%）。详见图 2-3-30。

3. 消费量　消费人群砂仁的每日消费量范围是 0.006 ～ 2.133g/ 天，均值为 0.20g/ 天，P_{95} 为 0.83g/ 天。男性人群的砂仁每日消费量均值为 0.19g/ 天，女性为 0.20g/ 天；按年龄分组分析，18 ～ 44 岁、45 ～ 59 岁、≥60 岁年龄组人群的每日消费量均值分别为 0.18g/ 天、0.22g/ 天、0.19g/ 天。

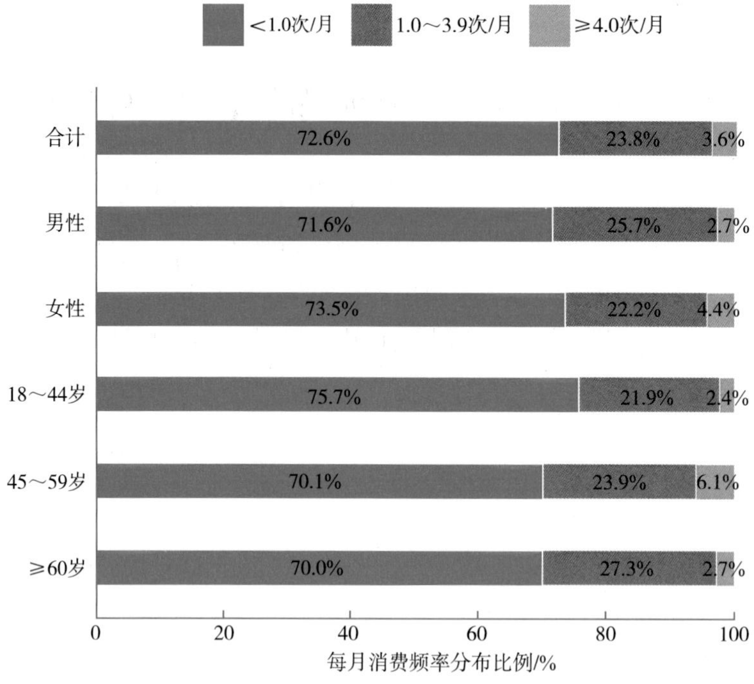

图 2-3-30　砂仁消费人群消费频率分布情况

（三）消费状况分析

本次调查结果显示，砂仁在调查人群中的总体消费率为9.2%，消费率存在地区分布差异，其中，茂名市的砂仁消费率（47.5%）显著高于其他地市。在砂仁消费人群中，多数人的消费频率为<1.0次/月，食用方式以非直接食用为主。与《中国药典》中的用量（3～6g）比较，在本次调查人群中，砂仁消费人群的砂仁消费水平（消费量均值及其 P_{95} 分别为0.20g/天、0.83g/天）均低于药典用量。

（四）药食两用价值

砂仁气芳香而浓烈，味辛，性温，归脾、胃、肾经。具有化湿开胃，温脾止泻，理气安胎的功效。主治湿浊中阻，脘痞不饥，脾胃虚寒，呕吐泄泻，妊娠恶阻，胎动不安。在临床应用中，砂仁通常以每次3～6g的剂量，后下煎服。依据2002年卫生部公布的《既是食品又是药品的物品名单》，砂仁被纳入食药物质进行管理。

（五）食养建议

砂仁在我国福建、广东、广西和云南被广泛应用，主要用作调味料，可以增加食物风味，也可用于煲汤、蒸肉等。砂仁较温燥，阴虚血燥、火热内炽者慎用。按照传统习惯正常食用砂仁，未见不良反应报道。与砂仁相关的推荐食谱如下。

1. 砂仁肘子[2,30]

材料：猪肘500g，砂仁20g，大葱10g，姜、料酒、香油5g，盐、花椒3g，供3～4人食用。

做法：先将肘子刮洗干净，控干水分，用竹签扎满小眼。葱切段，姜切片，砂仁研成细末。把花椒、盐炒烫，倒油，晾到不烫手时在猪肘上揉搓，放在陶瓷容器内腌24小时，其间翻1次。把腌好的猪肘子再刮洗一遍，沥去水分，在肘子上撒上砂仁粉，用净布卷成筒形，再用细绳捆紧，盛入容器内，放上葱、姜、料酒，置于武火上蒸30分钟，取出晾到不烫手时解去绳布，再重新卷紧，上笼蒸1小时，取出晾透，解去绳布，抹上香油以免干燥，食用时剖开切成薄片即可。

功效：消食开胃，行气化湿，温脾止泻，温胃止呕，安胎。适用于脾胃虚寒，腹痛腹胀，得温痛减，遇寒加重，腹泻，食欲不振，恶心呕吐，妊娠胎动不安等症。阴虚血燥、火热内炽者慎用。

2. 砂仁蒸鲫鱼

材料：鲜鲫鱼250g，砂仁末5g，麻油、细盐少许。

做法：将鲫鱼去鳞、鳃，开腹弃肠，洗净备用。将砂仁末以油盐拌匀，纳入鱼腹中，以线缝合，置盘上，大碗盖严，上锅蒸熟即可食用。

功效：鲫鱼味甘性温，富含优质蛋白质，能利水消肿，益气健脾，止泻止呕。砂仁与之合用，有醒脾开胃，利水止呕的功效。适用于妊娠止呕、水肿及胎动不安等症。

十二、佛手

（一）基本信息

佛手为芸香科植物佛手 *Citrus medica* L. var. *sarcodactylis* Swingle 的干燥果实。本品为类椭圆形或卵圆形的薄片，常皱缩或卷曲，长6～10cm，宽3～7cm，厚0.2～0.4cm。顶端稍宽，常有3～5个手指状的裂瓣，基部略窄，有的可见果梗痕。外皮黄绿色或橙黄色，有皱纹和油点。果肉浅黄白色或浅黄色，散有凹凸不平的线状或点状维管束。

佛手饮片为类椭圆形、卵圆形的薄片或不规则的丝条，常皱缩或卷曲。薄片长6～10cm，宽3～7cm，厚0.2～0.4cm；顶端稍宽，常有3～5个手指状的裂瓣，基部略窄，有的可见果梗痕。丝长0.4～10.0cm，宽0.2～1.0cm，厚0.2～0.4cm。外皮黄绿色或橙黄色，有皱纹和油点。果肉浅黄白色或浅黄色，散有凹凸不平的线状或点状维管束。质硬而脆，受潮后柔韧。见附图28。

（二）消费率、消费频率和消费量

1. 消费率　调查人群中，佛手的总体消费率为6.7%（463/6 922），食用方式以非直接食用为主，在消费人群中，非直接食用的人群比例为60.7%（281/463），直接食用的人群比例为39.3%（182/463）。

按性别、年龄对佛手消费率进行分组比较分析，结果显示，佛手的消费率在不同性别人群间存在差异（χ^2=7.55，p=0.006），女性人群的佛手消费率为7.5%（264/3 520），高于男性人群的佛手消费率5.8%（199/3 402）。不同年龄组人群的佛手消费率存在差异（χ^2=10.83，p=0.004），18～44岁、45～59岁、≥60岁年龄组人群的佛手消费率分别为7.5%（263/3 492）、6.5%（125/1 935）、5.0%（75/1 495）。详见图2-3-31。

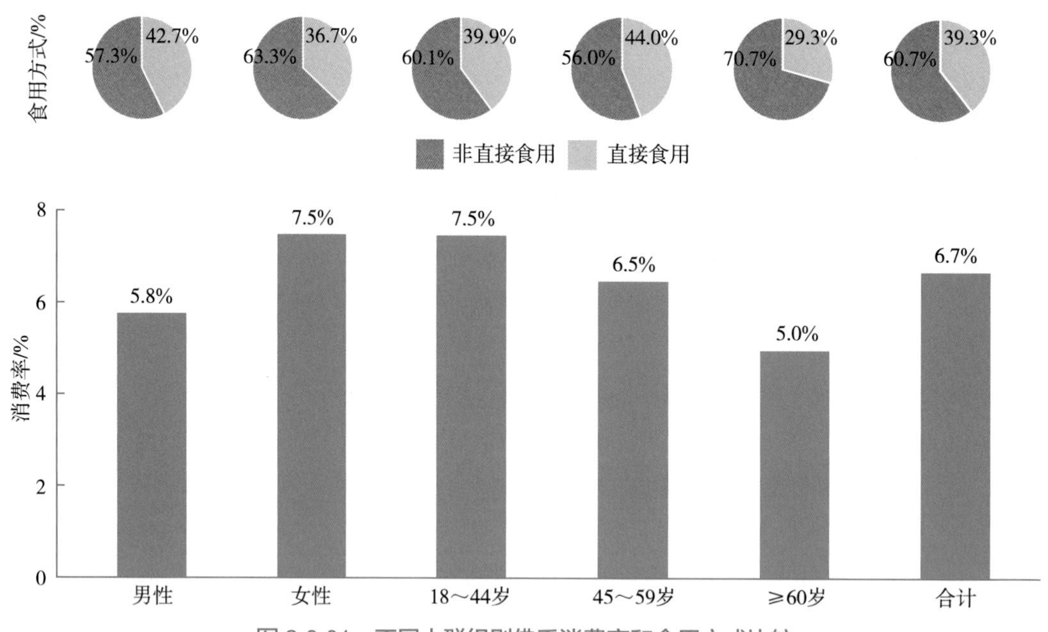

图 2-3-31　不同人群组别佛手消费率和食用方式比较

不同地市人群的佛手消费率范围是 0.0% ～ 20.4%，其中，东莞市的佛手消费率最高（20.4%），其次是肇庆市（15.8%）、汕头市（13.5%）。在本次调查中，惠州市的佛手消费率最低，为 0.0%。详见图 2-3-32。

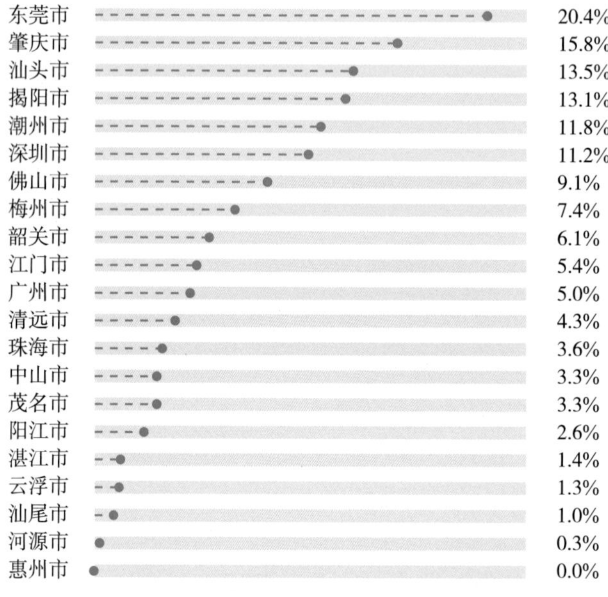

图 2-3-32　不同地区人群佛手消费率比较

2. 消费频率　在佛手消费人群中，消费频率以＜1.0 次 / 月为主（63.9%），其次为 1.0 ～ 3.9 次 / 月（25.3%），最后为≥4.0 次 / 月（10.8%）。详见图 2-3-33。

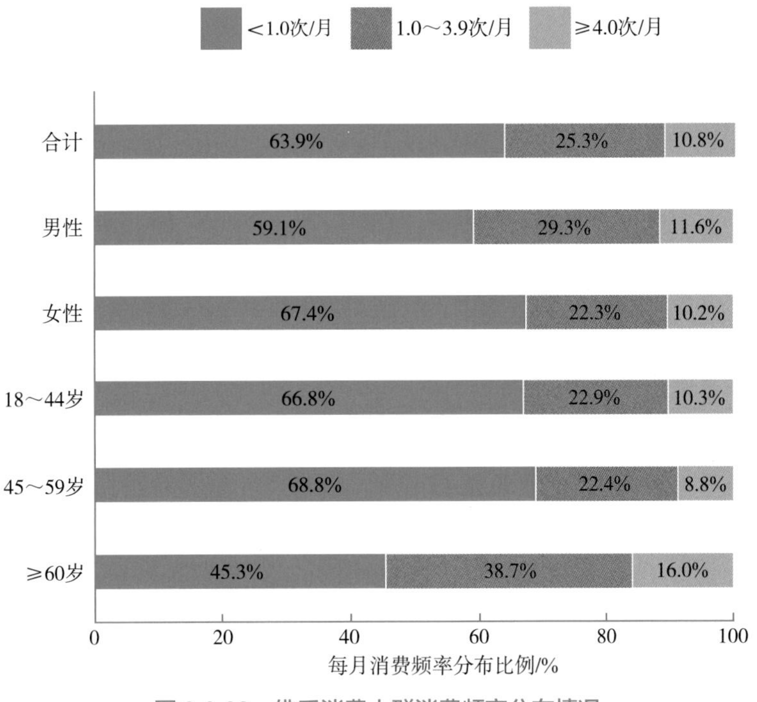

图 2-3-33 佛手消费人群消费频率分布情况

3. 消费量 佛手消费人群的每日消费量范围是 0.006 ～ 4.400g/ 天，均值为 0.43g/ 天，P_{95} 为 2.00g/ 天。男性人群的佛手每日消费量均值为 0.48g/ 天，女性为 0.40g/ 天；按年龄分组分析，18 ～ 44 岁、45 ～ 59 岁、≥60 岁年龄组人群的每日消费量均值分别为 0.43g/ 天、0.35g/ 天、0.58g/ 天。

（三）消费状况分析

本次调查结果显示，佛手在调查人群中的总体消费率为 6.7%，消费率存在地区分布差异，其中，东莞市、肇庆市、汕头市的佛手消费率较高；不同性别、年龄组人群的佛手消费率存在差异，女性人群的佛手消费率高于男性，18 ～ 44 岁年龄组人群的佛手消费率高于其他年龄组。在佛手消费人群中，多数人（63.9%）的消费频率为<1.0 次 / 月，食用方式以非直接食用为主。与《中国药典》中的用量（3 ～ 10g）比较，佛手消费人群的佛手消费水平（消费量均值及其 P_{95} 分别为 0.43g/ 天、2.00g/ 天）均低于药典用量。

（四）药食两用价值

佛手气香，味辛、苦、酸，性温。归肝、脾、胃、肺经。具有疏肝理气，和胃止痛，燥湿化痰的功效。主治肝胃气滞，胸胁胀痛，胃脘痞满，食少呕吐，咳嗽痰多。内服，3 ～ 10g。药理研究表明，佛手含有挥发油、黄酮、香豆精、多糖等成分，具有平喘、解痉、中枢抑制、增加血管流量、提高耐缺氧能力、抗炎等作用。依据 2002 年卫生部公布的《既是食品又是药品的物品名单》，佛手被纳入食药物质进行管理。

（五）食养建议

佛手是一种具有独特香气的食材，在广东省、福建省、云南省、四川省等地均有作为食材食用的历史，主要用于煮粥、炒菜、泡茶等。按照传统习惯正常食用，未见不良反应报道。与佛手相关的推荐食谱如下。

1. 佛手山楂粥

材料：佛手10g，山楂15g，小米50g。

做法：佛手、山楂放入砂锅，加适量清水，武火煮沸，文火煎煮20分钟，去渣留汁。小米淘洗干净，放入砂锅，加入药汁及适量沸水，武火煮沸后文火熬煮成粥，服食时可调入冰糖。

功效：理气健脾，消食化积。适用于食积气滞，腹胀、腹痛、纳少、嗳气酸腐、大便干结或泄泻者。

2. 佛手车前草瘦肉汤[3]

材料：佛手10g，车前草（鲜品）30g，生姜3片，猪瘦肉300g。

做法：猪瘦肉切块，将佛手、车前草洗净，车前草切段，与猪瘦肉、生姜一起放入砂锅，武火煮沸，文火熬煮1～1.5小时，调入精盐即可食用。

功效：理气祛湿。适用于水湿内停，小便不利，频数疼痛，或水肿、腹痛、大便水泻者。

十三、决明子

（一）基本信息

决明子为豆科植物钝叶决明 *Cassia obtusifolia* L. 或决明（小决明）*Cassia tora* L. 的干燥成熟种子，见表2-3-3。决明略呈菱方形或短圆柱形，两端平行倾斜，长3～7mm，宽2～4mm。表面绿棕色或暗棕色，平滑有光泽。一端较平坦，另端斜尖，背腹面各有1条突起的棱线，棱线两侧各有1条斜向对称而色较浅的线形凹纹。质坚硬，不易破碎。种皮薄，子叶2个，黄色，呈"S"形折曲并重叠。见附图29。小决明呈短圆柱形，较小，长3～5mm，宽2～3mm。表面棱线两侧各有1片宽广的浅黄棕色带。

（二）消费率、消费频率和消费量

1. 消费率 调查人群中，决明子的总体消费率为4.9%（336/6 922），食用方式以非直接食用为主，在消费人群中，非直接食用的人群比例为95.8%（322/336），直接食用的人群比例为4.2%（14/336）。

表2-3-3 决明子的基本信息

名称	植物名	拉丁学名	所属科名	部位
决明子	决明	*Cassia obtusifolia* L.	豆科	干燥成熟种子
	小决明	*Cassia tora* L.		

按性别、年龄对决明子消费率进行分组比较分析，结果显示，决明子的消费率在不同性别、不同年龄组间的差异不显著（χ^2=1.83，p=0.176；χ^2=4.06，p=0.132），男性、女性人群的决明子消费率分别为4.5%（153/3 402）、5.2%（183/3 520）；18～44岁、45～59岁、≥60岁人

群年龄组人群的决明子消费率分别为 4.7%（164/3 492）、5.6%（109/1 935）、4.2%（63/1 495）。详见图 2-3-34。

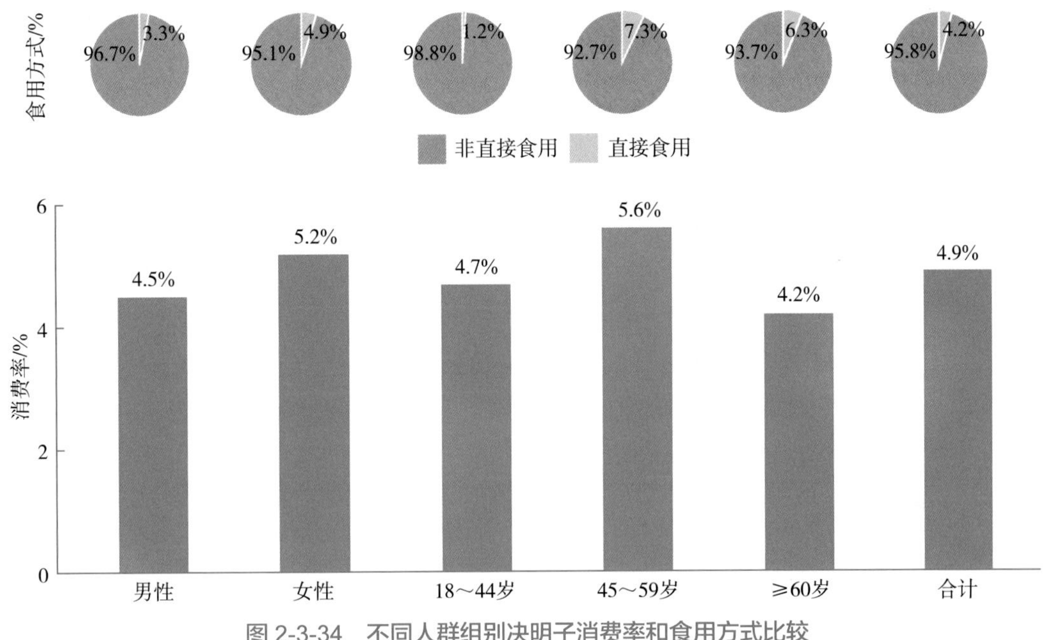

图 2-3-34　不同人群组别决明子消费率和食用方式比较

不同地市人群的决明子消费率范围是 0.0% ～ 13.2%，其中，深圳市的决明子消费率最高（13.2%），其次是珠海市（10.7%）、肇庆市（9.4%）。在本次调查中，河源市的决明子消费率最低，为 0.0%。详见图 2-3-35。

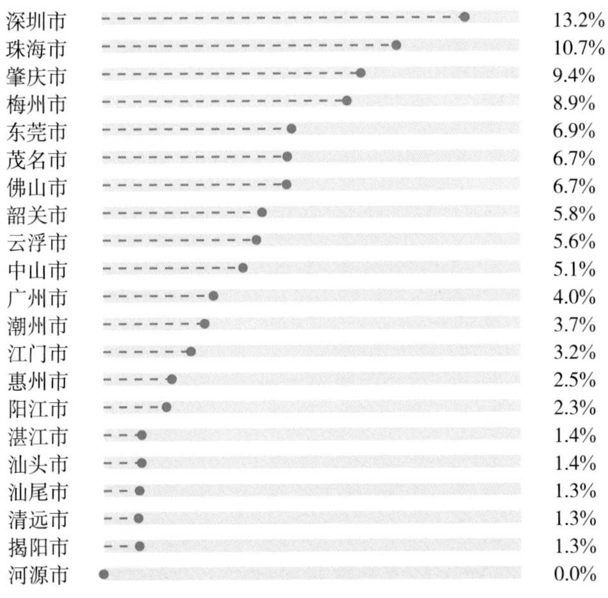

图 2-3-35　不同地区人群决明子消费率比较

2. 消费频率 在决明子消费人群中，消费频率以<1.0次/月为主(56.3%)，其次为1.0～3.9次/月(33.9%)，最后为≥4.0次/月(9.8%)。详见图2-3-36。

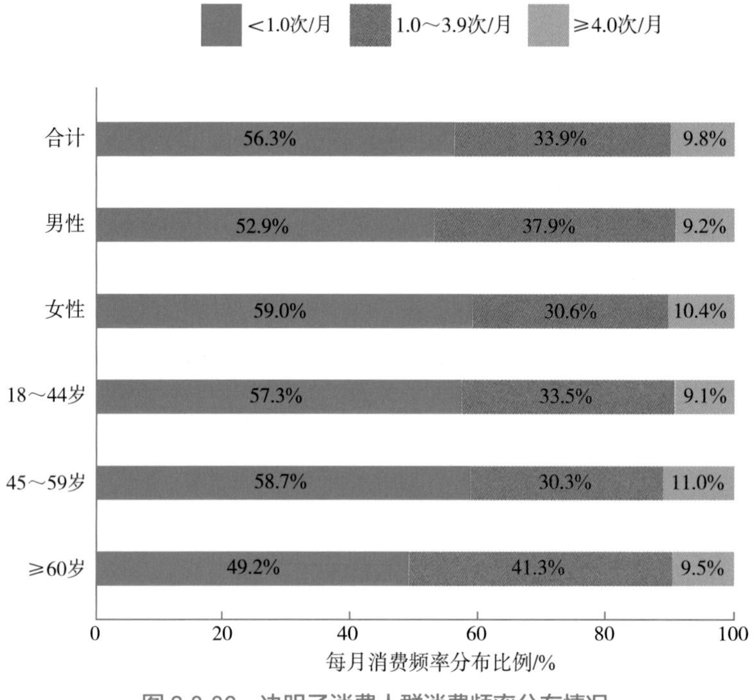

图2-3-36 决明子消费人群消费频率分布情况

3. 消费量 消费人群决明子的每日消费量范围是0.006～5.330g/天，均值为0.34g/天，P_{95}为1.33g/天。男性人群的决明子每日消费量均值为0.36g/天，女性为0.31g/天；按年龄分组分析，18～44岁、45～59岁、≥60岁年龄组人群的每日消费量均值分别为0.29g/天、0.35g/天、0.43g/天。

(三)消费状况分析

本次调查结果显示，决明子在调查人群中的总体消费率为4.9%，消费率存在地区分布差异性，其中，深圳市、珠海市、肇庆市的决明子消费率较高。在决明子消费人群中，多数人的消费频率为<1.0次/月，食用方式以非直接食用为主。与《中国药典》中的用量(9～15g)比较，决明子消费人群的决明子消费水平(消费量均值及其P_{95}分别为0.34g/天、1.33g/天)均低于药典用量。

(四)药食两用价值

决明子味甘、苦、咸，性微寒，归肝、大肠经。具有清热明目，润肠通便的功效。主治目赤涩痛，羞明多泪，头痛眩晕，目暗不明，大便秘结。一般煎服用量为9～15g。现代药理研究表明决明子具有护眼明目、降血压、降血脂、增强免疫等多种作用。依据2002年卫生部公布的《既是食品又是药品的物品名单》，决明子被纳入食药物质进行管理。

（五）食养建议

决明子在全国大部分地区均有种植和食用的历史。主要用于泡水饮用，也可煮粥、煮汤。决明子性寒质润，脾虚便溏者不宜食用。按照传统习惯正常食用决明子，未见不良反应报道。与决明子相关的食谱如下。

1. 决明子蜂蜜饮

材料：炒决明子 10 ～ 15g，蜂蜜 20 ～ 30g，水 300 ～ 400ml。

做法：将决明子捣碎，加水 300 ～ 400ml 煎煮 10 分钟，再加入蜂蜜搅匀服用。

功效：平肝养肾，润肠通便。适用于津血不足，肠燥便秘者。

2. 决明子菊花粥[2]

材料：决明子 15g，菊花 10g，冰糖 15g，大米 100g。

做法：决明子、菊花二味水煎，去渣取汁，与大米煮粥，趁热加入冰糖至融化。

功效：清热通便，清肝明目。适用于肝胃郁热，胸胁胀痛、目赤肿痛，大便干结者。阳气虚和寒湿者不宜服用。

十四、栀子

（一）基本信息

栀子为茜草科植物栀子 *Gardenia jasminoides* Ellis 的干燥成熟果实。本品呈长卵圆形或椭圆形，长 1.5 ～ 3.5cm，直径 1.0 ～ 1.5cm。表面红黄色或棕红色，具 6 条翅状纵棱，棱间常有 1 条明显的纵脉纹，并有分枝。顶端残存萼片，基部稍尖，有残留果梗。果皮薄而脆，略有光泽；内表面色较浅，有光泽，具 2 ～ 3 条隆起的假隔膜。种子多数，扁卵圆形，集结成团，深红色或红黄色，表面密具细小突起。见附图 30。

（二）消费率、消费频率和消费量

1. 消费率　调查人群中，栀子的总体消费率为 4.2%（288/6 922），食用方式以非直接食用为主，在消费人群中，非直接食用的人群比例为 87.2%（251/288），直接食用的人群比例为 12.8%（37/288）。

按性别、年龄对栀子消费率进行分组比较分析，结果显示，栀子的消费率在不同性别、不同年龄组间的差异不显著（χ^2=1.04，p=0.309；χ^2=3.82，p=0.148），男性、女性人群的栀子消费率分别为 4.4%（150/3 402）、3.9%（138/3 520）；18 ～ 44 岁、45 ～ 59 岁、≥60 岁年龄组人群的栀子消费率分别为 4.6%（160/3 492）、4.0%（77/1 935）、3.4%（51/1 495）。详见图 2-3-37。

不同地市人群的栀子消费率范围是 0.0% ～ 29.3%，其中，云浮市的栀子消费率（29.3%）最高，其次是东莞市（8.2%）、肇庆市（7.8%）。在本次调查中，河源市、揭阳市、汕尾市的栀子消费率最低，为 0.0%。详见图 2-3-38。

2. 消费频率　在栀子消费人群中，消费频率以＜1.0 次 / 月为主（47.9%），其次为 1.0 ～ 3.9 次 / 月（36.5%），最后为≥4.0 次 / 月（15.6%）。详见图 2-3-39。

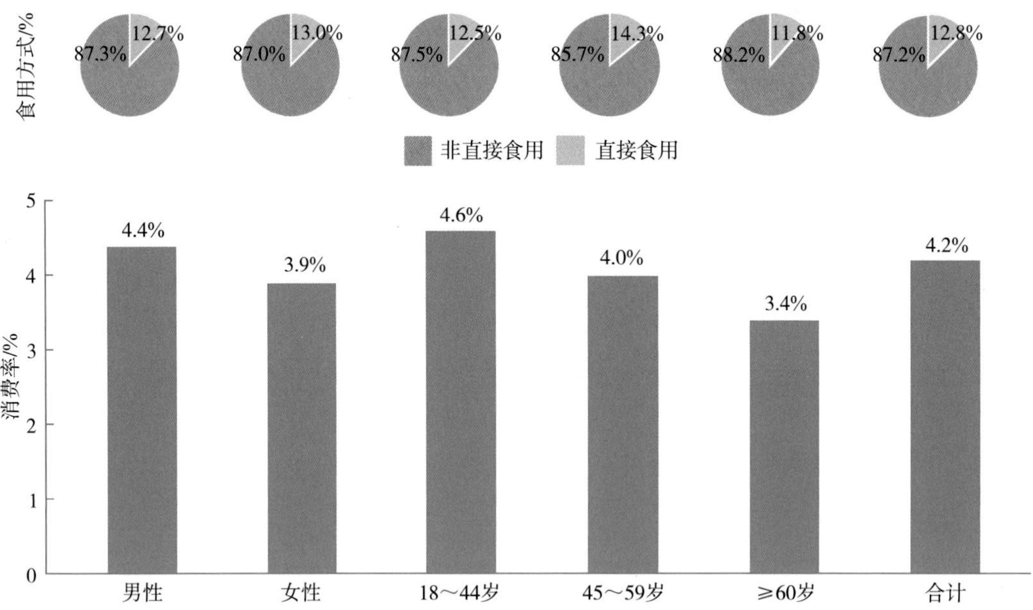

图 2-3-37　不同人群组别栀子消费率和食用方式比较

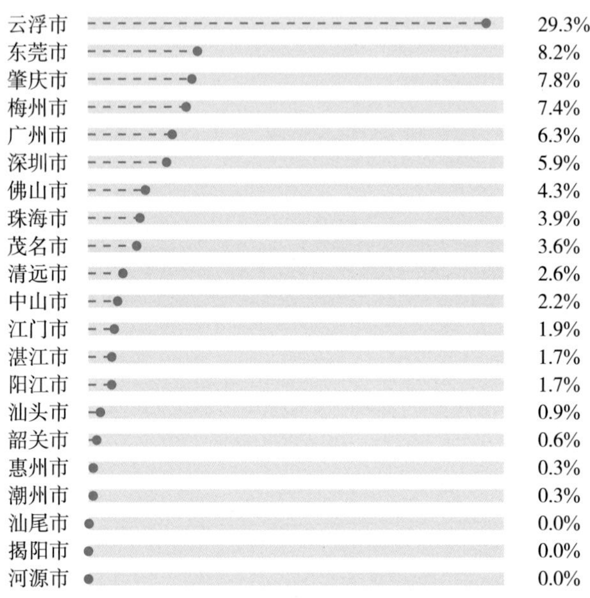

图 2-3-38　不同地区人群栀子消费率比较

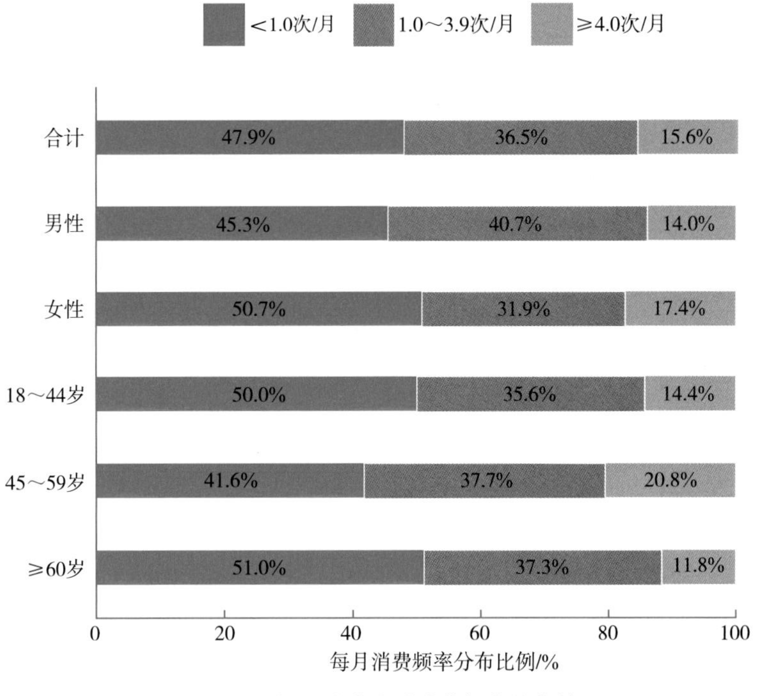

图 2-3-39 栀子消费人群消费频率分布情况

3. 消费量 消费人群栀子的每日消费量范围是 0.006 ～ 8.000g/ 天，均值为 0.48g/ 天，P_{95} 为 2.50g/ 天。男性人群的栀子每日消费量均值为 0.45g/ 天，女性为 0.52g/ 天；按年龄分组分析，18 ～ 44 岁、45 ～ 59 岁、≥60 岁年龄组人群的栀子每日消费量均值分别为 0.43g/ 天、0.63g/ 天、0.42g/ 天。

（三）消费状况分析

本次调查结果显示，栀子在调查人群中的总体消费率为 4.2%，消费率存在地区分布差异，其中，云浮市的栀子消费率（29.3%）较高，远高于其他地市。在栀子消费人群中，多数人的消费频率为<1.0 次 / 月，食用方式以非直接食用为主。与《中国药典》中的用量（6 ～ 10g）比较，栀子消费人群的栀子消费水平（消费量均值及其 P_{95} 分别为 0.48g/ 天、2.50g/ 天）均低于药典用量。

（四）药食两用价值

栀子气微，味苦，性寒。具有泻火除烦，清热利湿，凉血解毒的功效。外用消肿止痛。主治热病心烦，湿热黄疸，淋证涩痛，血热吐衄，目赤肿痛，火毒疮疡；外治扭挫伤痛。煎服，6 ～ 10g。外用生品适量，研末调敷。依据 2002 年卫生部公布的《既是食品又是药品的物品名单》，栀子被纳入食药物质进行管理。

（五）食养建议

栀子在我国大部分省份均有种植和食用的历史，主要用于煮粥、泡茶、泡水等。在使用栀子时，应注意其性寒，体质虚寒或脾胃虚弱者不宜服用。按照传统习惯正常食用栀子，未见不良反应报道。与栀子相关的推荐食谱如下。

1. 香附栀子粥[3]

材料：香附 6g，栀子 10g，粳米 100g。

做法：香附、栀子加水煎煮，去渣取汁，药汁再与粳米一起煮粥。

功效：舒肝理气，清热泻火。适用于肝胃不和，气郁不舒，胸腹胁肋胀痛，痰饮痞满，月经不调，崩漏带下者。

2. 栀子莲子粥[3]

材料：栀子 5g，莲子 10g，粳米 50g，白糖适量。

做法：栀子 5g 碾成细末。先煮莲子 10g，粳米 50g。粥成时，调入栀子末稍煮即可，加白糖适量调匀服食，分两次服，每日 1 剂，3 ～ 5 日为 1 个疗程。

功效：清热化湿，宁心安神。适用于老年性阴道炎证属湿热下注兼有心火盛，症见带下黄、心烦易怒、失眠者。

十五、香橼

（一）基本信息

香橼为芸香科植物枸橼 *Citrus medica* L. 或香圆 *Citrus wilsonii* Tanaka 的干燥成熟果实，如表 2-3-4。枸橼呈圆形或长圆形片，直径 4 ～ 10cm，厚 0.2 ～ 0.5cm。横切片外果皮黄色或黄绿色，边缘呈波状，散有凹入的油点；中果皮厚 1 ～ 3cm，黄白色或淡棕黄色，有不规则的网状突起的维管束；瓤囊 10 ～ 17 个室。纵切片中心柱较粗壮。质柔韧。气清香，味微甜而苦辛。香圆呈类球形、半圆形或圆片，直径 4 ～ 7cm。表面黑绿色或黄棕色，密被凹陷的小油点及网状隆起的粗皱纹，顶端有花柱残痕及隆起的环圈，基部有果梗残基。质坚硬。剖面或横切薄片，边缘油点明显；中果皮厚约 0.5cm；瓤囊 9 ～ 11 个室，棕色或淡红棕色，间或有黄白色种子。气香，味酸而苦。

表 2-3-4　香橼的基本信息

名称	植物名	拉丁学名	所属科名	部位
香橼	枸橼	*Citrus medica* L.	芸香科	干燥成熟果实
	香圆	*Citrus wilsonii* Tanaka		

香橼饮片呈不规则块状或丝条状。枸橼饮片厚 0.2 ～ 0.5cm，外果皮黄色或黄绿色，边缘呈波状，散有凹入的油点；中果皮黄白色或淡棕黄色，有不规则的网状突起的维管束；瓤囊偶见。香圆饮片表面黑绿色或黄棕色，密被凹陷的小油点及网状隆起的粗皱纹，质坚硬；边缘油点明显；瓤囊棕色或淡红棕色，间或有黄白色种子。见附图 31。

（二）消费率、消费频率和消费量

1. 消费率　调查人群中，香橼的总体消费率为 1.8%（127/6 922），食用方式以非直接食用为主，在消费人群中，非直接食用的人群比例为 63.8%（81/127），直接食用的人群比例为 36.2%（46/127）。

按性别、年龄对香橼消费率进行分组比较分析，结果显示，香橼的消费率在不同性别人群间的差异不显著（χ^2=0.01，p=0.917），男性、女性人群的香橼消费率分别为 1.9%（63/

3 402)、1.8%(64/3 520)。香橼的消费率在不同年龄组人群之间的差异不显著(χ^2=5.69, p=0.058),其中,18 ～ 44 岁年龄组人群的消费率相对较高,为 2.2%(77/3 492),45 ～ 59 岁、≥60 岁年龄组人群的香橼消费率分别为 1.3%(26/1 935)、1.6%(24/1 495)。详见图 2-3-40。

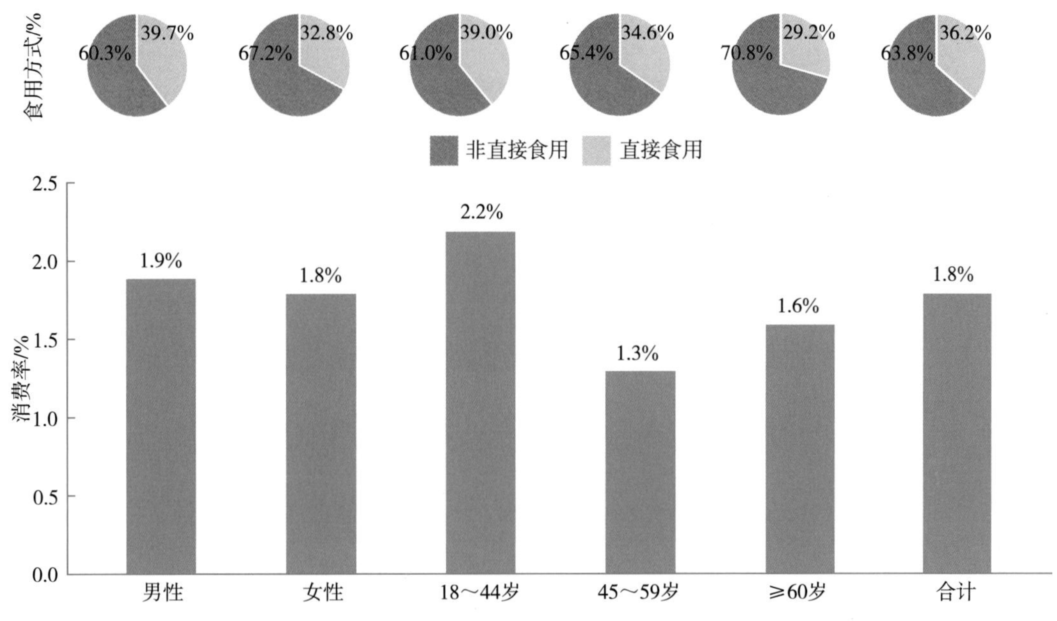

图 2-3-40　不同人群组别香橼消费率和食用方式比较

不同地市人群的香橼消费率范围是 0.0% ～ 11.2%,其中,揭阳市的香橼消费率最高(11.2%),其次是深圳市(7.2%)、汕头市(4.6%)。在本次调查中,河源市、汕尾市、湛江市、中山市的香橼消费率为 0.0%。详见图 2-3-41。

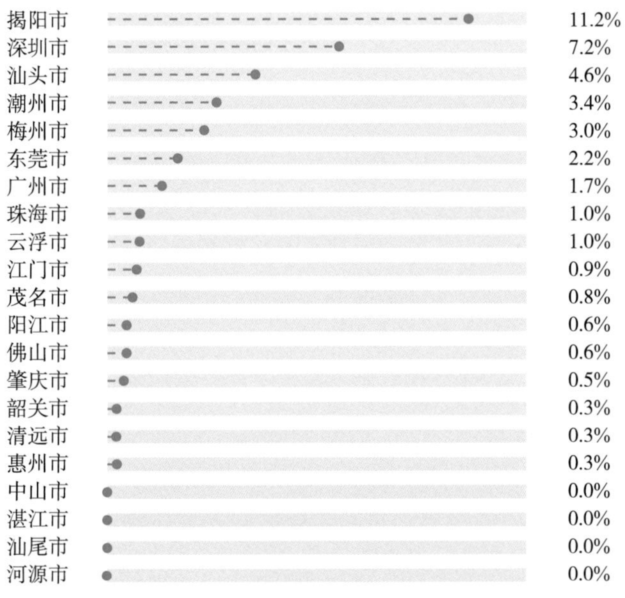

图 2-3-41　不同地区人群香橼消费率比较

2. 消费频率 在香橼消费人群中,消费频率以<1.0 次 / 月为主(57.5%),其次为 1.0 ～ 3.9 次 / 月(33.1%),最后为≥4.0 次 / 月(9.4%)。详见图 2-3-42。

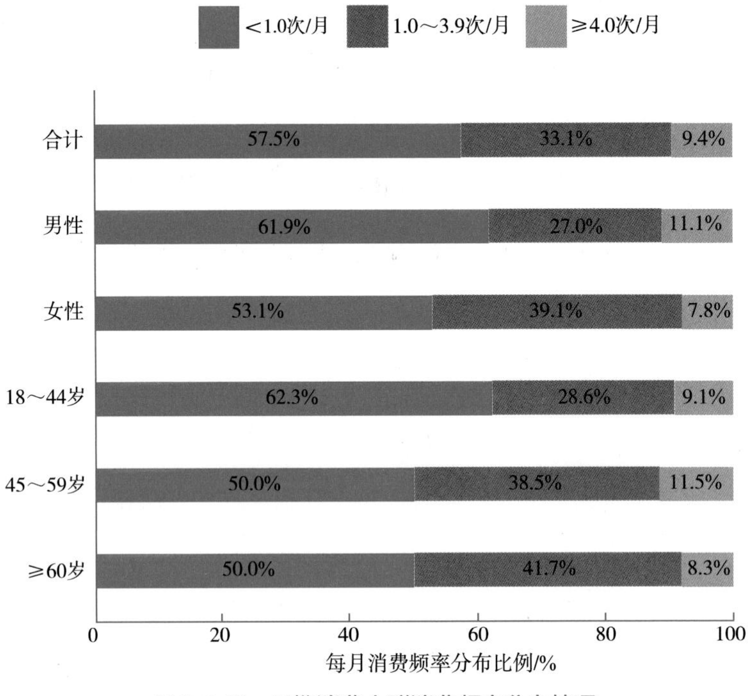

图 2-3-42 香橼消费人群消费频率分布情况

3. 消费量 消费人群香橼的每日消费量范围是 0.006 ～ 3.330g/ 天,均值为 0.32g/ 天,P_{95} 为 1.00g/ 天。男性人群的香橼每日消费量均值为 0.32g/ 天,女性为 0.31g/ 天;按年龄分组分析,18 ～ 44 岁、45 ～ 59 岁、≥60 岁年龄组人群的每日消费量均值分别为 0.28g/ 天、0.31g/ 天、0.43g/ 天。

(三)消费状况分析

本次调查结果显示,香橼在调查人群中的总体消费率为 1.8%,消费率存在地区分布及年龄差异,而性别差异则不显著,其中,揭阳市的香橼消费率(11.2%)较高,18 ～ 44 岁年龄组人群的香橼消费率高于其他年龄组。在香橼消费人群中,多数人的消费频率为<1.0 次 / 月,食用方式以非直接食用为主。与《中国药典》中的用量(3 ～ 10g)比较,香橼消费人群的香橼消费水平(消费量均值及其 P_{95} 分别为 0.32g/ 天、1.00g/ 天)均低于药典用量。

(四)药食两用价值

香橼气香,味辛、苦、酸,性温,归肝、脾、肺经。具有疏肝理气,宽中,化痰的功效。主治肝胃气滞,胸胁胀痛,脘腹痞满,呕吐噫气,痰多咳嗽。用量为每次 3 ～ 10g,或入丸、散剂。现代药理研究表明香橼具有促进胃肠蠕动、健胃祛痰以及抗炎等作用。依据 2002 年卫生部公布的《既是食品又是药品的物品名单》,香橼被纳入食药物质进行管理。

(五)食养建议

香橼主产于四川省、云南省、福建省、江苏省、浙江省等地,有作为食料原料食用的历

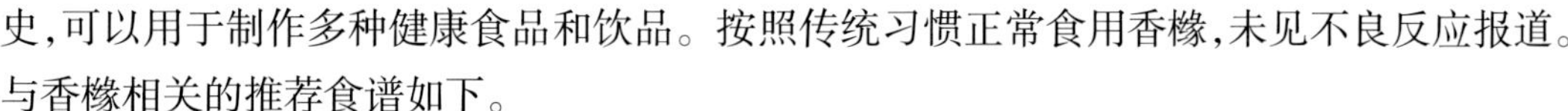

史，可以用于制作多种健康食品和饮品。按照传统习惯正常食用香橼，未见不良反应报道。与香橼相关的推荐食谱如下。

香橼米醋浸海带[3]

材料：海带（鲜）120g、香橼 9g，醋 1 000g。

做法：将海带、香橼、醋一起浸泡 7 日，然后食用海带。

功效：理气消痰，开胃散结。适用于肝郁气滞型单纯性甲状腺肿。

十六、山茱萸

（一）基本信息

山茱萸为山茱萸科植物山茱萸 *Cornus officinalis* Sieb. et Zucc. 的干燥成熟果肉。山茱萸呈不规则的片状或囊状，长 1.0 ～ 1.5cm，宽 0.5 ～ 1.0cm。表面紫红色至紫黑色，皱缩，有光泽。顶端有的有圆形宿萼痕，基部有果梗痕。质柔软。气微，味酸、涩、微苦。见附图 32。

（二）消费率、消费频率和消费量

1. 消费率 调查人群中，山茱萸的总体消费率为 0.8%（58/6 922），食用方式以非直接食用为主，在消费人群中，非直接食用的人群比例为 91.4%（53/58），直接食用的人群比例为 8.6%（5/58）。

按性别、年龄对山茱萸消费率进行分组比较分析，结果显示，山茱萸的消费率在不同性别、年龄组间的差异均不显著（$\chi^2=0.44$，$p=0.509$；$\chi^2=0.73$，$p=0.696$）。男性、女性人群的山茱萸消费率分别为 0.8%（26/3 402）、0.9%（32/3 520）；18 ～ 44 岁、45 ～ 59 岁、≥60 岁年龄组人群的山茱萸消费率分别为 0.8%（28/3 492）、1.0%（19/1 935）、0.7%（11/1 495）。

不同地市人群的山茱萸消费率范围是 0.0% ～ 4.1%，其中，东莞市的山茱萸消费率最高（4.1%），其次是茂名市（2.2%）、佛山市（2.1%）。在本次调查中，河源市、惠州市、揭阳市、汕尾市、韶关市、阳江市、湛江市等 7 个地市的山茱萸消费率为 0.0%。

2. 消费频率 在山茱萸消费人群中，消费频率以<1.0 次 / 月为主（63.8%），其次为 1.0 ～ 3.9 次 / 月（31.0%），最后为≥4.0 次 / 月（5.2%）。

3. 消费量 消费人群的每日消费量范围是 0.008 ～ 2.000g/ 天，均值为 0.25g/ 天，P_{95} 为 0.70g/ 天。男性、女性人群的山茱萸每日消费量均值分别为 0.27g/ 天、0.23g/ 天；按年龄分组分析，18 ～ 44 岁、45 ～ 59 岁、≥60 岁年龄组人群的每日消费量均值分别为 0.16g/ 天、0.32g/ 天、0.38g/ 天。

（三）消费状况分析

本次调查结果显示，广东省的山茱萸消费率很低，在调查人群中山茱萸的总体消费率为 0.8%，消费率最高的地市为东莞市，其山茱萸的消费率仅为 4.1%，在本次调查中，有 7 个地市的山茱萸消费率为 0.0%。在山茱萸消费人群中，多数人的消费频率为<1.0 次 / 月，食用方式以非直接食用为主。与《中国药典》中的用量（6 ～ 12g）比较，山茱萸消费人群的山茱萸消费水平（消费量均值及其 P_{95} 分别为 0.25g/ 天、0.70g/ 天）均低于药典用量。

（四）药食两用价值

山茱萸味酸、涩，性微温，归肝、肾经，具有补益肝肾，收涩固脱的功效。主治眩晕耳鸣，腰膝酸痛，阳痿遗精，遗尿尿频，崩漏带下，大汗虚脱，内热消渴。煎服，6～12g。2023年11月17日，国家卫生健康委员会、国家市场监督管理总局发布《关于党参等9种新增按照传统既是食品又是中药材的物质公告》（2023年第9号），将山茱萸纳入按照传统既是食品又是中药材的物质目录进行管理。

（五）食养建议

山茱萸可以煮粥、煲汤，也可以加工成饮料、果酱、蜜饯及罐头等多种食品。山茱萸性温，能收敛正气，也会收敛邪气，故湿热、痰热、热毒等实证者慎用。按照传统习惯正常食用山茱萸，未见不良反应报道。与山茱萸相关的推荐食谱如下。

山茱萸粥

材料：山茱萸10g，粳米50g，白糖适量。

做法：先将山茱萸肉洗净，去核，与粳米同入砂锅煮粥，待粥将熟时，加入白糖，稍煮即成。

功效：补益肝肾，涩精敛汗。适用于肝肾亏虚，遗精、滑精，遗尿、尿频，多汗，带下不止者。有湿热、痰热等实证者不宜用。

（王　萍　黄　芮　李　欣）

第四节　全草类

一、鱼腥草

（一）基本信息

鱼腥草为三白草科植物蕺菜 *Houttuynia cordata* Thunb. 的新鲜全草或干燥地上部分。鱼腥草的鲜品和干品均可使用。鱼腥草鲜品的茎呈圆柱形，长20～45cm，直径0.25～0.45cm；上部绿色或紫红色，下部白色，节明显，下部节上生有须根，无毛或被疏毛。叶互生，叶片心形，长3～10cm，宽3～11cm；先端渐尖，全缘；上表面绿色，密生腺点，下表面常紫红色；叶柄细长，基部与托叶合生成鞘状。穗状花序顶生。而鱼腥草干品的茎呈扁圆柱形，扭曲，表面黄棕色，具纵棱数条；质脆，易折断。叶片卷折皱缩，展平后呈心形，上表面暗黄绿色至暗棕色，下表面灰绿色或灰棕色。穗状花序黄棕色。鱼腥草饮片为不规则的段。茎呈扁圆柱形，表面淡红棕色至黄棕色，有纵棱。叶片多破碎，黄棕色至暗棕色。穗状花序黄棕色。搓碎后具鱼腥气，味涩。见附图33。

（二）消费率、消费频率和消费量

1. 消费率　分别调查鱼腥草鲜品、干制品的消费率。调查人群中，鱼腥草（鲜品）、鱼腥草（干制品）总体消费率分别为15.3%（1 057/6 922）、15.1%（1 043/6 922）。鱼腥草（鲜品）、鱼腥草（干制品）的食用方式均以非直接食用为主，消费人群中，非直接食用鱼腥草（鲜品）、鱼腥草(干制品)的人群比例分别为 78.6%(831/1 057)、93.8%(978/1 043)。鱼腥草(鲜品)消费率在不同性别、年龄组间的差异均不显著(χ^2=2.46,p=0.116;χ^2=1.49,p=0.475)。鱼腥草(干制品)消费率在不同性别、年龄组间的差异同样均不显著(χ^2=2.96,p=0.085;χ^2=1.92,p=0.382)。不同性别、年龄组人群的鱼腥草(鲜品)、鱼腥草(干制品)消费率和食用方式比较详见图 2-4-1 和图 2-4-2。

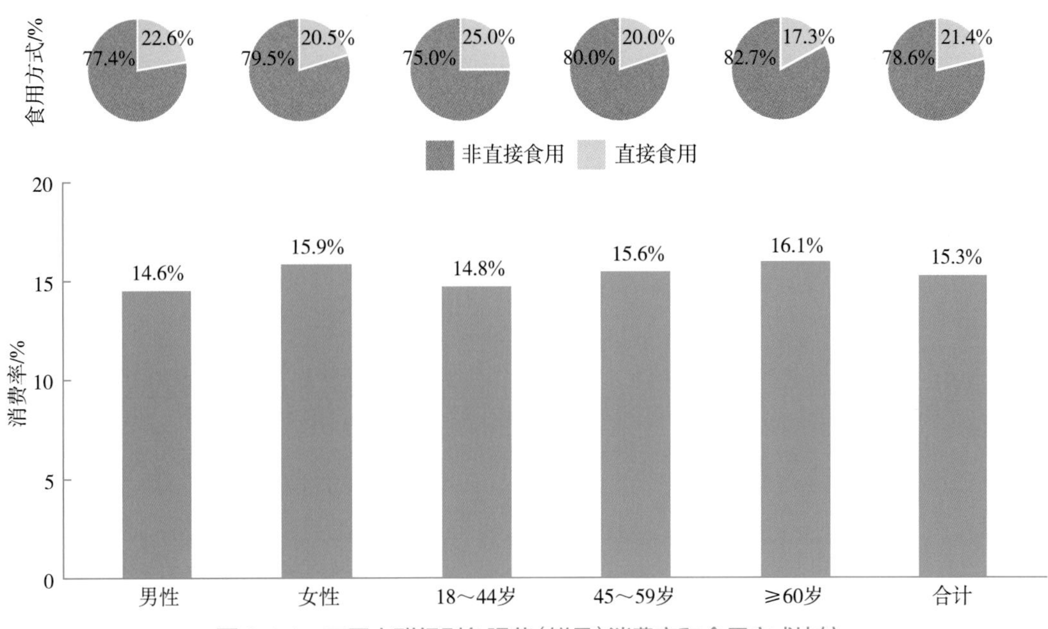

图 2-4-1 不同人群组别鱼腥草(鲜品)消费率和食用方式比较

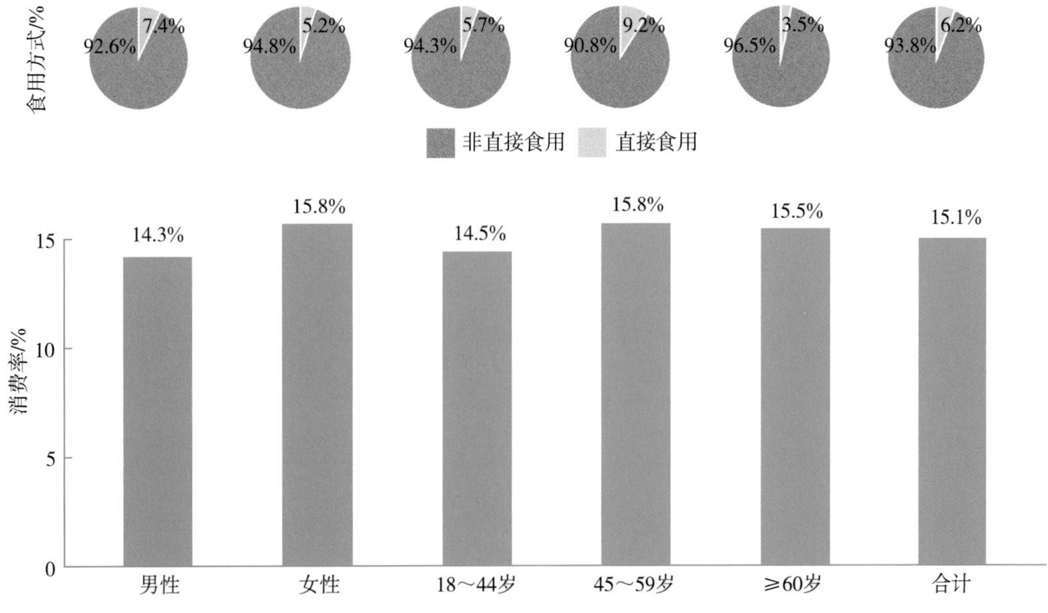

图 2-4-2 不同人群组别鱼腥草(干制品)消费率和食用方式比较

不同地市人群鱼腥草（鲜品）消费率范围为 0.6% ～ 44.9%，其中，中山市最高（44.9%），其次为深圳市（37.2%），第三是广州市（34.0%），河源市的消费率最低，为 0.6%。详见图 2-4-3。不同地市人群鱼腥草（干制品）消费率范围为 0.3% ～ 72.7%，其中，云浮市最高（72.7%），其次为肇庆市（37.3%），第三是佛山市（35.3%），河源市的消费率最低，为 0.3%。详见图 2-4-4。

地市	消费率
中山市	44.9%
深圳市	37.2%
广州市	34.0%
东莞市	30.5%
佛山市	27.4%
珠海市	22.4%
江门市	16.8%
肇庆市	15.8%
湛江市	14.1%
清远市	13.8%
梅州市	11.9%
阳江市	9.0%
茂名市	8.6%
惠州市	8.2%
云浮市	4.3%
揭阳市	4.2%
汕头市	4.0%
韶关市	1.3%
汕尾市	1.0%
潮州市	0.9%
河源市	0.6%

图 2-4-3　不同地区人群鱼腥草（鲜品）消费率比较

地市	消费率
云浮市	72.7%
肇庆市	37.3%
佛山市	35.3%
广州市	27.7%
清远市	22.6%
东莞市	22.3%
深圳市	14.8%
梅州市	13.6%
茂名市	13.3%
江门市	10.8%
珠海市	10.7%
阳江市	9.6%
韶关市	9.0%
潮州市	5.9%
湛江市	4.3%
中山市	4.2%
汕头市	3.4%
揭阳市	1.6%
惠州市	1.3%
汕尾市	0.7%
河源市	0.3%

图 2-4-4　不同地区人群鱼腥草（干制品）消费率比较

2. 消费频率　鱼腥草（鲜品）消费人群中，消费频率以<1.0 次 / 月为主（67.0%），其次为 1.0 ～ 3.9 次 / 月（27.7%），最后为≥4.0 次 / 月（5.3%）。详见图 2-4-5。

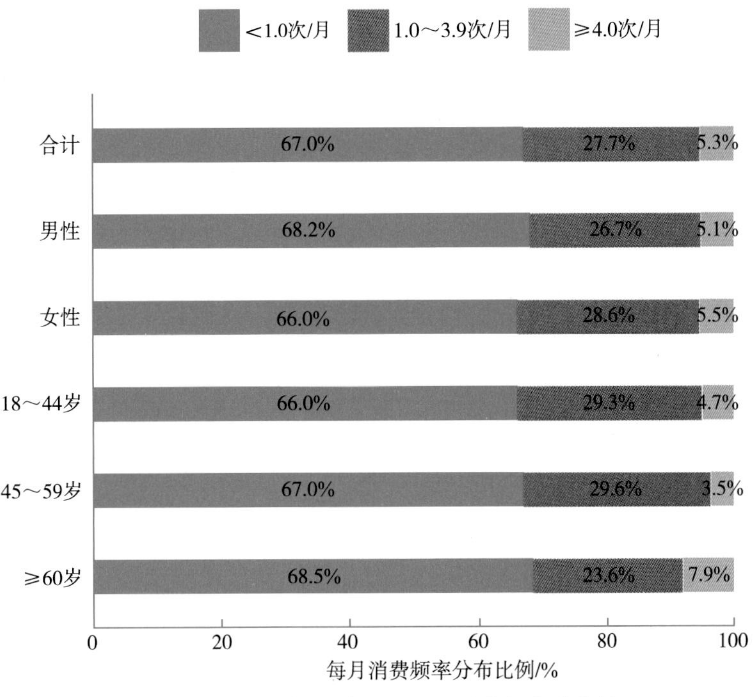

图 2-4-5　鱼腥草（鲜品）消费人群消费频率分布情况

鱼腥草（干制品）消费人群中，消费频率以<1.0 次 / 月为主（64.0%），其次为 1.0 ～ 3.9 次 / 月（29.8%），最后为≥4.0 次 / 月（6.2%）。详见图 2-4-6。

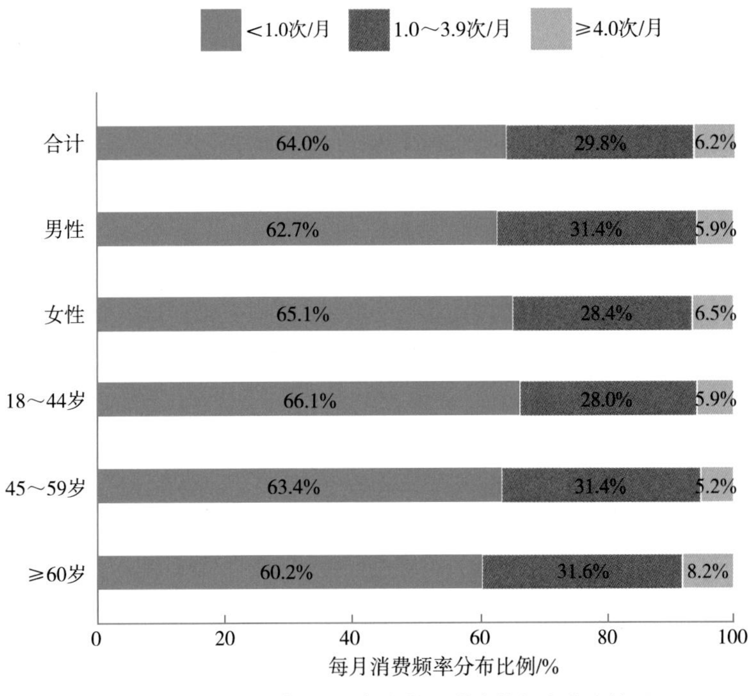

图 2-4-6　鱼腥草（干制品）消费人群消费频率分布情况

3. 消费量 在鱼腥草(鲜品)消费人群中,鱼腥草(鲜品)的每日消费量均值为2.98g/天,P_{95}为11.60g/天。不同性别分组中,男性每日消费量均值为2.55g/天,女性人群为3.32g/天。不同年龄组中,18～44岁人群每日消费量均值为3.13g/天,45～59岁为3.15g/天,≥60岁为2.60g/天。

在鱼腥草(干制品)消费人群中,鱼腥草(干制品)的每日消费量均值为0.46g/天,P_{95}为1.67g/天。不同性别分组中,男性人群每日消费量均值为0.49g/天,女性人群为0.43g/天。不同年龄组中,18～44岁每日消费量均值为0.44g/天,45～59岁为0.43g/天,≥60岁为0.54g/天。

(三)消费状况分析

本次调查结果显示,鱼腥草(鲜品)、鱼腥草(干制品)的总体消费率均偏低,分别为15.3%、15.1%。鱼腥草无论干品还是新鲜,多数人的消费频率为<1.0次/月,食用方式均以非直接食用为主。鱼腥草消费人群的鱼腥草(鲜品)、鱼腥草(干制品)消费量均值和P_{95}均低于《中国药典》中鱼腥草作为中药的用量(15～25g)。

(四)药食两用价值

鱼腥草味辛,性微寒,归肺经,具有清热解毒、消痈排脓、利尿通淋的功效。主治肺痈吐脓,痰热喘咳,热痢,热淋,痈肿疮毒等症。水煎或捣汁服,干品15～25g,鲜品用量加倍,不宜久煎,也可适量外用,捣敷或煎汤熏洗患处。依据2002年卫生部公布的《既是食品又是药品的物品名单》,鱼腥草被纳入食药物质进行管理。

(五)食养建议

鱼腥草在四川省、贵州省、重庆市等地有悠久的食用历史,可以直接作为野菜食用,例如制作凉菜、炒菜、做馅、做汤、煮粥、蘸酱,也可与其他食材一起炖煮;还可做成茶饮,将鱼腥草深加工制作成鱼腥草茶,不仅没有鱼腥味,而且可用开水冲泡出似红茶颜色、散发肉桂香味的茶水,故可开发成袋泡茶等。按照传统习惯正常食用鱼腥草,未见不良反应报道。与鱼腥草相关的推荐食谱如下。

1. 鱼腥草茶[31]

材料:鱼腥草5g,淡竹叶3g,甘草2g,绿茶3g。

做法:用200ml沸水冲泡5～10分钟后饮用,冲饮至味淡。

功效:清热解毒,利尿消肿。适用于肺痈吐脓,热淋,痈肿疮毒等证。虚寒证及阴性疮疡者忌服。

2. 凉拌鱼腥草[32]

材料:鱼腥草250g,蒜末、酱油、醋、葱段、盐、味精、香油各适量,供多人食用。

做法:将鱼腥草去老梗,洗净。取一盆,放入鱼腥草、蒜末,酱油,醋,葱段,盐,味精,香油,拌匀即可。

功效:清热解毒,消痈排脓。适用于热毒或气分热证,症见咽喉疼痛,咳嗽痰黄,小便频数涩痛等。虚寒证及阴性疮疡者慎服。

二、蒲公英

（一）基本信息

蒲公英为菊科植物蒲公英 *Taraxacum mongolicum* Hand.-Mazz.、碱地蒲公英 *Taraxacum borealisinense* Kitam. 或同属数种植物的干燥全草，见表 2-4-1。

蒲公英药材呈皱缩卷曲的团块。根呈圆锥状，多弯曲，长 3 ～ 7cm；表面棕褐色，抽皱；根头部有棕褐色或黄白色的茸毛，有的已脱落。叶基生，多皱缩破碎，完整叶片呈倒披针形，绿褐色或暗灰绿色，先端尖或钝，边缘浅裂或羽状分裂，基部渐狭，下延呈柄状，下表面主脉明显。花茎 1 至数条，每条顶生头状花序，总苞片多层，内面一层较长，花冠黄褐色或淡黄白色。有的可见多数具白色冠毛的长椭圆形瘦果。

表 2-4-1　蒲公英的基本信息

名称	植物名	拉丁学名	所属科名	部位
蒲公英	蒲公英	*Taraxacum mongolicum* Hand. -Mazz.	菊科	干燥全草
	碱地蒲公英	*Taraxacum borealisinense* Kitam.		

蒲公英饮片呈不规则的段。根表面棕褐色，抽皱；根头部有棕褐色或黄白色的茸毛，有的已脱落。叶多皱缩破碎，绿褐色或暗灰绿色，完整者展平后呈倒披针形，先端尖或钝，边缘浅裂或羽状分裂，基部渐狭，下延呈柄状。头状花序，总苞片多层，花冠黄褐色或淡黄白色。有时可见具白色冠毛的长椭圆形瘦果。气微，味微苦。见附图 34。

（二）消费率、消费频率和消费量

1. 消费率　蒲公英分为干制品、鲜品分别进行调查。调查人群中，蒲公英（干制品）、蒲公英（鲜品）总体消费率分别为 8.6%（597/6 922）、2.3%（162/6 922）。蒲公英（干制品）、蒲公英（鲜品）的食用方式均以非直接食用为主，消费人群中，非直接食用的人群比例分别为 96.6%（577/597）、77.2%（125/162）。蒲公英（干制品）消费率在不同性别、年龄组间的差异均不显著（χ^2=3.06，p=0.080；χ^2=3.03，p=0.219）。蒲公英（鲜品）消费率在不同性别、年龄组间的差异同样均不显著（χ^2=1.11，p=0.293；χ^2=5.05，p=0.080）。不同性别、年龄组人群的蒲公英（干制品）、蒲公英（鲜品）消费率和食用方式比较详见图 2-4-7 和图 2-4-8。

不同地市人群蒲公英（干制品）消费率范围为 0.0% ～ 20.4%，其中，中山市最高（20.4%），其次为深圳市（18.8%），第三是佛山市（18.5%），河源市的消费率为 0.0%。详见图 2-4-9。

不同地市人群蒲公英（鲜品）消费率范围为 0.0% ～ 10.2%，其中，中山市最高（10.2%），其次为佛山市（5.8%），第三是云浮市（4.3%），潮州市、河源市和惠州市的消费率为 0.0%。详见图 2-4-10。

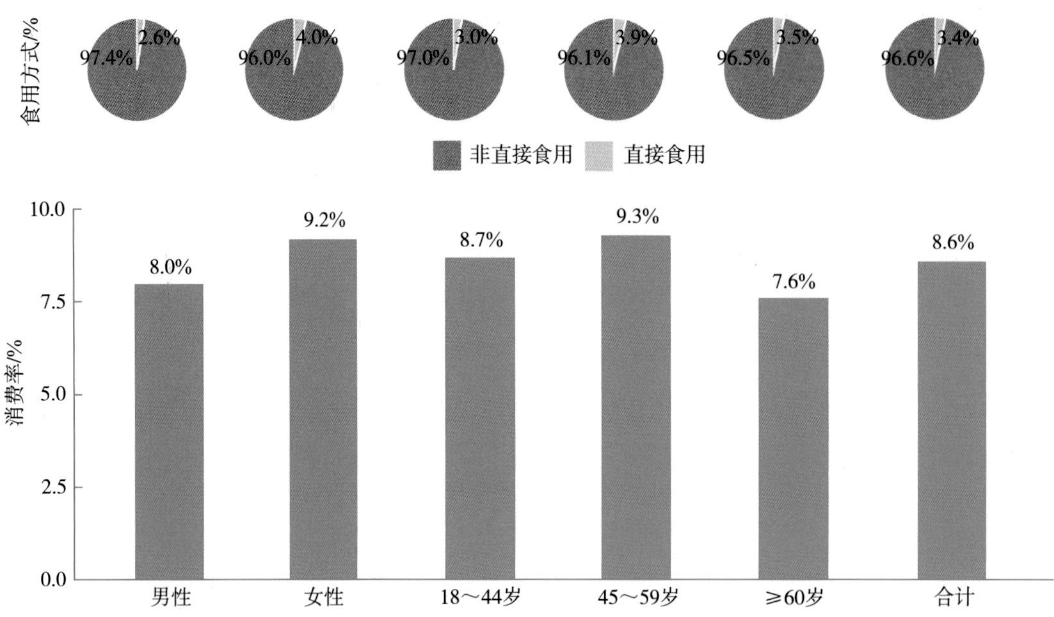

图 2-4-7　不同人群组别蒲公英（干制品）消费率和食用方式比较

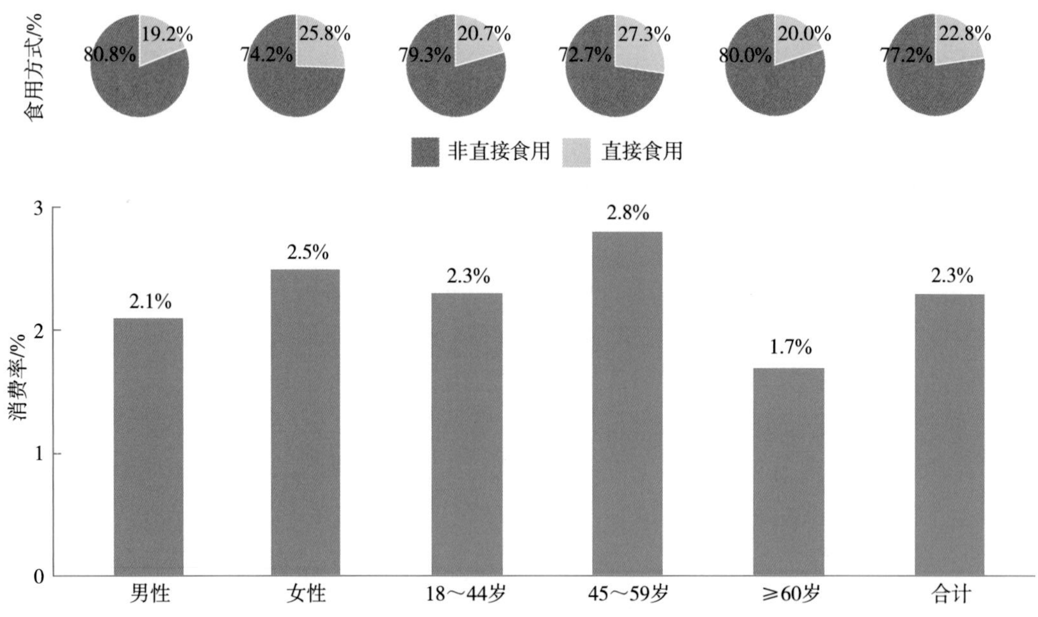

图 2-4-8　不同人群组别蒲公英（鲜品）消费率和食用方式比较

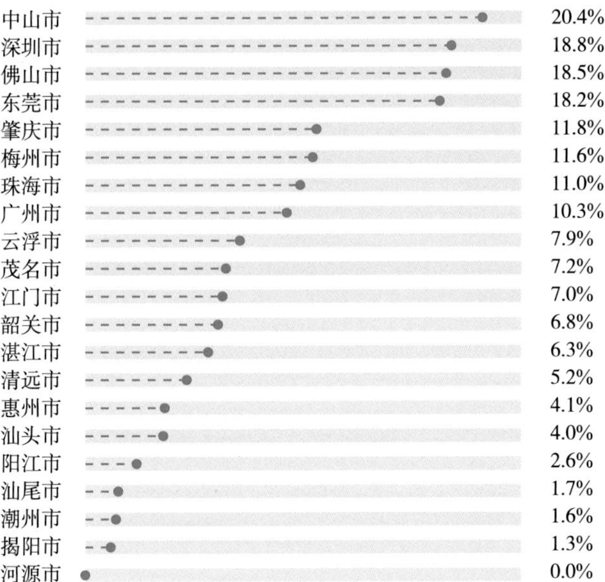

图 2-4-9　不同地区人群蒲公英（干制品）消费率比较

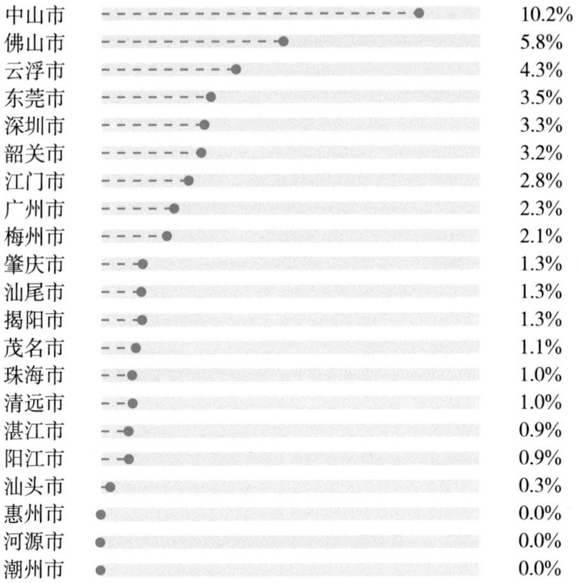

图 2-4-10　不同地区人群蒲公英（鲜品）消费率比较

2. 消费频率　在蒲公英（干制品）消费人群中，消费频率以＜1.0 次 / 月为主（56.6%），其次为 1.0 ～ 3.9 次 / 月（30.0%），最后为≥4.0 次 / 月（13.4%）。详见图 2-4-11。

蒲公英（鲜品）消费人群中，每月消费频率以＜1.0 次 / 月为主（60.5%），其次为 1.0 ～ 3.9 次 / 月（32.7%），最后为≥4.0 次 / 月（6.8%）。详见图 2-4-12。

3. 消费量　在蒲公英（干制品）消费人群中，蒲公英（干制品）的每日消费量范围为 0.003 ～ 13.200g/ 天，均值为 0.46g/ 天，P_{95} 为 1.89g/ 天。不同性别分组中，男性每日消费量均值为 0.46g/ 天，女性为 0.46g/ 天。不同年龄组中，18 ～ 44 岁每日消费量均值为 0.46g/ 天，45 ～ 59 岁为 0.38g/ 天，≥60 岁为 0.60g/ 天。

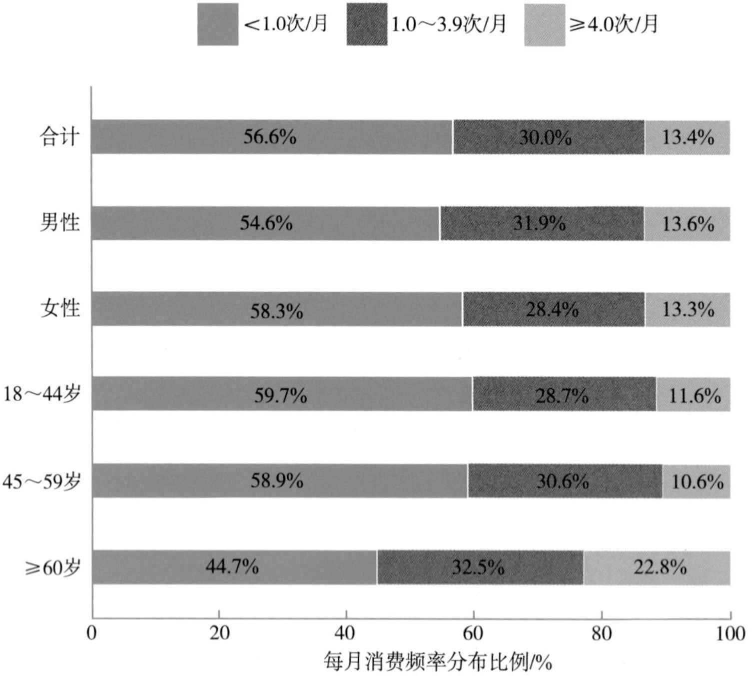

图 2-4-11　蒲公英（干制品）消费人群消费频率分布情况

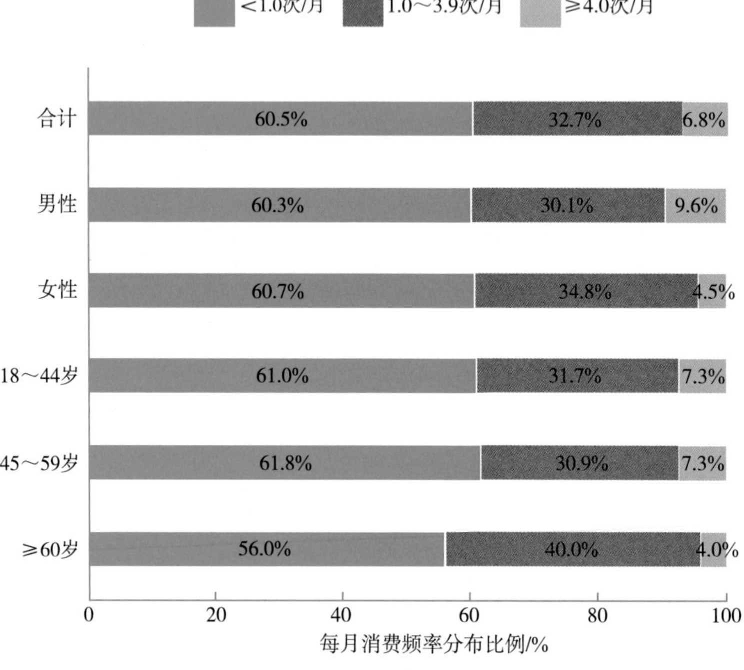

图 2-4-12　蒲公英（鲜品）消费人群消费频率分布情况

在蒲公英(鲜品)消费人群中,蒲公英(鲜品)的每日消费量范围为0.020～37.600g/天,均值为1.53g/天,P_{95}为3.49g/天。不同性别分组中,男性每日消费量均值为1.89g/天,女性为1.22g/天。不同年龄组中,18～44岁每日消费量均值为0.94g/天,45～59岁为2.26g/天,≥60岁为1.83g/天。

(三)消费状况分析

本次调查结果显示,蒲公英(干制品)、蒲公英(鲜品)的总体消费率均偏低,分别为8.6%、2.3%。无论是干制品还是鲜品,多数人的蒲公英消费频率为<1.0次/月,食用方式以非直接食用为主。蒲公英消费人群中,蒲公英(干制品)的每日消费量均值为0.46g/天,P_{95}为1.89g/天,均低于《中国药典》中蒲公英(干制品)作为中药的用量(10～15g)。

(四)药食两用价值

蒲公英味苦、甘,性寒,归肝、胃经,具有清热解毒、消肿散结、利尿通淋等功效。主治疔疮肿毒,乳痈,瘰疬,目赤,咽痛,肺痈,肠痈,湿热黄疸,热淋涩痛等症。煎服,10～15g,外用适量。依据2002年卫生部公布的《既是食品又是药品的物品名单》,蒲公英被纳入食药物质进行管理。

(五)食养建议

蒲公英作为很多地方的时令野菜,其嫩叶可以凉拌制成沙拉,也可以单独或与其他食材一起烹饪食用,如炒菜、煮粥、煲汤;可以调成馅料,做成包子、饺子或馅饼,还可制作成蒲公英馒头、饼干、饮料等。蒲公英所含的蒲公英黄素是一种天然色素,精制后被广泛用于饮料、罐头、糕点、糖果的制作等。按照传统习惯正常食用蒲公英,未见不良反应报道,但因蒲公英性寒,用量过大可致缓泻,故脾虚便溏者慎服。与蒲公英相关的推荐食谱如下。

1. 蒲公英茶[32]

材料:蒲公英5g,金银花5g,甘草3g,胖大海6g。

做法:将蒲公英、金银花洗净,沥干。将甘草、胖大海研为细末,与蒲公英、金银花一同用沸水冲泡10分钟左右即可。

功效:清热解毒,消肿散结。适用于火热内盛所致的咽喉肿痛,口干口苦,大便不通,小便黄短者。

2. 蒲公英粥[32]

材料:蒲公英15g,金银花15g,粳米100g,白糖适量。

做法:蒲公英、金银花分别洗净,加水400ml,煎20分钟,去渣收取浓汁。粳米淘净,加水800ml,武火烧开后,转用文火慢熬成粥,下药汁与白糖,调匀即得。

功效:清热解毒。适用于多种热毒证,如热毒咽喉肿痛、疮疡肿毒等。

(蒋 琦 陈少威 刘嘉欣)

第五节 花 类

一、金银花

（一）基本信息

金银花为忍冬科植物忍冬 *Lonicera japonica* Thunb. 的干燥花蕾或带初开的花。金银花药材呈棒状，上粗下细，略弯曲，长 2 ～ 3cm，上部直径约 3mm，下部直径约 1.5mm。表面黄白色或绿白色（贮久色渐深），密被短柔毛。偶见叶状苞片。花萼绿色，先端 5 裂，裂片有毛，长约 2mm。开放者花冠筒状，先端二唇形；雄蕊 5 枚，附于筒壁，黄色；雌蕊 1 枚，子房无毛。气清香，味淡、微苦。见附图 35。

（二）消费率、消费频率和消费量

1. 消费率 调查人群中，金银花总体消费率为 45.6%（3 156/6 922）。金银花的食用方式以非直接食用为主，消费人群中，非直接食用的人群比例为 95.1%（3 000/3 156），直接食用的人群比例为 4.9%（156/3 156）。

按性别、年龄对金银花消费率进行分组比较分析，结果显示，不同性别人群金银花的消费率差异不显著（χ^2=1.35，p=0.245），男性消费率为 44.9%（1 527/3 402），女性消费率为 46.3%（1 629/3 520）。不同年龄组人群金银花消费率存在差异（χ^2=11.16，p=0.004），18 ～ 44 岁消费率为 47.4%（1 655/3 492），45 ～ 59 岁消费率为 44.8%（867/1 935），≥60 岁消费率为 42.4%（634/1 495）。详见图 2-5-1。

不同地市人群金银花消费率范围为 6.1% ～ 76.7%，其中，东莞市最高（76.7%），其次为深圳市（67.4%），第三是云浮市（63.2%），河源市的消费率最低，为 6.1%。详见图 2-5-2。

2. 消费频率 金银花消费人群中，每月消费频率以<1.0 次 / 月为主（53.1%），其次为 1.0 ～ 3.9 次 / 月（36.1%），最后为≥4.0 次 / 月（10.8%）。详见图 2-5-3。

3. 消费量 在金银花消费人群中，金银花的每日消费量范围为 0.003 ～ 13.330g/ 天，均值为 0.40g/ 天，P_{95} 为 1.33g/ 天。不同性别分组中，男性每日消费量均值为 0.41g/ 天，女性为 0.39g/ 天。不同年龄组中，18 ～ 44 岁每日消费量均值为 0.39g/ 天，45 ～ 59 岁为 0.40g/ 天，≥60 岁为 0.43g/ 天。

（三）消费状况分析

本次调查结果显示，金银花在调查人群中的总体消费率为 45.6%，金银花消费率存在地区分布及年龄差异性，性别差异不明显。不同地市的消费率差异较大，东莞市最高（76.7%），东莞市、深圳市、云浮市、肇庆市、广州市、汕头市、潮州市、佛山市、中山市居民的金银花消费率都超过 50.0%，河源市的消费率（6.1%）最低。不同年龄组人群金银花消费率比较，≥60 岁年龄组人群消费率相对较低。

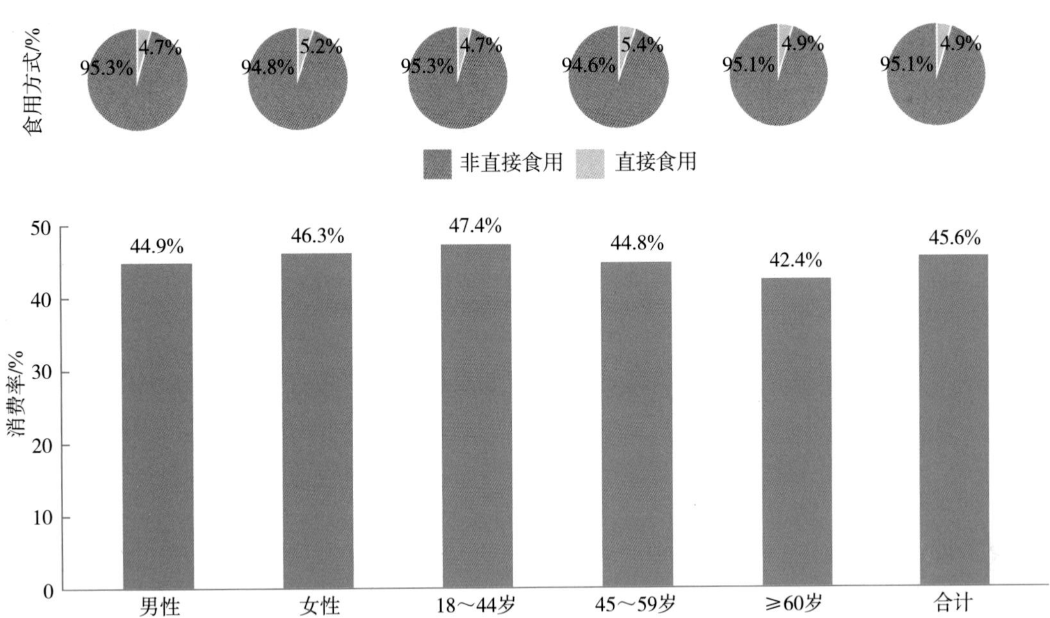

图 2-5-1　不同人群组别金银花消费率和食用方式比较

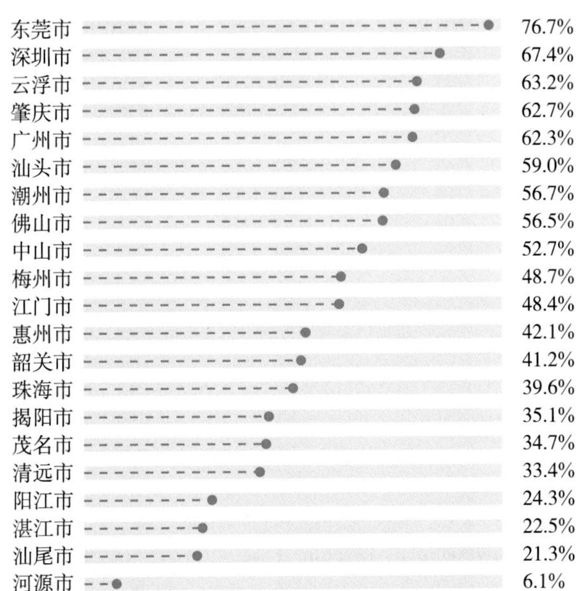

图 2-5-2　不同地区人群金银花消费率比较

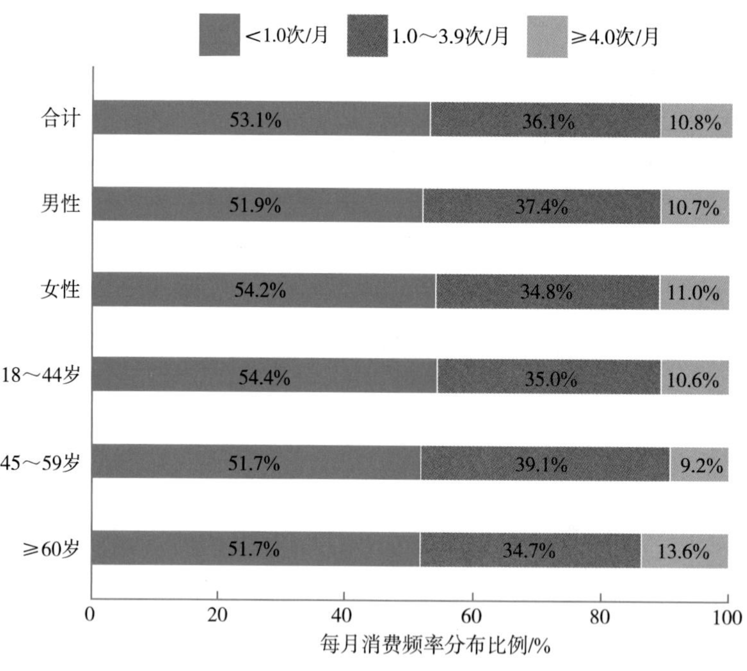

图 2-5-3 金银花消费人群消费频率分布情况

金银花消费人群中，多数人的消费频率为<1.0 次 / 月，食用方式以非直接食用为主。金银花消费人群中，金银花的每日消费量均值为 0.40g/ 天，P_{95} 为 1.33g/ 天，均低于《中国药典》中金银花作为中药的用量（6 ～ 15g）。

（四）药食两用价值

金银花味甘，性寒，归肺、心、胃经，具有清热解毒、疏散风热的功效。主治痈肿疔疮，喉痹，丹毒，热毒血痢，风热感冒，温病发热等症。煎服，6 ～ 15g。现代药理研究表明，金银花具有抗炎、抗菌、抗病毒、抗氧化、免疫调节、保肝利胆等药理作用。依据 2002 年卫生部公布的《既是食品又是药品的物品名单》，金银花被纳入食药物质进行管理。

（五）食养建议

金银花作为食品可适量食用，可泡茶、蒸煮。金银花已被广泛开发成各种加工食品，如金银花菊花木糖醇复合饮料、金银花夏枯草鸡蛋花复合饮料、金银花硬质糖果等。按照传统习惯正常食用金银花，未见不良反应报道，但脾胃虚寒及气虚疮疡脓清者不宜服用。与金银花相关的推荐饮品及食谱如下。

1. 金银花粥[3]

材料：鲜金银花 30g 或干品 10g，粳米 100g。

做法：金银花加水煎煮浓缩至 150ml，入粳米 100g，加水 600ml，煮成粥，每日早晚温服。

功效：清热解毒。适用于风热或温病发热，痈肿疔疮等证，症见热毒心烦，头痛头晕等。脾胃虚寒及气虚疮疡脓清者不宜服用。

2. 双花饮

材料：金银花 10g，菊花 6g，薄荷 6g，蜂蜜 30g。

做法：将金银花、菊花、薄荷放入锅内，加水煮沸，3 分钟后将药液滤出，放入蜂蜜，搅拌均匀即可饮用。

功效：清热解毒，解表退热。适用于热毒血痢，风热感冒，温病发热等证。脾胃虚寒者慎服。

二、西红花

（一）基本信息

西红花为鸢尾科植物番红花 *Crocus sativus* L. 的干燥柱头。西红花药材呈线形，三分枝，长约 3cm。暗红色，上部较宽而略扁平，顶端边缘显不整齐的齿状，内侧有一短裂隙，下端有时残留一小段黄色花柱。体轻，质松软，无油润光泽，干燥后质脆易断。气特异，微有刺激性，味微苦。见附图 36。

（二）消费率、消费频率和消费量

1. 消费率　调查人群中，西红花总体消费率为 3.2%（221/6 922）。西红花的食用方式以非直接食用为主，在西红花消费人群中，非直接食用的人群比例为 87.8%（194/221），直接食用的人群比例为 12.2%（27/221）。

按性别、年龄对西红花消费率进行分组比较分析，结果显示，不同性别人群西红花的消费率差异显著（χ^2=23.72，p<0.001），男性消费率为 2.1%（73/3 402），低于女性消费率 4.2%（148/3 520）。不同年龄组人群西红花消费率差异不显著（χ^2=5.04，p=0.081），18 ～ 44 岁消费率为 3.3%（115/3 492），45 ～ 59 岁消费率为 3.7%（71/1 935），≥60 岁消费率为 2.3%（35/1 495）。详见图 2-5-4。

不同地市人群西红花消费率范围为 0.0% ～ 8.5%，其中，东莞市最高（8.5%），其次为深圳市（8.2%），第三是广州市（7.3%），河源市、揭阳市和汕尾市的消费率为 0.0%。详见图 2-5-5。

2. 消费频率　西红花消费人群中，消费频率以<1.0 次 / 月为主（61.7%），其次为 1.0 ～ 3.9 次 / 月（29.2%），最后为≥4.0 次 / 月（9.1%）。详见图 2-5-6。

3. 消费量　西红花消费人群中，西红花的每日消费量范围为 0.001 ～ 2.130g/ 天，均值为 0.10g/ 天，P_{95} 为 0.67g/ 天。不同性别分组中，男性每日消费量均值为 0.10g/ 天，女性为 0.11g/ 天。不同年龄组中，18 ～ 44 岁每日消费量均值为 0.10g/ 天，45 ～ 59 岁为 0.11g/ 天，≥60 岁为 0.13g/ 天。

（三）消费状况分析

本次调查结果显示，西红花在调查人群的总体消费率为 3.2%，西红花消费率存在地区分布及性别差异，年龄差异不明显。各地市消费率（0.0% ～ 8.5%）存在差异，消费率最高的三个地市依次是东莞市、深圳市、广州市。河源市、揭阳市、汕尾市居民的西红花消费率为 0.0%。女性人群西红花消费率高于男性。

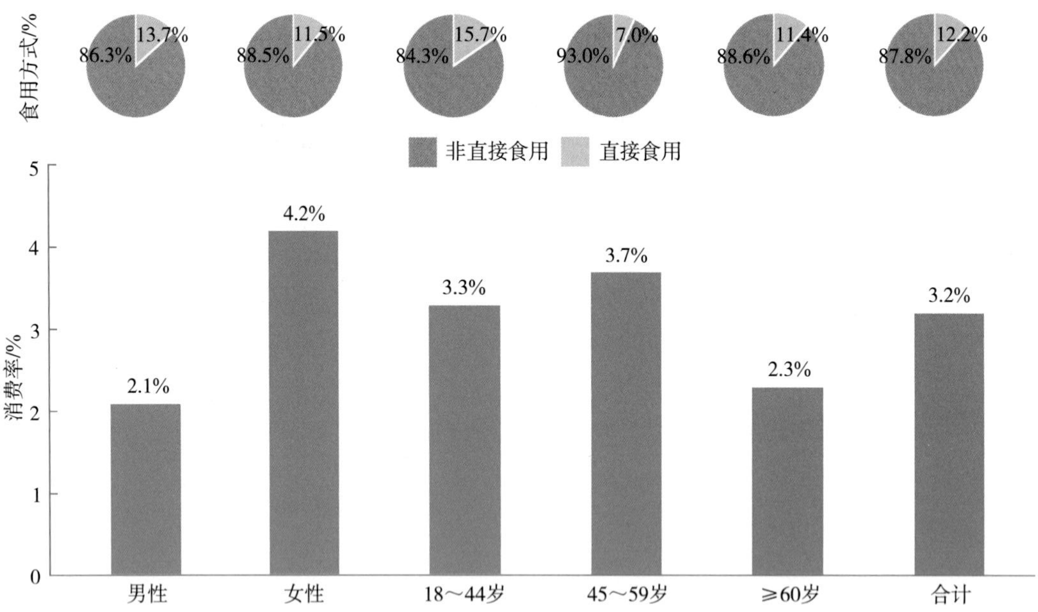

图 2-5-4　不同人群组别西红花消费率和食用方式比较

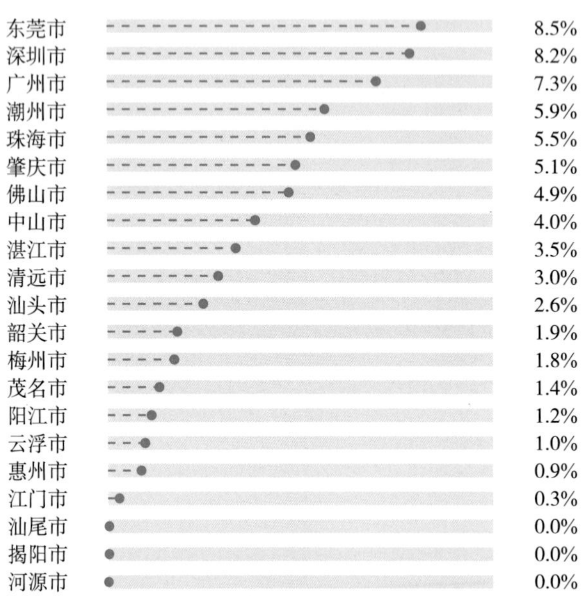

图 2-5-5　不同地区人群西红花消费率比较

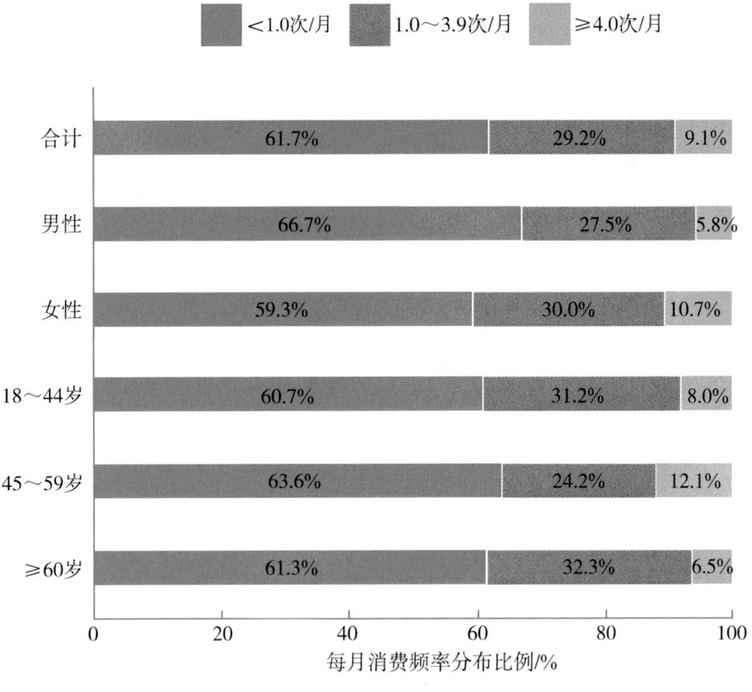

图 2-5-6　西红花消费人群消费频率分布情况

西红花消费人群中，多数人的消费频率为<1.0 次 / 月，食用方式以非直接食用为主，西红花的每日消费量均值为 0.10g/ 天，P_{95} 为 0.67g/ 天，均未达到《中国药典》中西红花作为中药的用量（1 ～ 3g）。

（四）药食两用价值

西红花味甘，性平，归心、肝经，具有活血化瘀、凉血解毒、解郁安神的功效。主治血瘀经闭癥瘕，产后瘀阻，温毒发斑，忧郁痞闷，惊悸发狂等症。煎服或沸水泡服，用量为 1 ～ 3g。2019 年 11 月，国家卫生健康委员会、国家市场监督管理总局联合印发了《关于当归等 6 种新增按照传统既是食品又是中药材的物质公告》（2019 年第 8 号），将西红花纳入按照传统既是食品又是中药材的物质目录进行管理，仅作为香辛料和调味品使用。因西红花独特的医疗、保健和调味作用，其种植面积和市场需求与日俱增。

（五）食养建议

西红花原产于伊朗等国，作为食药物质，主要用于泡茶饮用，在烹饪中也用于制作红花鲍鱼、红花燕窝等。按照传统习惯正常食用，未见不良反应报道。因其具活血功效，故孕妇慎用。与西红花相关的推荐食谱如下。

1. 西红花粥

材料：西红花 3g，桂圆肉 15g，粳米 60g，白糖少许。

做法：西红花洗净，粳米淘洗净，与桂圆肉一起入锅，加适量水，用武火煮沸，再改用文火熬至米熟烂，调入白糖即成。

功效：活血调经，散瘀化痰。适用于气虚血瘀或痰瘀阻滞所致的外伤疼痛、冠心病、中风后遗症等。孕妇不宜服用。

2. 西红花明虾[3]

材料：西红花 3g，大明虾 4 只，马铃薯泥 1 碗，鲜奶油、鲜奶各 1/3 杯，芦笋、小玉米、大蒜粉、橄榄油、精盐各适量。

做法：将西红花洗净；芦笋、小玉米洗净，同马铃薯泥烫熟；明虾去泥腺，去壳，切下虾头，取肉，将虾头、虾壳蒸熟；锅置火上，倒入橄榄油，煎明虾肉，八成熟时，撒大蒜粉，取出切块，放精盐。加入由鲜奶油、鲜奶、西红花拌匀而成的蘸汁，配芦笋、小玉米、马铃薯泥即成。

功效：活血化瘀，美容养颜。适用于美容养颜。也可供亚健康或健康人群日常食养使用。孕妇不宜服用。

（陈少威　蒋　琦　黄　芮）

第六节　叶　类

一、荷叶

（一）基本信息

荷叶为睡莲科植物莲 *Nelumbo nucifera* Gaertn. 的干燥叶。荷叶呈半圆形或折扇形，展开后呈类圆形，全缘或稍呈波状，直径 20 ～ 50cm。上表面深绿色或黄绿色，较粗糙；下表面淡灰棕色，较光滑，有粗脉 21 ～ 22 条，自中心向四周射出；中心有突起的叶柄残基。质脆，易破碎。

荷叶饮片呈不规则的丝状。上表面深绿色或黄绿色，较粗糙；下表面淡灰棕色，较光滑，叶脉明显突起。质脆，易破碎。稍有清香气，味微苦。见附图 37。

（二）消费率、消费频率和消费量

1. 消费率　调查人群中，荷叶总体消费率为 11.2%（776/6 922）。荷叶的食用方式以非直接食用为主，在荷叶消费人群中，非直接食用的人群比例为 98.6%（765/776），直接食用的人群比例为 1.4%（11/776）。

按性别、年龄对荷叶消费率进行分组比较分析，结果显示，不同性别人群荷叶的消费率存在差异（χ^2=8.56，p=0.003），男性消费率为 10.1%（343/3 402），女性消费率为 12.3%（433/3 520）。不同年龄组人群荷叶消费率差异不显著（χ^2=1.84，p=0.399），18 ～ 44 岁消费率为 11.5%（402/3 492），45 ～ 59 岁消费率为 11.4%（221/1 935），≥60 岁消费率为 10.2%（153/1 495）。详见图 2-6-1。

不同地市人群荷叶消费率范围为 0.0% ～ 46.7%，其中，潮州市最高（46.7%），其次为东莞市（32.7%），第三是汕头市（16.0%），河源市的消费率为 0.0%。详见图 2-6-2。

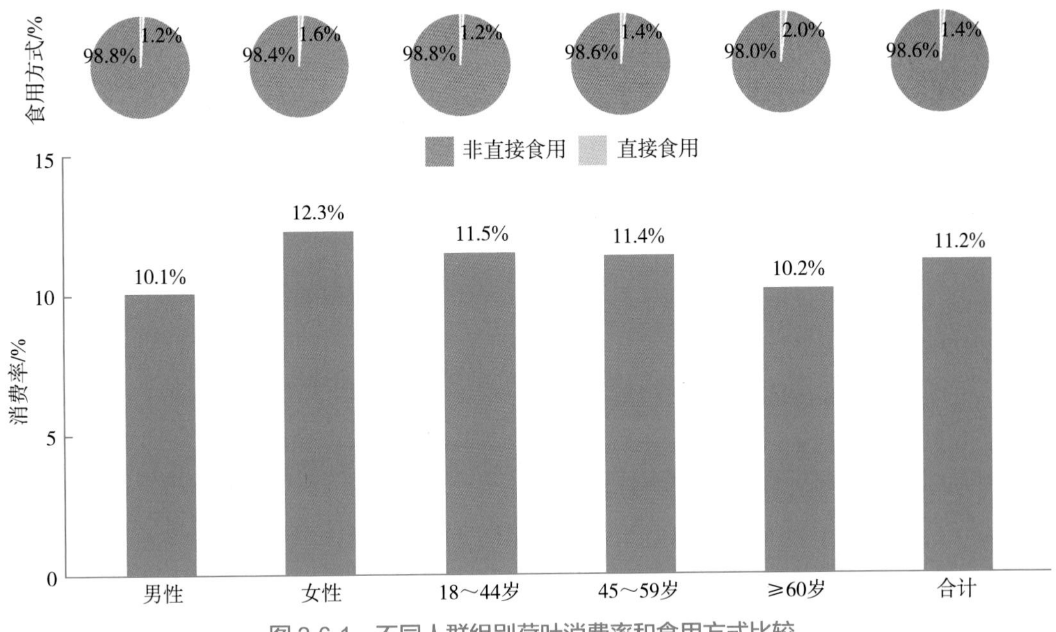

图 2-6-1　不同人群组别荷叶消费率和食用方式比较

地区	消费率
潮州市	46.7%
东莞市	32.7%
汕头市	16.0%
广州市	15.3%
佛山市	14.3%
江门市	13.6%
梅州市	13.1%
深圳市	11.5%
中山市	11.1%
肇庆市	9.7%
清远市	9.2%
茂名市	8.9%
湛江市	7.8%
珠海市	5.8%
韶关市	5.1%
阳江市	4.9%
云浮市	4.3%
揭阳市	3.2%
惠州市	0.9%
汕尾市	0.3%
河源市	0.0%

图 2-6-2　不同地区人群荷叶消费率比较

2. 消费频率　荷叶消费人群中，消费频率以<1.0 次 / 月为主（69.8%），其次为 1.0 ～ 3.9 次 / 月（24.3%），最后为≥4.0 次 / 月（5.9%）。详见图 2-6-3。

3. 消费量　荷叶消费人群中，荷叶的每日消费量范围为 0.003 ～ 11.600g/ 天，均值为 0.35g/ 天，P_{95} 为 1.33g/ 天。不同性别分组中，男性每日消费量均值为 0.33g/ 天，女性为 0.37g/ 天。不同年龄组中，18 ～ 44 岁每日消费量均值为 0.39g/ 天，45 ～ 59 岁为 0.26g/ 天，≥60 岁为 0.37g/ 天。

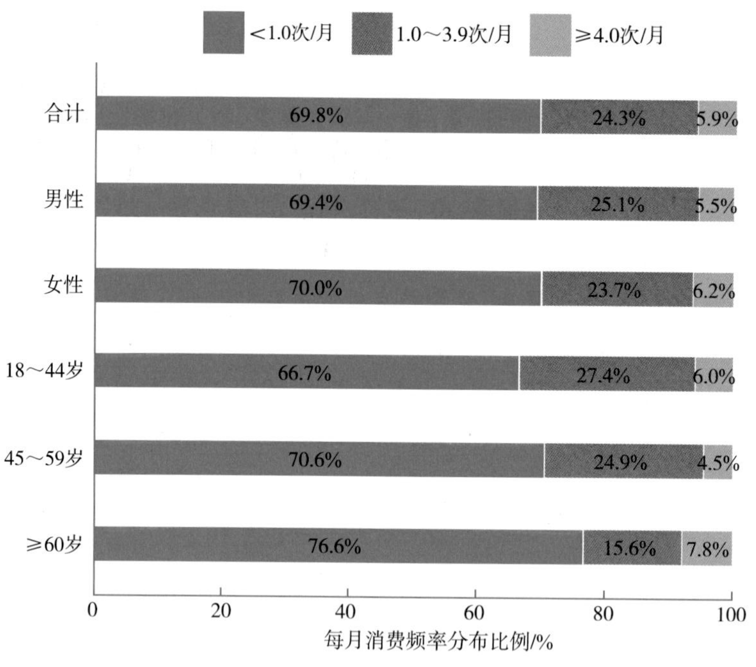

图 2-6-3　荷叶消费人群消费频率分布情况

（三）消费状况分析

本次调查结果显示，荷叶在调查人群中的总体消费率为 11.2%。不同地市的消费率差异较大，潮州市最高（46.7%），其次是东莞市（32.7%），其他地市消费率均小于 20%，其中河源市的消费率为 0.0%。不同性别人群荷叶消费率差异显著，女性高于男性，可能与其功效、主治和女性疾病相关有关；不同年龄组人群荷叶消费率差异不显著。

荷叶消费人群中，多数人的消费频率为<1.0 次 / 月，食用方式以非直接食用为主，在荷叶消费人群中，荷叶的每日消费量均值为 0.35g/ 天，P_{95} 为 1.33g/ 天，均未达到《中国药典》中荷叶作为中药的用量（3 ～ 10g）。

（四）药食两用价值

荷叶味苦，性平，归肝、脾、胃经，具有清暑化湿、升发清阳、凉血止血的功效。主治暑热烦渴，暑湿泄泻，脾虚泄泻，血热吐衄，便血崩漏诸证。煎服，3 ～ 10g；或入膏、丸剂。现代药理研究[33]表明，荷叶具有抗动脉粥样硬化、降糖、降脂、抗病毒、抗衰老、抑菌等药理作用。依据 2002 年卫生部公布的《既是食品又是药品的物品名单》，荷叶被纳入食药物质进行管理。

（五）食养建议

荷叶在全国很多地方都有悠久的食用历史，主要用于煲汤、煮粥、蒸饭、入菜，也常用于包烤或包菜肴。按照传统习惯正常食用，未见不良反应报道。与荷叶相关的推荐食谱如下。

1. 荷叶乌鸡煲[34]

材料：鲜荷叶 1 张，乌鸡 1 只，火腿 50g，香菇 50g，棒骨汤 2 500g，料酒、盐、葱、姜各适量。

做法：鸡肉氽去血水，荷叶洗净切成 4 块，火腿、香菇切成两半；将鸡、荷叶、调料放入高压锅内，加入棒骨汤，武火上烧沸，用蒸气煮压 15 分钟，晾凉，倒入砂锅内；

将砂锅置武火上烧沸，取出荷叶，上桌。可烫其他菜食用或直接佐餐食。

功效：清热解暑。适用于夏季心烦热渴，小便不利、大便燥结等症。

2. 荷叶桂花茶[3]

材料：桂花 3g，荷叶 5g，冰糖 10g。

做法：用开水冲泡后服用。

功效：清热化湿。适用于暑湿天气导致的身热头重，疲倦乏力。

3. 荷叶粥

材料：鲜荷叶适量，粳米 150g，冰糖适量。

做法：将新鲜荷叶洗净煎汤，再用荷叶汤同粳米、冰糖煮粥。

功效：清暑利湿，升发清阳。适用于缓解暑热引起的疲倦乏力、口干渴等。

二、淡竹叶

（一）基本信息

淡竹叶为禾本科植物淡竹叶 *Lophatherum gracile* Brongn. 的干燥茎叶。淡竹长 25～75cm。茎呈圆柱形，有节，表面淡黄绿色，断面中空。叶鞘开裂。叶片披针形，有的皱缩卷曲，长 5～20cm，宽 1.0～3.5cm；表面浅绿色或黄绿色。叶脉平行，具横行小脉，形成长方形的网格状，下表面尤为明显。

淡竹叶饮片呈不规则的段、片，可见茎碎片、节和开裂的叶鞘。叶碎片浅绿色或黄绿色，有的皱缩卷曲，叶脉平行，具横行小脉，形成长方形的网格状，下表面尤为明显。体轻，质柔韧。气微，味淡。见附图 38。

（二）消费率、消费频率和消费量

1. 消费率　调查人群中，淡竹叶总体消费率为 7.0%（483/6 922）。淡竹叶的食用方式以非直接食用为主，消费人群中，非直接食用的人群比例为 97.5%（471/483），直接食用的人群比例为 2.5%（12/483）。

不同性别人群淡竹叶消费率比较，差异显著（χ^2=6.20，p=0.013），男性消费率为 6.2%（211/3 402），略低于女性消费率 7.7%（272/3 520）。不同年龄组人群淡竹叶消费率比较，差异不显著（χ^2=0.30，p=0.861），18～44 岁消费率为 7.0%（246/3 492），45～59 岁消费率为 6.7%（130/1 935），≥60 岁消费率为 7.2%（107/1 495）。详见图 2-6-4。

不同地市人群淡竹叶消费率范围为 0.0%～25.9%，其中，中山市最高（25.9%），其次为东莞市（17.9%），第三是肇庆市（15.5%），河源市的消费率为 0.0%。详见图 2-6-5。

2. 消费频率　淡竹叶消费人群中，消费频率以<1.0 次 / 月为主（58.8%），其次为 1.0～3.9 次 / 月（31.9%），最后为≥4.0 次 / 月（9.3%）。详见图 2-6-6。

3. 消费量　淡竹叶消费人群中，淡竹叶的每日消费量范围为 0.010～6.110g/ 天，均值为 0.41g/ 天，P_{95} 为 1.33g/ 天。不同性别分组中，男性每日消费量均值为 0.43g/ 天，女性为 0.39g/ 天。不同年龄组中，18～44 岁每日消费量均值为 0.41g/ 天，45～59 岁为 0.40g/ 天，≥60 岁为 0.42g/ 天。

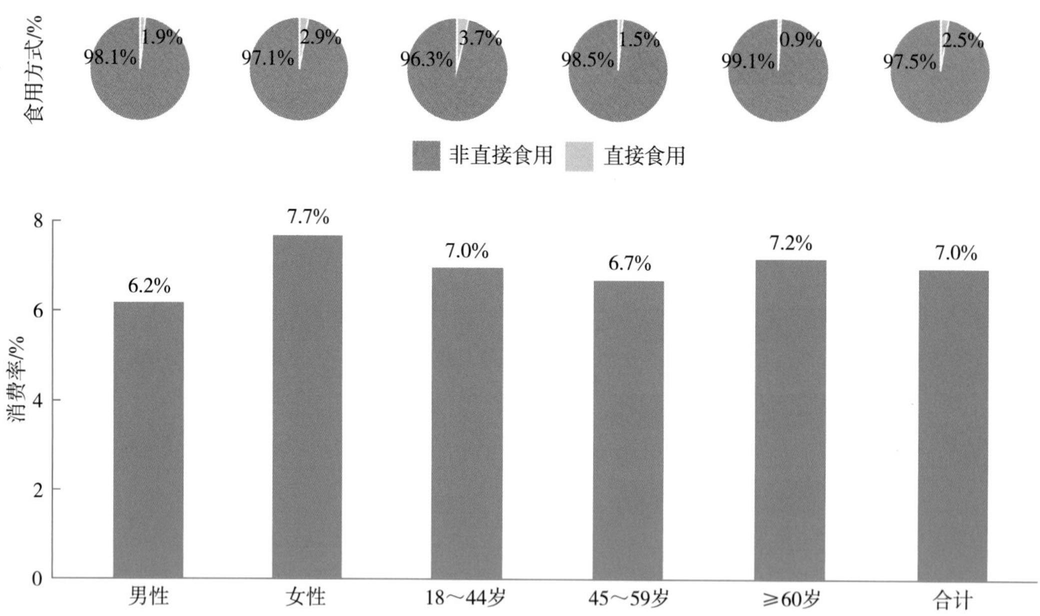

图 2-6-4　不同人群组别淡竹叶消费率和食用方式比较

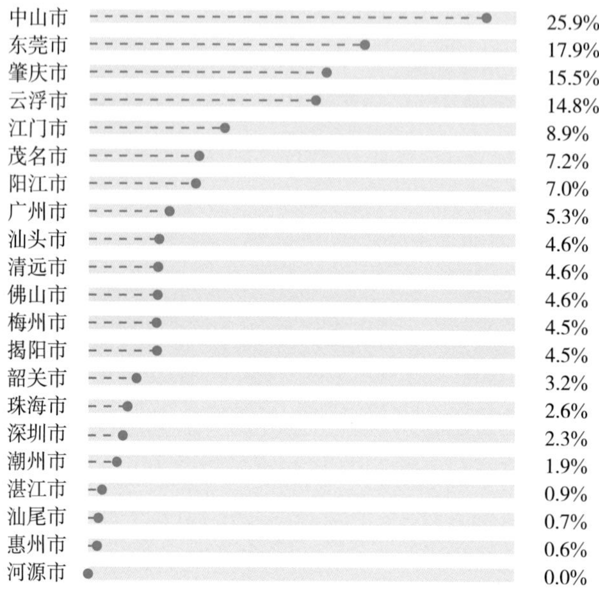

图 2-6-5　不同地区人群淡竹叶消费率比较

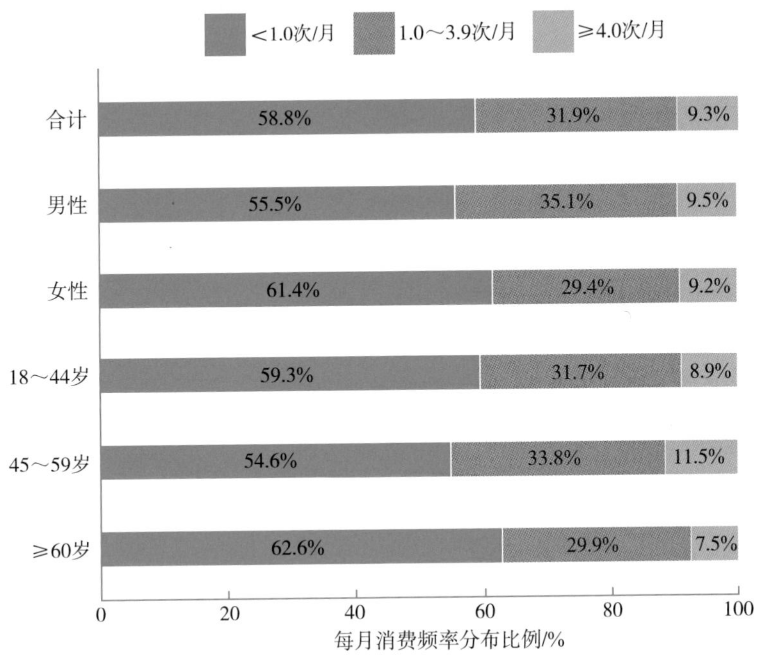

图 2-6-6　淡竹叶消费人群消费频率分布情况

（三）消费状况分析

本次调查结果显示，淡竹叶在调查人群中的总体消费率较低，为 7.0%。淡竹叶消费率存在地区分布及性别差异，年龄差异不明显。各地市消费率（0.0% ～ 25.9%）存在差异，其中中山市最高，河源市最低。女性人群淡竹叶消费率高于男性。

淡竹叶消费人群中，多数人的消费频率为<1.0 次 / 月，食用方式以非直接食用为主。在淡竹叶消费人群中，淡竹叶的每日消费量均值为 0.41g/ 天，P_{95} 为 1.33g/ 天，均未达到《中国药典》中淡竹叶作为中药的用量（6 ～ 10g）。

（四）药食两用价值

淡竹叶味甘、淡，性寒，归心、胃、小肠经，具有清热泻火、除烦止渴、利尿通淋的功效。主治热病伤津导致的心烦口渴，小便短赤涩痛，口舌生疮等症。煎服，6 ～ 10g。依据 2002 年卫生部公布的《既是食品又是药品的物品名单》，淡竹叶被纳入食药物质进行管理。

（五）食养建议

淡竹叶因为其特有的清香而被人们所喜爱，是暑热季节广泛食用的原料，在我国南方地区作为复方凉茶的组成之一，也可煮粥，单用或配伍煮水代茶饮用均可。淡竹叶性寒，且能渗湿利尿，所以阴虚火旺、骨蒸潮热，或体虚、体寒者不宜使用。按照传统习惯正常食用淡竹叶，未见不良反应报道。与淡竹叶相关的推荐食谱如下。

1. 麦冬竹叶粥[3]

材料：淡竹叶 7g，麦冬 5g，粳米 50g，红枣 3 枚。

做法：将麦冬、淡竹叶水煎取汁，入粳米、红枣共煮粥。

功效：养阴和胃，清热除烦。适用于热证身热，面赤心烦，渴喜冷饮等症。

2. 淡竹叶赤小豆鸭肉汤[35]

材料：淡竹叶 10g，赤小豆 10g，生地黄 12g，车前子 10g，白茅根 10g，雄鸭 200g。

做法：将上述诸药与适量清水同入锅内，武火煮沸后，加入鸭肉块，文火煎煮 30 分钟后，调味食用。

功效：清热泻火，利尿消肿。适用于热淋，小便频数、短赤疼痛，心烦，口渴等症。

3. 淡竹叶芦根粥[3]

材料：粳米 100g，芦根 15g，淡竹叶 10g，冰糖 30g。

做法：芦根、淡竹叶切碎布包，加入淘洗干净的粳米，再加水适量，先用武火烧开，再转用文火熬煮成稀粥，可加适量冰糖调味。

功效：生津止渴，清热除烦。适用小便频数、短赤疼痛，心烦，口渴等症。

三、布渣叶

（一）基本信息

布渣叶①为椴树科植物破布叶 *Microcos paniculata* L. 的干燥叶。布渣叶多皱缩或破碎。完整叶展平后呈卵状长圆形或卵状矩圆形，长 8 ～ 18cm，宽 4 ～ 8cm。表面黄绿色、绿褐色或黄棕色。先端渐尖，基部钝圆，稍偏斜，边缘具细齿。基出脉 3 条，侧脉羽状，小脉网状。具短柄，叶脉及叶柄被柔毛。纸质，易破碎。气微，味淡，微酸涩。见附图 39。

（二）消费率、消费频率和消费量

1. 消费率 调查人群中，布渣叶总体消费率为 1.7%（118/6 922）。布渣叶的食用方式以非直接食用为主，消费人群中，非直接食用的人群比例为 95.8%（113/118），直接食用的人群比例为 4.2%（5/118）。

不同性别人群的布渣叶消费率比较，差异不显著（χ^2=2.21，p=0.137），男性人群消费率为 1.9%（66/3 402），女性消费率为 1.5%（52/3 520）。不同年龄组人群布渣叶消费率比较，差异不显著（χ^2=1.65，p=0.439），18 ～ 44 岁消费率为 1.5%（54/3 492），45 ～ 59 岁消费率为 2.0%（39/1 935），≥60 岁消费率为 1.7%（25/1 495）。

不同地市人群布渣叶消费率范围为 0.0% ～ 14.5%，其中，云浮市最高（14.5%），其次为茂名市（6.7%），第三是东莞市（3.8%），河源市、惠州市、揭阳市、梅州市、汕头市、汕尾市、韶关市和湛江市的消费率均为 0.0%。

2. 消费频率 布渣叶消费人群中，消费频率以<1.0 次 / 月为主（78.8%），其次为 1.0 ～ 3.9 次 / 月（15.3%），最后为≥4.0 次 / 月（5.9%）。

3. 消费量 布渣叶消费人群中，布渣叶的每日消费量范围为 0.010 ～ 2.670g/ 天，均值为 0.18g/ 天，P_{95} 为 0.67g/ 天。不同性别分组中，男性每日消费量均值为 0.19g/ 天，女性为 0.18g/ 天。不同年龄组中，18 ～ 44 岁每日消费量均值为 0.14g/ 天，45 ～ 59 岁为 0.27g/ 天，≥60 岁为 0.15g/ 天。

---

① 布渣叶虽未被正式纳入食药物质进行管理，但被收录在《中国药典》且被允许作为凉茶饮料原料使用。

（三）消费状况分析

本次调查结果显示，布渣叶在调查人群中的总体消费率较低，为 1.7%。不同地市的消费率存在差异，云浮市最高（14.5%），河源市、惠州市、揭阳市、梅州市、汕头市、汕尾市、韶关市和湛江市的消费率为 0.0%。布渣叶消费人群中，多数人的消费频率为<1.0 次 / 月，食用方式以非直接食用为主，消费人群布渣叶的每日消费量均值为 0.18g/ 天，P_{95} 为 0.67g/ 天，均低于《中国药典》中布渣叶作为中药的建议用量（15 ～ 30g）。

（四）药食两用价值

布渣叶味微酸，性凉，归脾、胃经，具有消食化滞、清热利湿的功效。主治饮食积滞，感冒发热，湿热黄疸等症。煎服，15 ～ 30g。现代药理研究[36]表明，布渣叶具有促消化、调节血脂、解热镇痛、利胆等药理作用。依据卫生部《关于批准 DHA 藻油、棉籽低聚糖等 7 种物品为新资源食品及其相关规定的公告》（2010 年第 3 号），布渣叶被允许作为凉茶饮料原料使用。

（五）食养建议

布渣叶作为凉茶主要原料，目前被广泛用于广东多种凉茶制作中，可单用或配伍煮水代茶饮用。按照传统习惯正常食用，未见不良反应报道。与布渣叶相关的推荐食谱如下。

1. 布渣叶茶[3]

材料：布渣叶 10g，绿茶适量。

做法：放入 10g 布渣叶和适量绿茶，倒入沸水浸泡 10 分钟后即可服用。

功效：消滞除积，和胃降逆。适用于小儿发生饮食积滞，呃逆、嗳气等症。

2. 布渣叶鸭肾汤[3]

材料：布渣叶 15g，鸭肾 1 个，白萝卜 1 个。

做法：将鸭肾洗净，但注意不要剥去黏附在鸭肾内壁上的金黄色的厚膜，白萝卜切断，加入布渣叶，加入水 500ml，武火煲开，文火慢炖至鸭胗熟烂。

功效：健脾开胃，去积消滞。可用于婴幼儿呕奶、腹部胀满、不思乳食、大便酸臭等症。

（王　萍　胡帅尔　李志锋）

第七节　真　菌

一、灵芝

（一）基本信息

灵芝为多孔菌科真菌赤芝 *Ganoderma lucidum*（Leyss.ex Fr.）Karst. 或紫芝 *Ganoderma sinense* Zhao，Xu et Zhang 的干燥子实体。见表 2-7-1。

赤芝外形呈伞状，菌盖肾形、半圆形或近圆形，直径 10 ～ 18cm，厚 1 ～ 2cm。皮壳坚硬，黄褐色至红褐色，有光泽，具环状棱纹和辐射状皱纹，边缘薄而平截，常稍内卷。菌肉白色至淡棕色。菌柄圆柱形，侧生，少偏生，长 7 ～ 15cm，直径 1.0 ～ 3.5cm，红褐色至紫褐色，光亮。孢子细小，黄褐色。气微香，味苦涩。紫芝皮壳紫黑色，有漆样光泽。菌肉锈褐色。菌柄长 17 ～ 23cm。灵芝栽培品子实体较粗壮、肥厚，直径 12 ～ 22cm，厚 1.5 ～ 4.0cm。皮壳外常被有大量粉尘样的黄褐色孢子。

灵芝饮片多呈肾形或半圆形切片。表面黄褐色至棕褐色，或紫黑色，具光泽，有的被有粉尘样黄褐色孢子，切面疏松，菌肉白色至淡棕色或锈褐色。体轻，质软。气微香，味苦、涩。见附图 40。

表 2-7-1　灵芝的基本信息

名称	植物名	拉丁学名	所属科名	部位
灵芝	赤芝	*Ganoderma lucidum*（Leyss.ex Fr.）Karst.	灵芝科	干燥子实
	紫芝	*Ganoderma sinense* Zhao，Xu et Zhang	灵芝科	干燥子实

（二）消费率、消费频率和消费量

1. 消费率　调查人群中，灵芝的总体消费率为 30.9%（2 142/6 922）。灵芝的食用方式以非直接食用为主，消费人群中，非直接食用的人群比例为 94.3%（2 020/2 142），直接食用的人群比例为 5.7%（122/2 142）。

按性别、年龄对灵芝消费率进行分组比较分析，结果显示，不同性别人群灵芝的消费率差异显著（χ^2=12.41，p<0.001），女性消费率为 32.9%（1 157/3 520），略高于男性消费率 29.0%（985/3 402）。不同年龄组人群灵芝消费率比较，差异不显著（χ^2=1.81，p=0.404），18 ～ 44 岁消费率为 30.5%（1 065/3 492），45 ～ 59 岁消费率为 32.1%（622/1 935），≥60 岁消费率为 30.4%（455/1 495）。详见图 2-7-1。

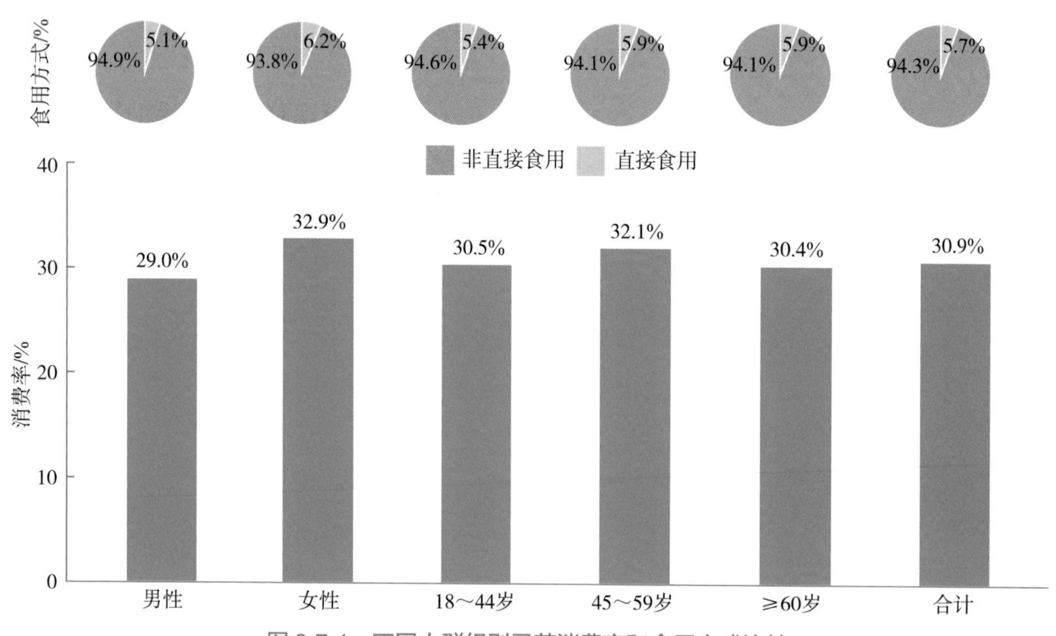

图 2-7-1　不同人群组别灵芝消费率和食用方式比较

不同地市人群灵芝消费率范围为 11.0% ～ 60.0%，其中，广州市最高（60.0%），其次为东莞市（50.3%），第三是肇庆市（45.8%），汕尾市的消费率最低，为 11.0%。详见图 2-7-2。

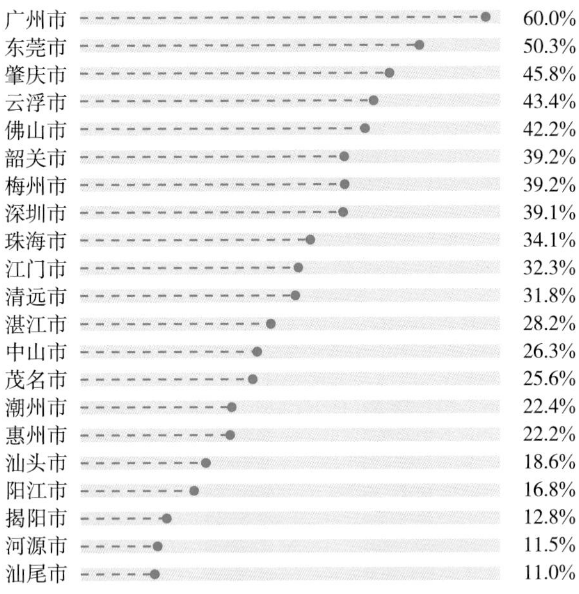

图 2-7-2 不同地区人群灵芝消费率比较

2. 消费频率 灵芝消费人群中，消费频率以<1.0 次 / 月为主（70.7%），其次为 1.0 ～ 3.9 次 / 月（23.2%），最后为≥4.0 次 / 月（6.1%）。详见图 2-7-3。

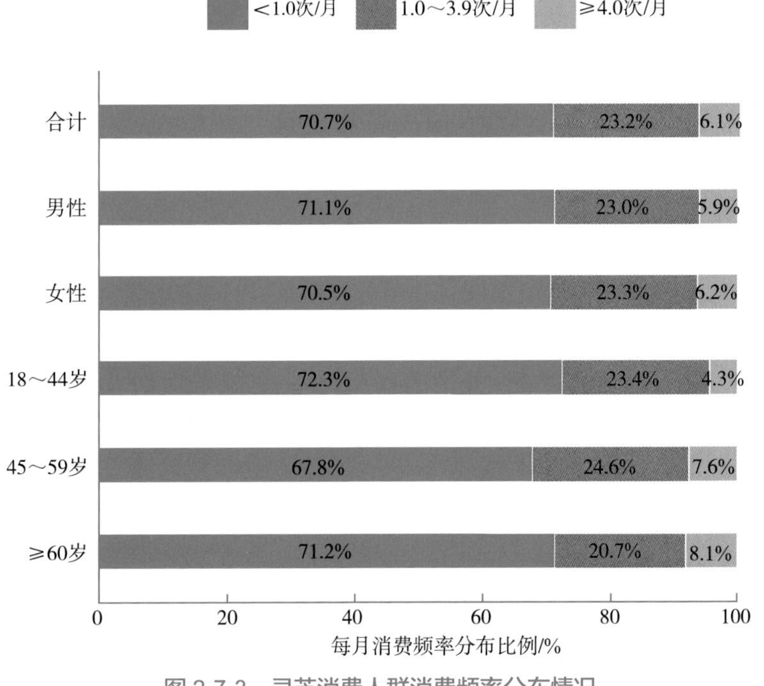

图 2-7-3 灵芝消费人群消费频率分布情况

3. 消费量 消费人群灵芝的每日消费量为0.003～16.000g/天，均值为0.34g/天，P_{95}为1.33g/天。不同性别分组中，男性每日消费量均值为0.35g/天，女性为0.34g/天。不同年龄组中，18～44岁每日消费量均值为0.29g/天，45～59岁为0.45g/天，≥60岁为0.32g/天。

（三）消费状况分析

本次调查结果显示，灵芝在调查人群中的总体消费率为30.9%。灵芝消费率存在地区分布及性别差异，年龄差异不明显。各地市消费率存在差异，广州市最高（60.0%），汕尾市的消费率最低（11.0%）。女性人群灵芝消费率略高于男性。

灵芝消费人群中，多数人的消费频率为<1.0次/月，食用方式以非直接食用为主。在灵芝消费人群中，灵芝的每日消费量均值为0.34g/天，P_{95}为1.33g/天，均低于《中国药典》中灵芝作为中药的建议用量（6～12g）。

（四）药食两用价值

灵芝味甘，性平，归心、肺、肝、肾经，具有补气安神、止咳平喘的功效。主治心神不宁，失眠心悸，肺虚咳喘，虚劳短气，不思饮食等症。水煎汤，内服6～12g，或入丸，散剂。灵芝的营养价值极高，富含多糖、三萜类化合物、甾醇和生物碱等多种活性成分[37,38]。

2023年11月，国家卫生健康委员会、国家市场监督管理总局发布《关于党参等9种新增按照传统既是食品又是中药材的物质公告》（2023年第9号），将灵芝纳入按照传统既是食品又是中药材的物质目录进行管理。

（五）食养建议

我国部分地区居民有食用灵芝的习惯，灵芝可泡茶、煲汤，也可做成灵芝口服液、灵芝糖浆、灵芝发酵酸奶等。按照传统习惯正常食用，未见不良反应报道。与灵芝相关的食谱推荐如下。

1. 灵芝大枣粥[8,39]

材料：灵芝10g，大枣6枚，花生仁6g，粳米60g。

做法：将灵芝，大枣，花生仁，粳米洗净，加入水400ml共煮粥。

功效：益气养血，补虚扶正。适用于久病体虚、老年体弱或未老先衰者，亦可用于血小板减少性紫癜。也可供亚健康或健康人群日常食养使用。

2. 灵芝核桃羹[8]

材料：灵芝10g，核桃仁10g，甜杏仁8g，冰糖适量。

做法：将灵芝、核桃仁、甜杏仁洗净，加水适量共煮，煮好后加入适量冰糖。

功效：补益肺肾，止咳平喘。适用于慢性支气管炎咳嗽痰多者。

二、茯苓

（一）基本信息

茯苓为多孔菌科真菌茯苓*Poria cocos*（Schw.）Wolf的干燥菌核。茯苓呈类球形、椭圆形、扁圆形或不规则团块，大小不一。外皮薄而粗糙，棕褐色至黑褐色，有明显的皱缩纹理。体重，质坚实，断面颗粒性，有的具裂隙，外层淡棕色，内部白色，少数淡红色，有的中间抱有松根。气微，味淡，嚼之粘牙。

茯苓饮片多去皮，呈立方块状或方块状厚片，大小不一。白色、淡红色或淡棕色。见附图 41。

（二）消费率、消费频率和消费量

1. 消费率　调查人群中，茯苓总体消费率为 34.6%（2 396/6 922）。茯苓的食用方式以非直接食用为主，消费人群中，非直接食用的人群比例为 92.7%（2 222/2 396），直接食用的人群比例为 7.3%（174/2 396）。

不同性别人群的茯苓消费率比较，差异显著（χ^2=14.98，p<0.001），男性消费率为 32.4%（1 101/3 402），低于女性消费率 36.8%（1 295/3 520）。不同年龄组人群茯苓消费率比较，差异不显著（χ^2=0.83，p=0.659），18 ～ 44 岁消费率为 34.1%（1 192/3 492），45 ～ 59 岁消费率为 35.3%（684/1 935），≥60 岁消费率为 34.8%（520/1 495）。详见图 2-7-4。

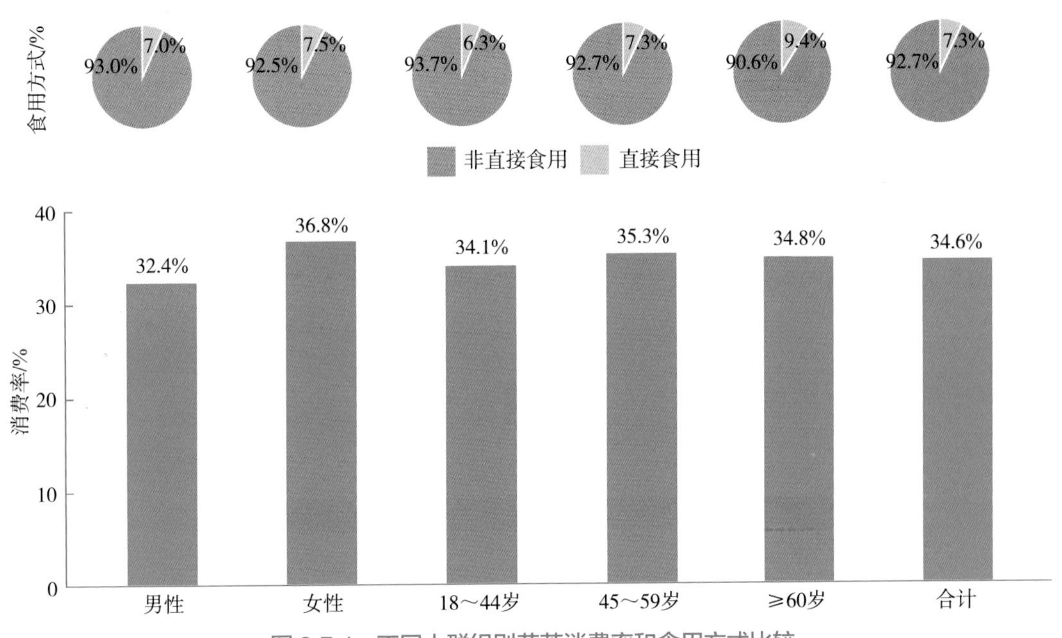

图 2-7-4　不同人群组别茯苓消费率和食用方式比较

不同地市人群茯苓消费率为 2.2% ～ 64.3%，其中，广州市最高（64.3%），其次为肇庆市（63.0%），第三是东莞市（62.6%），揭阳市的消费率最低，为 2.2%。详见图 2-7-5。

2. 消费频率　茯苓消费人群中，消费频率以<1.0 次 / 月为主（42.2%），其次为 1.0 ～ 3.9 次 / 月（41.8%），最后为≥4.0 次 / 月（16.0%）。详见图 2-7-6。

3. 消费量　茯苓消费人群中，茯苓的每日消费量范围为 0.010 ～ 21.330g/ 天，均值为 0.69g/ 天，P_{95} 为 2.67g/ 天。不同性别分组中，男性每日消费量均值为 0.66g/ 天，女性为 0.71g/ 天。不同年龄组中，18 ～ 44 岁每日消费量均值为 0.64g/ 天，45 ～ 59 岁为 0.75g/ 天，≥60 岁为 0.72g/ 天。

（三）消费状况分析

本次调查结果显示，茯苓在调查人群中的总体消费率为 34.6%。不同地市的消费率差

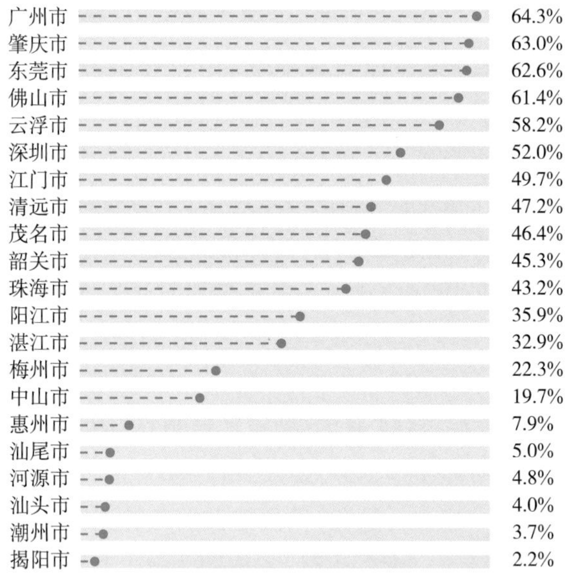

图 2-7-5　不同地区人群茯苓消费率比较

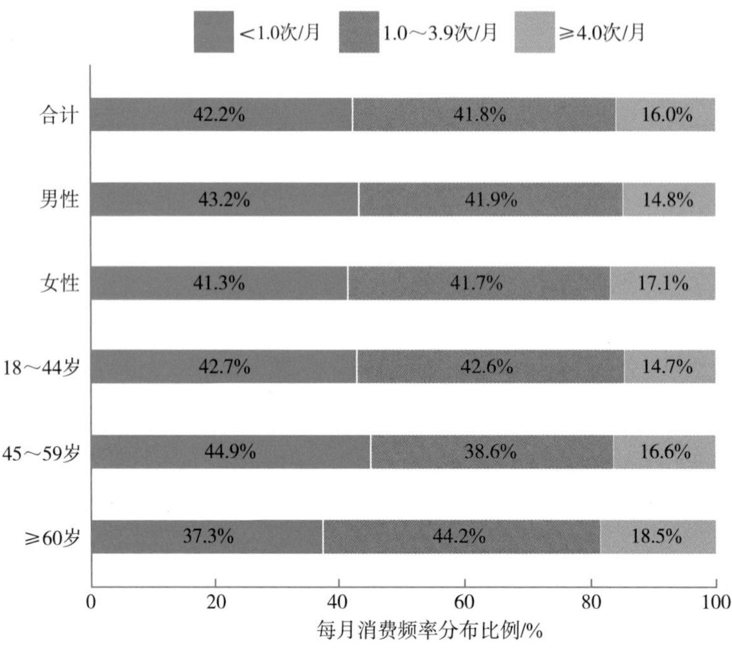

图 2-7-6　茯苓消费人群消费频率分布情况

异较大，其中广州市最高（64.3%），肇庆市、东莞市、佛山市、云浮市、深圳市居民的茯苓消费率均高于 50.0%，惠州市、汕尾市、河源市、汕头市、潮州市、揭阳市等粤东、粤西地区居民的茯苓消费率相对较低，均低于 10.0%。不同性别人群的茯苓消费率差异明显，女性高于男性；不同年龄组人群茯苓消费率差异不显著。

茯苓消费人群中，消费频率以 1.0 ～ 3.9 次 / 月为主，食用方式以非直接食用为主，消费人群茯苓的每日消费量均值为 0.69g/ 天，P_{95} 为 2.67g/ 天，均低于《中国药典》对茯苓作为中药的建议用量范围（10 ～ 15g）。

（四）药食两用价值

茯苓味甘、淡，性平，归心、肺、脾、肾经，具有利水渗湿、宁心安神、健脾益气等功效。主治水肿尿少，痰饮眩悸，脾虚食少，便溏泄泻，心神不安，惊悸失眠等。水煎汤，内服 10 ～ 15g，或入丸，散剂。依据 2002 年卫生部公布的《既是食品又是药品的物品名单》，茯苓被纳入食药物质进行管理。

（五）食养建议

茯苓在全国很多地方均有食用历史，主要用于煲汤、煮粥、煮水代茶饮，还可做成茯苓包子、茯苓酸奶、茯苓醋、茯苓果冻、茯苓糕点等风味食品。因茯苓利水渗湿效果较强，肾虚多尿、虚寒滑精、津伤口干者不宜使用。按照传统习惯正常食用茯苓，未见不良反应报道。与茯苓相关的推荐食谱如下。

1. 茯苓葵花子汤[8]

材料：茯苓 10g，葵花子 3g。

做法：将茯苓和葵花子加水 500ml 共煮，煎汤服用。

功效：健脾行气，理湿清热。适用于水湿内停证，症见水肿、小便不利。

2. 芡实茯苓粥[8]

材料：茯苓 10g，芡实 15g，粳米 60g。

做法：将茯苓、芡实与粳米共煮粥。

功效：健脾祛湿。适用于水湿内停证，症见小便不利，水肿，带下清稀量多，大便稀烂。

（陈少威　纪桂元　李志锋）

参考文献

[1] 国家药典委员会 . 中华人民共和国药典（2020 年版）[M]. 北京：中国医药科技出版社，2020.

[2] 谢梦洲，朱天民 . 中医药膳学[M].4 版 . 北京：中国中医药出版社，2021.

[3] 黄璐琦，陈敏 . 药食同源物质诠释[M]. 北京：人民卫生出版社，2021.

[4] 陈舜让，邓文辉 . 岭南 100 种药食两用中药材识别与应用[M]. 北京：中国医药科技出版社，2024.

[5] 中国药膳研究会 . 常用特色药膳技术指南（第一批）[M]. 北京：中国中医药出版社，2015.

[6] 佘自强 . 百病食疗佘药师之 100 病症对症广东汤谱[M]. 广州：广州出版社，2012.

[7] 杨扬 . 新编中国药膳学[M]. 北京：科学出版社，2022.

[8] 谭兴贵，谭楣，邓沂 . 中国食物药用大典[M]. 西安：西安交通大学出版社，2013.

[9] 胡杨，赵勉，邱雨轩，等. 药食同源中药铁皮石斛的研究进展[J]. 南京中医药大学学报，2024，40（01）：94-108.

[10] 郑亚倩，曾慧婷，余炅，等 . 铁皮石斛历史沿革及品质形成研究进展[J]. 世界科学技术 - 中医药现代化，2024，26（02）：502-510.

[11] 陶泽鑫，陆宁姝，吴晓倩，等. 石斛的化学成分及药理作用研究进展[J]. 药学研究，2021，40（01）：44-51，70.

[12] 郝建新 . 新编中国药膳食疗秘方全书[M]. 北京：科学技术文献出版社，2005.

[13] 郝建新,丁艳蕊 . 中国药膳学[M]. 北京:科学技术文献出版社,2007.
[14] 倪青 . 芡实药膳 4 款[J]. 糖尿病新世界杂志,2006(2):35.
[15] 赵丹丹 . 罗汉果的主要研究与药膳应用[C]// 中国药膳研究会 .2021 中国药膳学术研讨会论文集 . 扬州:扬州大学,2021:2.
[16] 范文昌,李辰慧,彭芷晴,等 . 粤菜药膳美食系列——肇庆药膳美食研究[J]. 食品界,2023(02):68-71.
[17] 张云辉 . 四季老火靓汤[M]. 长沙:湖南美术出版社,2008.
[18] 关徐涛,杨鹤年,张津铖,等 . 陈皮的化学成分和药理作用研究进展[J]. 中华中医药学刊,2024,42(06):41-49,266.
[19] 罗春花,莫斯锐,黄杰连,等 . 陈皮的药理作用及产品开发研究进展[J]. 亚太传统医药,2023,19(09):229-234.
[20] 万诗雨,黄冉,杨得坡,等. 粤八味的药理作用与安全性研究进展[J]. 中国药房,2022,33(23):2921-2925.
[21] 葛德宏 . 陈皮药膳养生疗疾[J]. 农村新技术,2018(04):62.
[22] 陈美桢,王娟 . 化橘红的药用和保健功能的研究进展[J]. 中国食品添加剂,2023,34(12):252-264.
[23] 梁一柱,陈梅萍,胡珍才,等 . 化橘红在药品和食品领域应用研究进展[J]. 亚太传统医药,2023,19(08):234-239.
[24] ZHOLDASBAYEV M E, ATAZHANOVA G A, MUSOZODA S, et al.Prunella vulgaris L.: an updated overview of botany, chemical composition, extraction methods, and biological activities [J]. Pharmaceuticals ,2023,16(08):1106.
[25] 王颖,王一硕,杜紫薇,等 . 夏枯草不同部位化学成分、药理作用研究进展及质量标志物的预测分析[J]. 中华中医药学刊,2024,42(06):199-210,270.
[26] 马汴梁 . 中医补脾胃养生法[M]. 北京:人民军医出版社,2015.
[27] 忽思慧 . 饮膳正要[M]. 北京:中国医药科技出版社,2011.
[28] 姚海扬 . 中国经典保健药膳[M]. 深圳:海天出版社,2006.
[29] 张雪研,舒娟,范江平,等 . 草果挥发油的化学成分、生物活性及应用研究进展[J]. 食品与发酵科技,2023,59(05):81-86.
[30] 范文昌,赖洁怡,陈静佳,等 . 粤菜药膳美食系列——阳江药膳美食[J]. 食品界,2024(05):54-56.
[31] 梅全喜 . 鱼腥草药膳食疗 10 方[J]. 家庭中医药,2006(09):60-61.
[32] 曹峰 . 中医药膳加工与制作[M]. 北京:科学技术文献出版社,2020.
[33] 邱晴,叶泉英 . 荷叶提取物的化学成分及现代药理研究进展[J]. 现代食品,2024,30(07):50-53,73.
[34] 卢长庆,现代家庭药膳精粹[M]. 北京:新华出版社,2001.
[35] 周文东 . 药食同源日常应用 3000 例[M]. 重庆:重庆出版社,2015.
[36] 孙冬梅,汪梦霞 . 布渣叶化学成分和药理作用研究进展[J]. 世界中医药,2015,10(01):143-147.
[37] 戴彦哲,王永泉,张荣升,等 . 灵芝活性成分及深加工食品研究进展[J]. 食品安全导刊,2024,(32):136-141.
[38] 张静,梁好,赵丹丹,等 . 灵芝多糖提取技术研究进展[J]. 食品安全导刊,2024,(22):158-160.
[39] 王晓婷 . 灵芝食疗保健 16 例[J]. 四川农业科技,2005(03):45.

第三章 岭南常用地方特色食材消费状况分析

一、牛大力

（一）基本信息

牛大力为豆科蝶形花亚科崖豆藤属植物美丽崖豆藤 *Millettia speciosa* Champ. 的干燥根。牛大力根为结节块状，有些呈棍状，中间偶有不规则膨大凸起，有些弯曲，有些呈纺锤状，有些呈圆锥形或圆柱形。直径 0.5cm ～ 3.5cm。外表黄白色或者土黄色，粗糙，有环状横纹。鲜品质地清脆，干品质地坚硬，难以折断。断面类白色，有一圈不甚明显的浅棕色放射状环纹，中间灰白色，较为疏松而粗糙。牛大力饮片呈片状或呈条状。见附图 42。

（二）消费率、消费频率和消费量

1. 消费率 本次调查将牛大力分为鲜品、干制品分别进行调查①。调查人群中，牛大力的总体消费率为 17.2%（1 194/6 922）。分别对干制品、鲜品消费情况进行分析，牛大力干制品消费率为 15.8%（734/4 637），鲜品消费率为 5.5%（255/4 637）。无论是干制品或鲜品，牛大力的食用方式均以非直接食用为主，在消费人群中，牛大力干制品、鲜品非直接食用的人群比例分别为 96.6%（709/734）、91.8%（234/255），直接食用的人群比例分别为 3.4%（25/734）、8.2%（21/255）。

按性别、年龄对牛大力消费率进行分组比较分析，结果显示，牛大力干制品、鲜品的消费率在不同性别间的差异均不显著（χ^2=0.07，p=0.79；χ^2=0.01，p=0.906）。不同年龄组人群的牛大力干制品消费率存在差异（χ^2=6.75，p=0.034），其中，18 ～ 44 岁年龄组人群牛大力干制品的消费率相对较低，为 14.9%。不同年龄组人群牛大力鲜品的消费率差异不显著（χ^2=2.57，p=0.276）。不同性别、年龄组人群牛大力干制品、鲜品消费率和食用方式比较详见图 3-1-1 和图 3-1-2。

2020—2024 年调查问卷①中，将牛大力分为牛大力干制品、牛大力鲜品，调查了 14 个地市，分别为潮州、河源、惠州、江门、揭阳、茂名、汕尾、韶关、深圳、阳江、云浮、肇庆、中山和珠海。不同地市人群的牛大力干制品的消费率范围是 0.6% ～ 79.6%，其中，云浮市的牛大力消费率最高，潮州市最低，详见图 3-1-3。不同地市人群牛大力鲜品的消费率范围是

---

① 2019 年调查问卷中，牛大力未细分干制品或鲜品，调查人数为 2 285 人；2020—2024 年调查问卷中，将牛大力分为牛大力干制品、牛大力鲜品，调查人数为 4 637 人；2019—2024 年调查总人数为 6 922 人。本次关于牛大力的食用方式、消费频率、消费量分为干制品、鲜品分别进行统计分析。

0.0% ～ 17.2%，其中，珠海市的牛大力鲜品消费率最高，汕尾市和韶关市最低，为 0.0%，详见图 3-1-4。

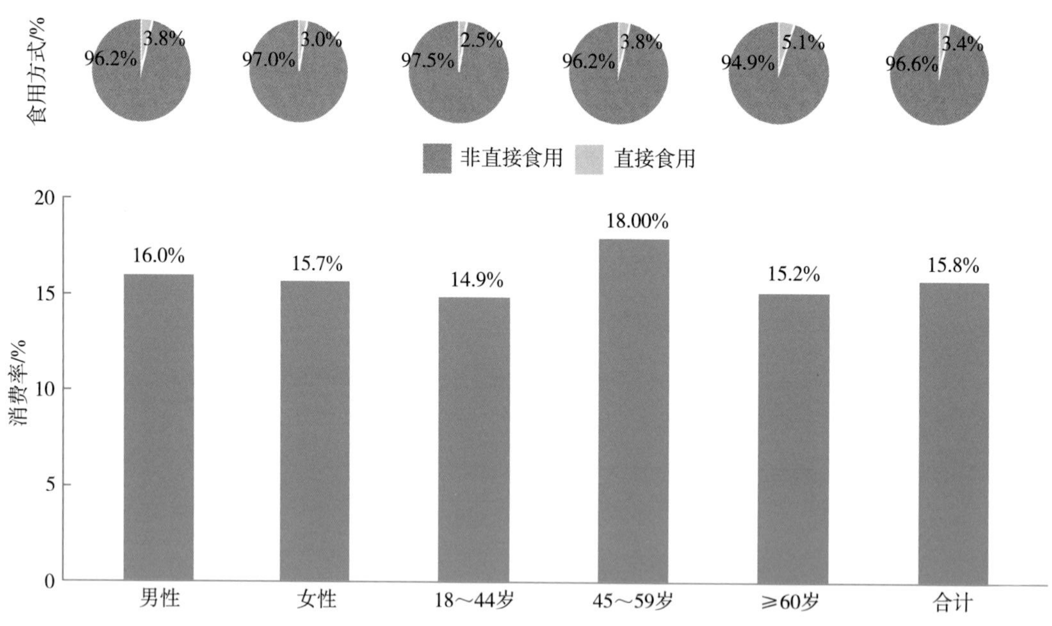

图 3-1-1　不同人群组别牛大力（干制品）消费率和食用方式比较

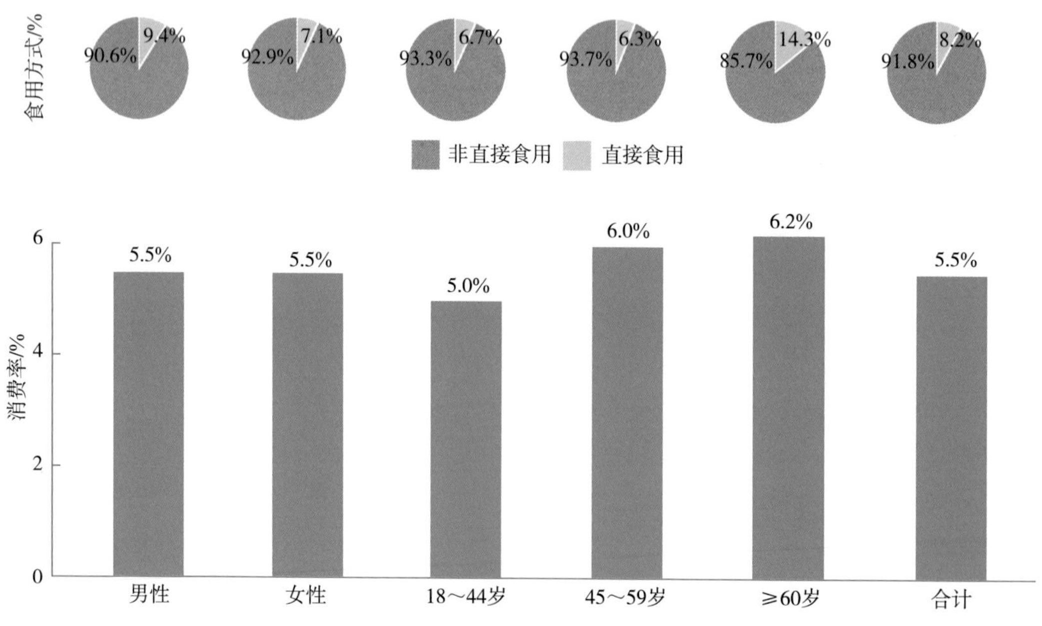

图 3-1-2　不同人群组别牛大力（鲜品）消费率和食用方式比较

云浮市 79.6%
阳江市 33.3%
肇庆市 31.9%
江门市 19.3%
珠海市 14.3%
深圳市 10.2%
中山市 9.3%
茂名市 8.6%
揭阳市 6.7%
惠州市 4.4%
韶关市 1.6%
河源市 1.6%
汕尾市 0.7%
潮州市 0.6%

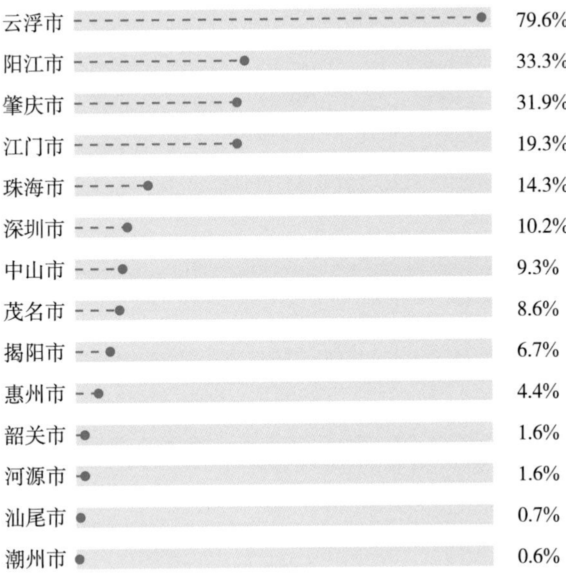

图 3-1-3　不同地区人群牛大力（干制品）消费率比较

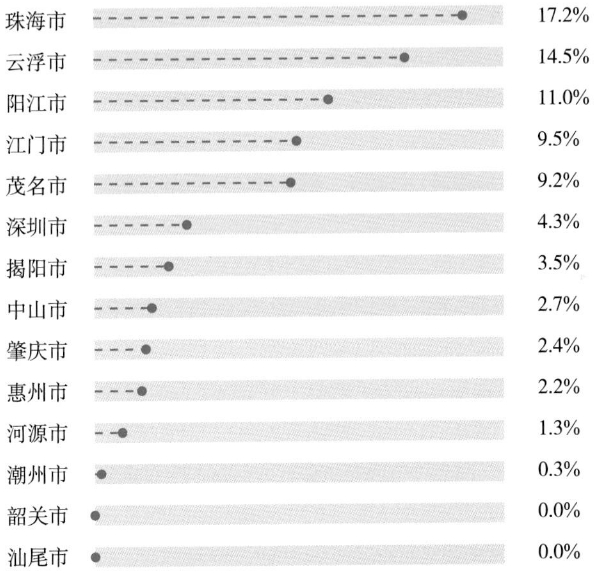

珠海市 17.2%
云浮市 14.5%
阳江市 11.0%
江门市 9.5%
茂名市 9.2%
深圳市 4.3%
揭阳市 3.5%
中山市 2.7%
肇庆市 2.4%
惠州市 2.2%
河源市 1.3%
潮州市 0.3%
韶关市 0.0%
汕尾市 0.0%

图 3-1-4　不同地区人群牛大力（鲜品）消费率比较

2. 消费频率　在牛大力消费人群中，无论是牛大力干制品或是鲜品，均以消费频率<1.0 次 / 月的人群比例最高。对于牛大力干制品，消费频率<1.0 次 / 月、1.0 ～ 3.9 次 / 月、≥4.0 次 / 月的人群比例分别为 59.5%、35.6% 和 4.9%；对于牛大力鲜品，消费频率<1.0 次 / 月、1.0 ～ 3.9 次 / 月、≥4.0 次 / 月的人群比例分别为 64.7%、30.2% 和 5.1%。详见图 3-1-5 和图 3-1-6。

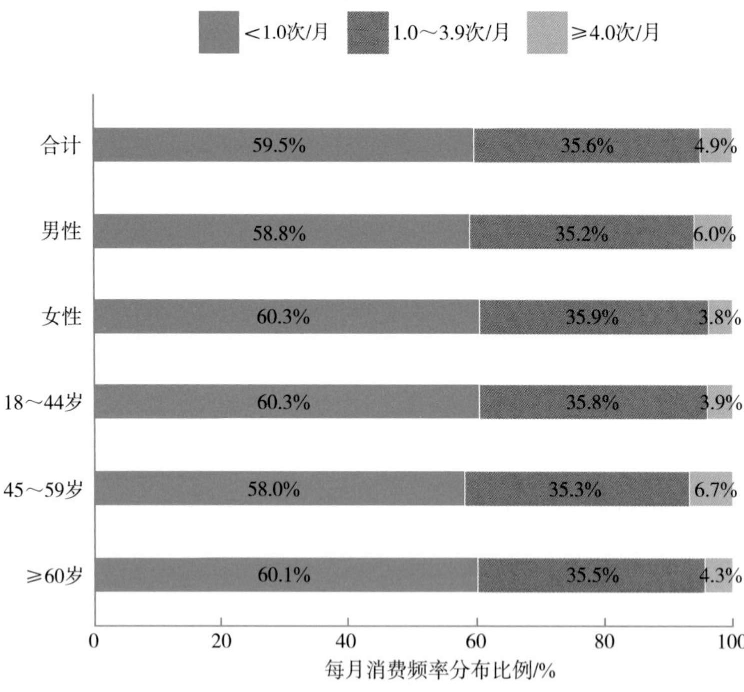

图 3-1-5　牛大力（干制品）消费人群消费频率分布情况

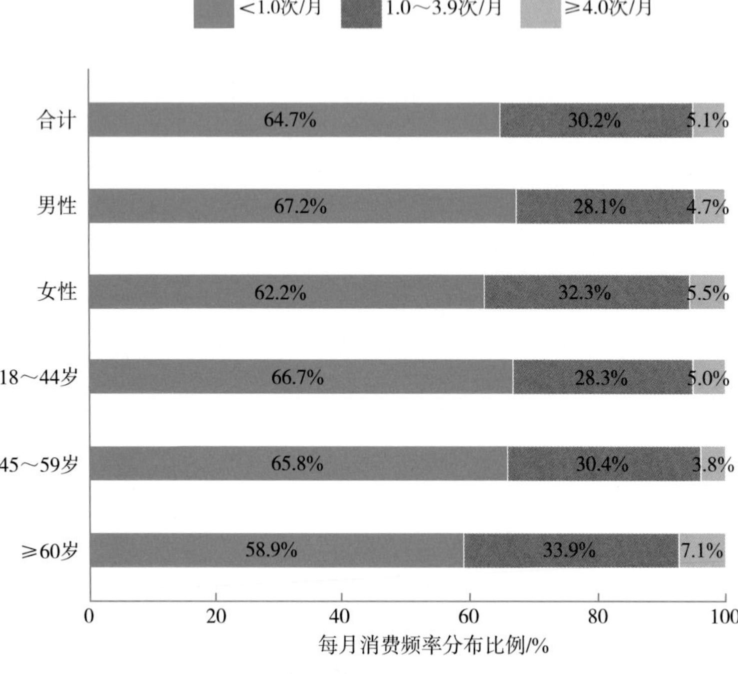

图 3-1-6　牛大力（鲜品）消费人群消费频率分布情况

3. 消费量 对于牛大力干制品，消费人群牛大力干制品的每日消费量范围是 0.010 ～ 6.670g/ 天，均值为 0.52g/ 天，P_{95} 为 2.00g/ 天。男性人群的牛大力干制品每日消费量均值为 0.53g/ 天，女性为 0.51g/ 天；按年龄分组分析，18 ～ 44 岁、45 ～ 59 岁、≥60 岁年龄组人群的牛大力干制品每日消费量均值分别为 0.44g/ 天、0.63g/ 天、0.54g/ 天。

对于牛大力鲜品，消费人群牛大力鲜品的每日消费量范围是 0.030 ～ 16.670g/ 天，均值为 1.23g/ 天，P_{95} 为 4.05g/ 天。男性人群的牛大力鲜品每日消费量均值为 1.24g/ 天，女性为 1.23g/ 天；按年龄分组分析，18 ～ 44 岁、45 ～ 59 岁、≥60 岁年龄组人群的牛大力干制品每日消费量均值分别为 1.00g/ 天、1.63g/ 天、1.16g/ 天。

（三）消费状况分析

本次调查结果显示，牛大力在调查人群中的总体消费率为 17.2%，干制品消费率远高于鲜品。牛大力消费率存在地区分布及年龄差异性，而性别差异则不显著。其中，云浮市的牛大力干制品消费率较高，珠海市的牛大力鲜品消费率较高；18 ～ 44 岁年龄组人群的牛大力消费率低于其他年龄组人群。在牛大力消费人群中，无论是干制品或鲜品，多数人的消费频率为＜1.0 次 / 月，食用方式以非直接食用为主。

（四）食养建议

牛大力味甘，性平，归肺、脾、肾经，具有补脾益肺、强筋活络的功效。文献报道牛大力含有生物碱、黄酮类、多糖、三萜化合物等丰富的生物活性物质[1,2]。牛大力汤味清香甘甜，回味悠长，在广东、广西、香港、澳门等地均有将牛大力与五指毛桃、土茯苓等药材配伍煲汤的习惯。目前牛大力多用于汤料、饮料、茶叶和一些休闲食品的制作。按照传统习惯正常食用牛大力，未见不良反应报道。与牛大力相关的推荐食谱如下。

1. 牛大力杜仲猪骨汤[3]

材料：新鲜牛大力 150g，杜仲 25g，猪排骨 500g，蜜枣 8 枚，供 3 ～ 4 人食用。

制作：将新鲜牛大力、猪骨洗净切段，与杜仲、蜜枣一同放入锅内，久炖，肉熟烂即成。

功效：补肝肾，强筋骨，补脾益气。适用于肝肾不足，腰膝酸软，下肢无力者。

2. 牛大力五指毛桃汤[4]

材料：新鲜牛大力 150g，五指毛桃 50g，瘦肉 250g，无花果 3 枚，供 3 ～ 4 人食用。

制作：将新鲜牛大力、瘦肉洗净切段，与五指毛桃、无花果一同放入锅内，久炖，肉熟烂即成。

功效：益气，润肺，止咳，强筋活络。适用于咳嗽，腰膝酸软，下肢无力者。也可作为亚健康或健康人群日常食养使用。

二、白木香叶

（一）基本信息

白木香叶为瑞香科植物白木香 *Aquilaria sinensis*（Lour.）Sprengel 的叶。呈长卵形、倒卵形或椭圆形，革质，互生，长 6 ～ 12cm，宽 2.0 ～ 4.5cm，先端渐尖而钝，基部楔形，全缘，两面被疏毛，后渐脱落，光滑而亮；叶柄长约 5mm，被柔毛。气芳香，味苦。见附图 43。

（二）消费率、消费频率和消费量

1. 消费率 调查人群中，白木香叶的总体消费率为 0.4%（31/6 922），食用方式以非直接食用为主，在消费人群中，非直接食用的人群比例为 87.1%（27/31），直接食用的人群比例为 12.9%（4/31）。

按性别、年龄对消费率进行分组比较分析，结果显示，白木香叶的消费率在不同性别间的差异不显著（$\chi^2=0.08$，$p=0.783$），男性、女性人群的白木香叶消费率分别为 0.5%（16/3 402）、0.4%（15/3 520）。白木香叶的消费率在不同年龄组间存在差异（$\chi^2=6.29$，$p=0.043$），18 ～ 44 岁、45 ～ 59 岁、≥60 岁年龄组人群的白木香叶的消费率分别为 0.6%（20/3 492）、0.5%（10/1 935）、0.1%（1/1 495）。

不同地市人群的白木香叶消费率范围是 0.0% ～ 1.9%，其中，茂名市的白木香叶消费率最高（1.9%），其次是肇庆市（1.6%）、东莞市（1.3%）。在本次调查中，潮州市、河源市、惠州市、揭阳市、汕头市、汕尾市、韶关市、深圳市、阳江市、湛江市、江门市 11 个地市的白木香叶消费率为 0.0%。

2. 消费频率 在白木香叶消费人群中，消费频率以＜1.0 次 / 月为主（71.0%），其次为 1.0 ～ 3.9 次 / 月（16.1%），最后为≥4.0 次 / 月（12.9%）

3. 消费量 消费人群的每日消费量范围是 0.008 ～ 1.533g/ 天，均值为 0.22g/ 天，P_{95} 为 0.67g/ 天。男性人群的白木香叶每日消费量均值为 0.29g/ 天，女性为 0.15g/ 天；按年龄分组分析，18 ～ 44 岁、45 ～ 59 岁、≥60 岁年龄组人群的每日消费量均值分别为 0.17g/ 天、0.33g/ 天、0.02g/ 天。

（三）消费状况分析

本次调查结果显示，广东省的白木香叶消费率很低，在调查人群中白木香叶的总体消费率为 0.4%，消费率最高的地市为茂名市，但其白木香叶的消费率也仅为 1.9%，在本次调查中，有 11 个地市的白木香叶消费率为 0.0%。在白木香叶消费人群中，多数人的消费频率为＜1.0 次 / 月，食用方式以非直接食用为主。

（四）食养建议

现代药理研究[5,6]表明，白木香叶有镇痛、镇静、抗肿瘤、抗炎、抗氧化、降糖、降血脂等药理作用。白木香叶多泡茶饮用，可通过参考制茶工艺制备成不同发酵程度的白木香茶，是一种代茶饮原料。按照传统习惯正常食用白木香叶，未见不良反应报道。与白木香叶相关的推荐食谱如下。

白木香叶茶[7]

材料：白木香叶 1g。

制作：将白木香叶放入杯中，加入 80℃水冲泡服用即可。

功效：行气止痛，温中止呕。适用于气滞胃痛、恶心呕吐、久咳等症。

三、溪黄草（狭基线纹香茶菜）

（一）基本信息

溪黄草为唇形科植物线纹香茶菜 *Isodon lophanthoides var.graciliflourus*（Benth.）H.Hara 的干燥地上部分。溪黄草茎呈方柱形，有对生分枝，长 15 ～ 50cm，直径 0.2 ～ 0.7cm；表面棕褐色，具柔毛及腺点；质脆，断面黄白色，髓部有时中空；叶对生，多皱缩，纸质，易破碎，完整者展平后呈卵圆形或阔卵形，长 3 ～ 8cm，宽 2 ～ 5cm；顶端尖，基部形，边缘有粗锯齿；上下表面灰绿色被短毛及红褐色腺点；有柄。水浸后以手揉之，手指可被染成黄色。老株常见枝顶有圆锥花序。气微，味微甘，微苦。见附图 44。

（二）消费率、消费频率和消费量

1. 消费率　调查人群中，溪黄草的总体消费率为 6.4%（299/4 637）①，食用方式以非直接食用为主，在消费人群中，非直接食用的人群比例为 96.7%（289/299），直接食用的人群比例为 3.3%（10/299）。

按性别、年龄对溪黄草消费率进行分组比较分析，结果显示，溪黄草的消费率在不同性别间的差异不显著（χ^2=0.06，p=0.813），男性、女性人群的溪黄草消费率分别为 6.5%（151/2 311）、6.4%（148/2 326）。溪黄草的消费率在不同年龄组人群间的差异不显著（χ^2=4.50，p=0.105），18 ～ 44 岁、45 ～ 59 岁、≥60 岁年龄组人群的溪黄草消费率分别为 5.9%（142/2 407）、7.7%（101/1 320）、6.2%（56/910）。详见图 3-1-7。

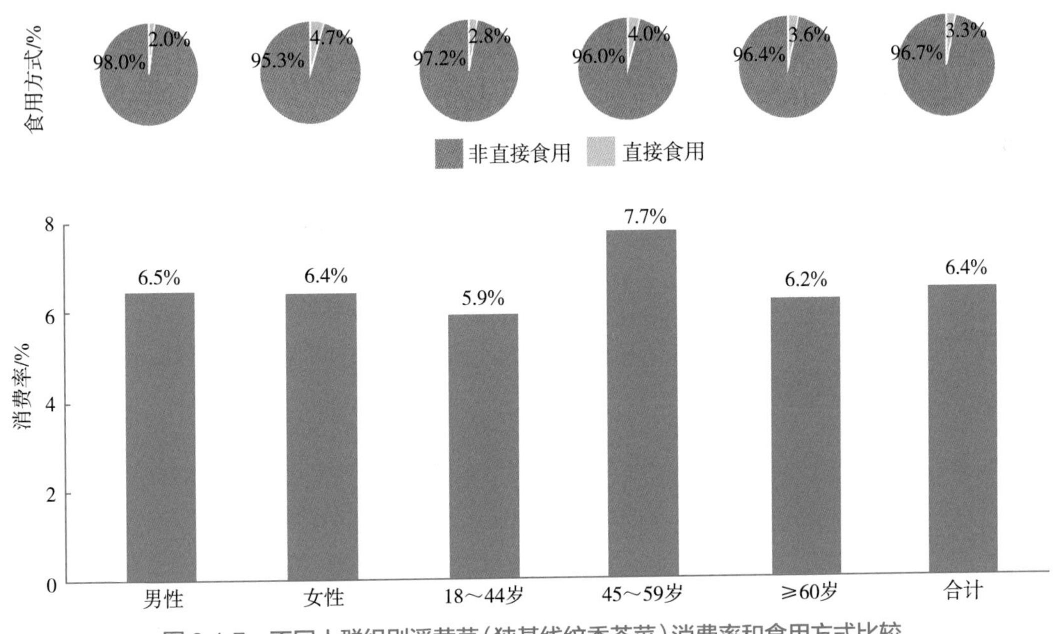

图 3-1-7　不同人群组别溪黄草（狭基线纹香茶菜）消费率和食用方式比较

---

① 溪黄草（狭基线纹香茶菜）于 2020 年起纳入调查，2020—2024 年调查人数为 4 637 人，调查了 14 个地市，分别为潮州、河源、惠州、江门、揭阳、茂名、汕尾、韶关、深圳、阳江、云浮、肇庆、中山和珠海。

2020—2024 年调查了溪黄草，调查了 14 个地市，分别为潮州、河源、惠州、江门、揭阳、茂名、汕尾、韶关、深圳、阳江、云浮、肇庆、中山和珠海市。不同地市人群的溪黄草消费率范围是 0.0% ～ 15.9%，其中，中山市的溪黄草消费率最高（15.9%），其次是肇庆市（14.2%）、惠州市（12.0%）。在本次调查中，揭阳市、汕尾市的溪黄草消费率为 0.0%。详见图 3-1-8。

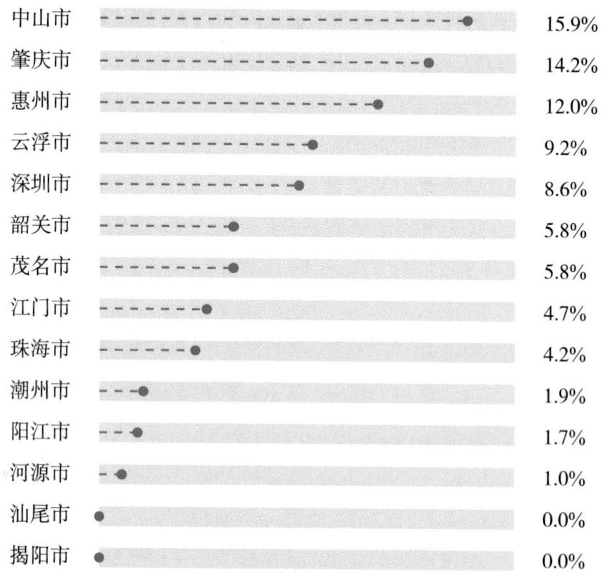

中山市 15.9%
肇庆市 14.2%
惠州市 12.0%
云浮市 9.2%
深圳市 8.6%
韶关市 5.8%
茂名市 5.8%
江门市 4.7%
珠海市 4.2%
潮州市 1.9%
阳江市 1.7%
河源市 1.0%
汕尾市 0.0%
揭阳市 0.0%

图 3-1-8　不同地区人群溪黄草（狭基线纹香茶菜）消费率比较

2. 消费频率　在溪黄草消费人群中，消费频率以<1.0 次 / 月为主（63.8%），其次为 1.0 ～ 3.9 次 / 月（25.8%），最后为≥4.0 次 / 月（10.4%）详见图 3-1-9。

3. 消费量　消费人群溪黄草的每日消费量范围是 0.001 ～ 4.000g/ 天，均值为 0.37g/ 天，P_{95} 为 1.41g/ 天。男性人群的溪黄草每日消费量均值为 0.37g/ 天，女性为 0.36g/ 天；按年龄分组分析，18 ～ 44 岁、45 ～ 59 岁、≥60 岁年龄组人群的每日消费量均值分别为 0.42g/ 天、0.35g/ 天、0.23g/ 天。

（三）消费状况分析

本次调查结果显示，溪黄草在广东省调查人群中的总体消费率为 6.4%，消费率存在地区分布及年龄差异性，而性别差异则不显著。其中，中山市、肇庆市、惠州市的溪黄草消费率较高，45 ～ 59 岁年龄组人群消费率高于其他年龄组。在溪黄草消费人群中，多数人的消费频率为<1.0 次 / 月（63.8%），食用方式以非直接食用为主。在消费人群中溪黄草消费量均值及其 P_{95} 分别为 0.37g/ 天、1.41g/ 天，均在规定的食用量范围内。

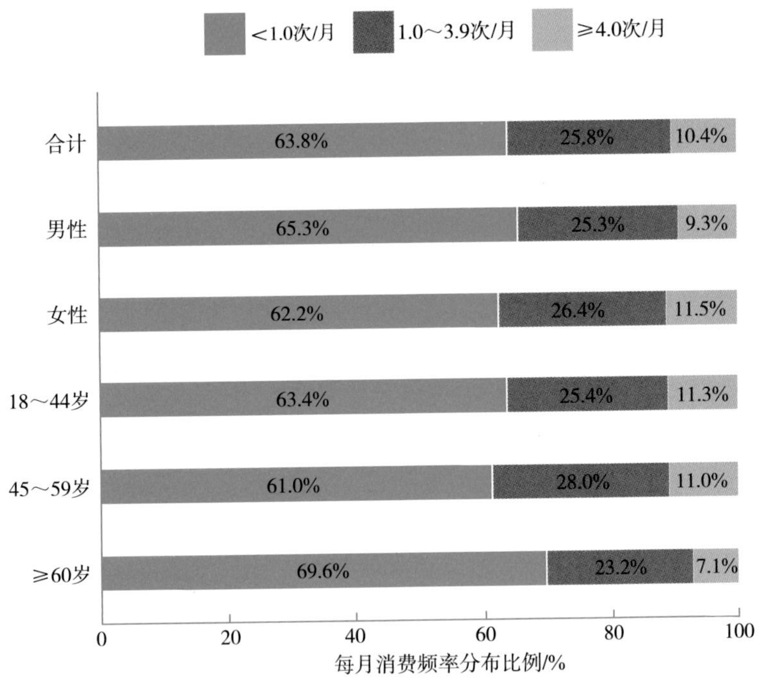

图 3-1-9　溪黄草（狭基线纹香茶菜）消费人群消费频率分布情况

（四）食养建议

溪黄草味苦，性寒，归肝、胆经，具有清热利湿、消退黄疸、凉血散瘀功效。2013 年 11 月，国家卫生计生委颁布《关于批准裸藻等 8 种新食品原料的公告》（2013 年第 10 号），根据《中华人民共和国食品安全法》和《新食品原料安全性审查管理办法》有关规定，批准狭基线纹香茶菜（溪黄草）作为新食品原料，使用范围为茶饮料类，食用量要求为≤8g/ 天。

溪黄草是我国岭南地区常用特色草药，在广东省、福建省等省份均有作为食品原料食用的历史，主要用于煲汤、煮粥、代茶饮等[8,9]。作为食品时建议食用量≤8g/ 天。婴幼儿、少年儿童及孕妇不宜食用。按照传统习惯正常食用，未见不良反应报道。与溪黄草相关的推荐食谱如下。

1. 溪黄草鲫鱼汤

材料：溪黄草 16g，茯苓 20g，白术 10g，鲫鱼 1 条（去肠），生姜适量，供 2 ～ 3 人食用。

做法：溪黄草、茯苓、白术用冷水浸泡 15 分钟待用。煎锅置火上烧热，加入姜片适量，少许食用油，放入鲫鱼煎至两面金黄，取一个隔渣纱袋，放入煎好的鲫鱼，系紧袋口，待用。锅中注入适量清水烧开，放入溪黄草、茯苓、白术、鲫鱼，盖上盖，烧开后转文火煲 1 小时，根据口味加入适量盐即可。

功效：健脾祛湿，清肝利胆。适用于脾胃湿滞，兼肝胆湿热者，症见纳呆食少，身体困重，身目泛黄，小便不利等。

2. 溪黄草茶

材料：溪黄草 8g。

做法：将溪黄草放入杯中，加少量开水洗茶，倒掉。再加入开水后泡5分钟即可饮用。

功效：清热利湿，凉血散瘀。适用于湿热黄疸，腹胀胁痛，湿热泻痢，热毒泻痢，跌打损伤者。

3. 溪黄草泥鳅汤

材料：溪黄草8g，泥鳅250g，生姜4片，精盐、味精各适量。

做法：将溪黄草洗干净，生姜洗干净去皮。泥鳅宰杀，去肠杂，用开水焯去黏液和血水。把全部用料一起放入砂锅内，加适量清水，武火煮沸后，文火煮1小时，加适量精盐味精，再煮沸即可。

功效：清热利湿退黄。适用于湿热证，症见咽痛不适，身体困重，身目泛黄，小便黄赤等。

四、蛹虫草

（一）基本信息

蛹虫草又名北虫草，为麦角菌科虫草属虫草花 *Cordyecps militaris* 的子囊真菌，是由子座（即草部分）与菌核（即虫的尸体部分）两部分组成的复合体。蛹虫草子座为棒状，少分枝，可见纵沟，橘黄色，长1～4cm，直径5～7mm；子实体的柄粗而短，顶端稍膨大。见附图45。

（二）消费率、消费频率和消费量

1. 消费率 调查人群中，蛹虫草的总体消费率为37.9%（2 621/6 922），食用方式以非直接食用为主，在消费人群中，非直接食用的人群比例为54.9%（1 438/2 621），直接食用的人群比例为45.1%（1 183/2 621）。

按性别、年龄对蛹虫草消费率进行分组比较分析，结果显示，蛹虫草的消费率在不同性别间的差异显著（χ^2=11.41，p=0.001），在女性人群中的消费率为39.8%（1 401/3 520），高于男性35.9%（1 220/3 402）。不同年龄组人群的蛹虫草消费率差异不显著（χ^2=2.31，p=0.316），18～44岁、45～59岁、≥60岁年龄组人群的蛹虫草消费率分别为38.6%（1 349/3 492）、37.6%（728/1 935）、36.4%（544/1 495）。详见图3-1-10。

不同地市人群的消费率范围是6.3%～77.7%，其中，广州市的蛹虫草消费率最高（77.7%），其次是深圳市（70.4%）、东莞市（61.6%），另外，云浮市的蛹虫草消费率（53.3%）也超过了50%。在本次调查中，蛹虫草消费率最低的地市为汕尾市，为6.3%。详见图3-1-11。

2. 消费频率 在蛹虫草消费人群中，消费频率以<1.0次/月为主（52.0%），其次为1.0～3.9次/月（38.9%），最后为≥4.0次/月（9.1%）详见图3-1-12。

3. 消费量 消费人群蛹虫草的每日消费量范围是0.010～16.000g/天，均值为0.51g/天，P_{95}为2.0g/天。男性人群的蛹虫草每日消费量均值为0.53g/天，女性为0.50g/天；按年龄分组分析，18～44岁、45～59岁、≥60岁年龄组人群的每日消费量均值分别为0.53g/天、0.48g/天、0.51g/天。

（三）消费状况分析

蛹虫草属子囊菌门、麦角菌科、虫草属，生长在鳞翅目昆虫的蛹体上，可人工培养，于2009年被批准作为新食品原料，并于2014年调整了其生产工艺。根据公告规定，新食品原

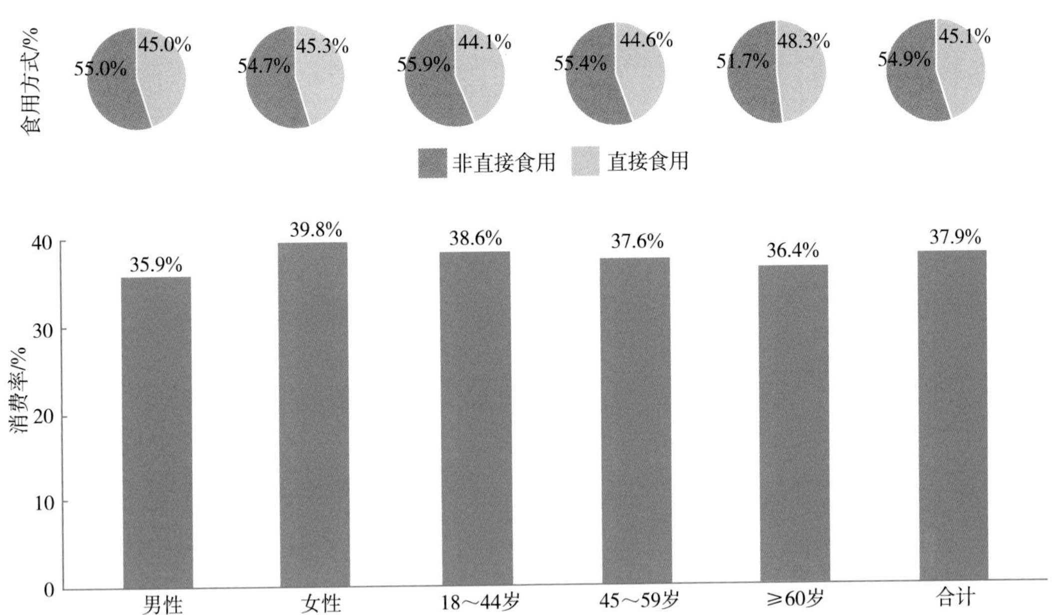

图 3-1-10 不同人群组别蛹虫草消费率和食用方式比较

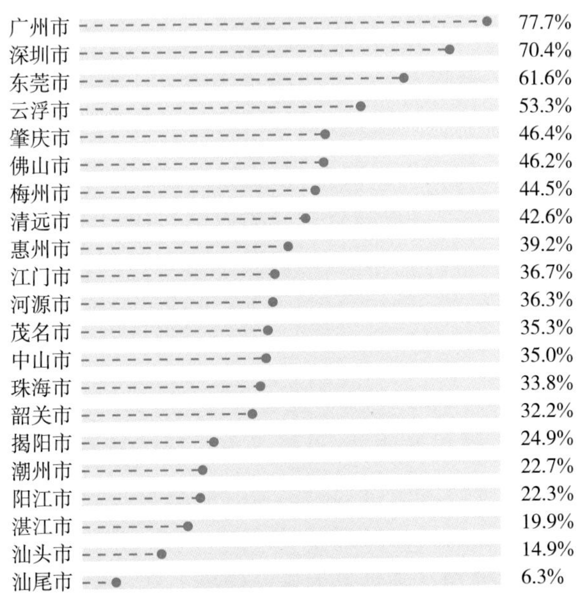

图 3-1-11 不同地区人群蛹虫草消费率比较

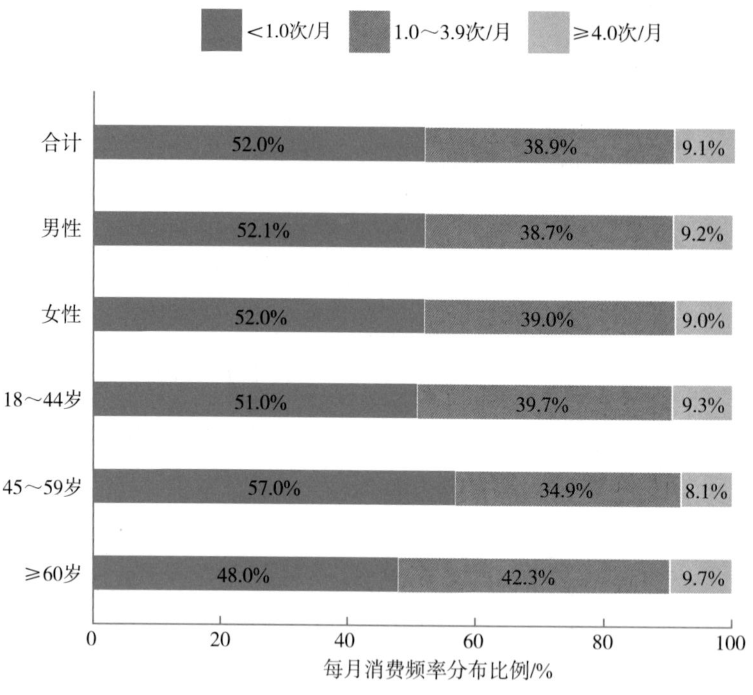

图 3-1-12　蛹虫草消费人群消费频率分布情况

料蛹虫草须来源于人工培养的蛹虫草子实体，关于食用量及使用范围则未进行限定。本次调查结果显示，蛹虫草在广东省的消费率较高，在调查人群中的总体消费率为 37.9%，消费率存在地区分布及性别差异性。其中，广州市、深圳市、东莞市、云浮市的蛹虫草消费率超过了 50%；蛹虫草在女性人群中的消费率高于男性。在蛹虫草消费人群中，多数人的消费频率为<1.0 次 / 月（52.0%），食用方式以非直接食用为主。

（四）食养建议

蛹虫草主要化学成分有黄酮类、多糖类、氨基酸类和核苷酸虫草素等，具有抑菌、抗癌、降血糖等药理作用[10]。蛹虫草是一种颇受欢迎的食材，多用于作汤料，备受营养师、厨师和家庭主妇的青睐。蛹虫草性质平和，不寒不燥，寒热虚实各种体质人群均可食用。按照传统习惯正常食用，未见不良反应报道。与蛹虫草相关的推荐食谱如下。

1. 蛹虫草山药大骨汤[11]

材料：猪脊骨 500g，山药 1 根，蛹虫草适量，枸杞 30 粒，葱、姜、盐、料酒适量。

做法：将猪脊骨斩断，蛹虫草洗净，山药去皮切块。猪脊骨焯水，将血沫清洗干净。锅内加足够水，加入猪脊骨、山药、姜、葱、料酒，武火滚开后，加入蛹虫草和水，文火炖 1 小时，加入枸杞，放少许盐提味。

功效：补充营养、美容养颜。可供亚健康或健康人群日常食养使用。

2. 蛹虫草蒸鸡

材料：鸡半只，蛹虫草适量，大枣 2 枚，小葱 2 根，蒜 1 瓣，姜 2 片，糖 1 茶匙，玉米淀粉、料酒少许，盐、酱油、食用油适量。

做法：鸡肉洗净，剁成小块；大枣去核切成丝；蛹虫草洗净。将蛹虫草、大枣与鸡肉混合，再加入盐、糖、酱油、料酒、玉米淀粉、食用油、姜和蒜，用手抓匀，腌制5分钟。将鸡肉摆入盘中，上锅蒸15分钟，出锅前撒上葱花即可。

功效：滋阴润燥。可供亚健康或健康人群日常食养使用。

3. 凉拌蛹虫草[11]

材料：蛹虫草适量，黄瓜半根，生抽、醋、鲜味汁、芥末适量。

做法：将蛹虫草洗净，浸泡10分钟后，沸水焯水1分钟，迅速捞出放凉。黄瓜切丝后，与蛹虫草拌匀。依个人口味，将芥末、鲜味汁、生抽、醋适量调匀后，浇在蛹虫草上，拌匀即可。

功效：补肺平喘，扶正益气，降压护肝。可供亚健康或健康人群日常食养使用。

五、黑果枸杞

（一）基本信息

黑果枸杞是茄科枸杞属黑果枸杞 *Lycium ruthenicum* Murray 的果实。黑果枸杞茎多分枝，小枝顶端刺状，叶在长枝单生，花萼窄钟状，果时稍增大成半球状，浆果球状，紫黑色；有时顶端稍凹下，直径6～9mm。种子褐色，肾形，长1.5mm，宽2mm；花期5～8月，果期8～10月。见附图46。

（二）消费率、消费频率和消费量

1. 消费率 调查人群中，黑果枸杞的总体消费率为13.3%（919/6 922），食用方式以非直接食用为主，在消费人群中，非直接食用的人群比例为81.0%（744/919），直接食用的人群比例为19.0%（175/919）。

按性别、年龄对消费率进行分组比较分析，结果显示，黑果枸杞的消费率在不同性别人群间差异显著（χ^2=19.09，p<0.001），在年龄组间存在差异（χ^2=9.39，p=0.009）。黑果枸杞在女性人群中的消费率为15.0%（529/3 520），高于男性人群的消费率（11.5%，390/3 402）。18～44岁年龄组人群的黑果枸杞消费率相对较高，为14.5%（506/3 492），45～59岁、≥60岁年龄组人群黑果枸杞的消费率分别为12.4%（239/1 935）、11.6%（174/1 495）。详见图3-1-13。

不同地市人群的黑果枸杞消费率范围是0.0%～36.2%，其中，深圳市的黑果枸杞消费率最高（36.2%），其次是东莞市（23.3%）、广州市（20.0%）。在本次调查中，河源市的黑果枸杞消费率为0.0%。详见图3-1-14。

2. 消费频率 在黑果枸杞消费人群中，消费频率以<1.0次/月为主（42.1%），其次为1.0～3.9次/月（34.0%），最后为≥4.0次/月（23.9%）详见图3-1-15。

3. 消费量 黑果枸杞消费人群的每日消费量范围是0.001～9.330g/天，均值为0.53g/天，P_{95}为2.0g/天。男性人群的黑果枸杞每日消费量均值为0.51g/天，女性为0.54g/天；按年龄分组分析，18～44岁、45～59岁、≥60岁年龄组人群的每日消费量均值分别为0.51g/天、0.55g/天、0.57g/天。

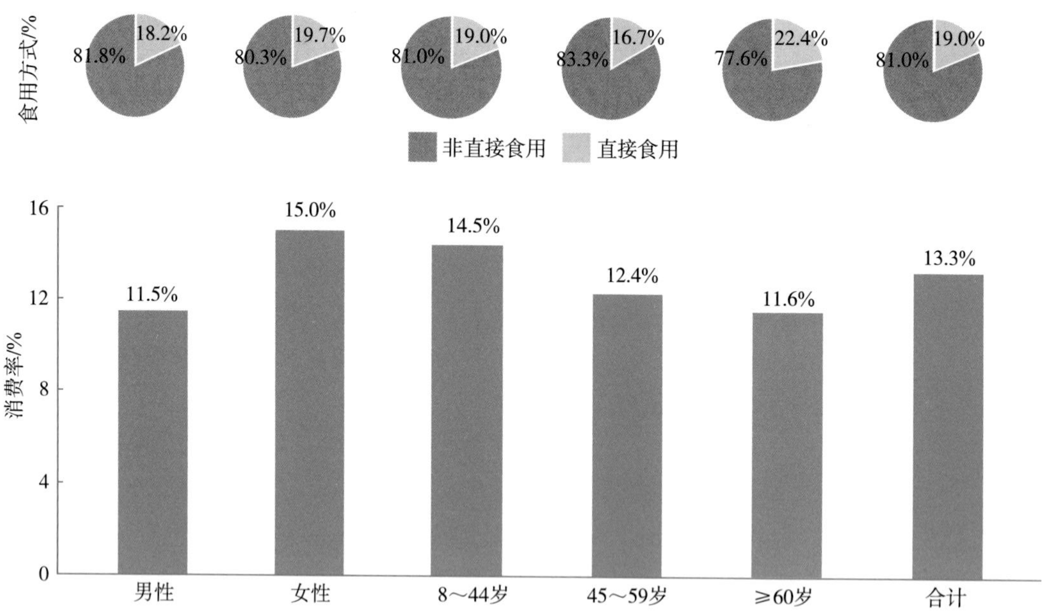

图 3-1-13　不同人群组别黑果枸杞消费率和食用方式比较

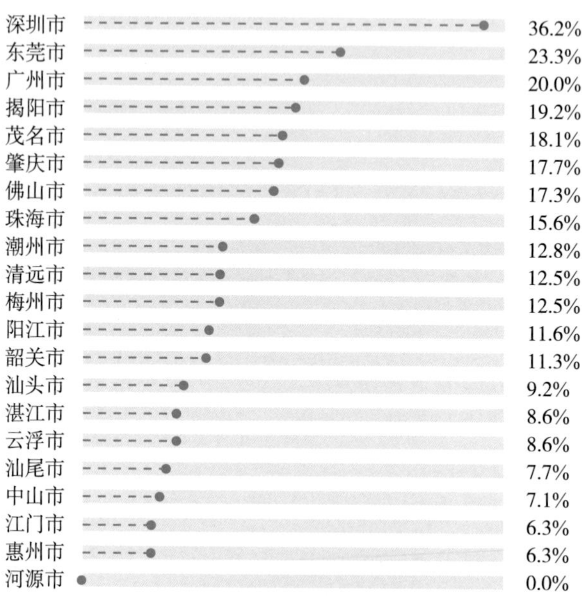

图 3-1-14　不同地区人群黑果枸杞消费率比较

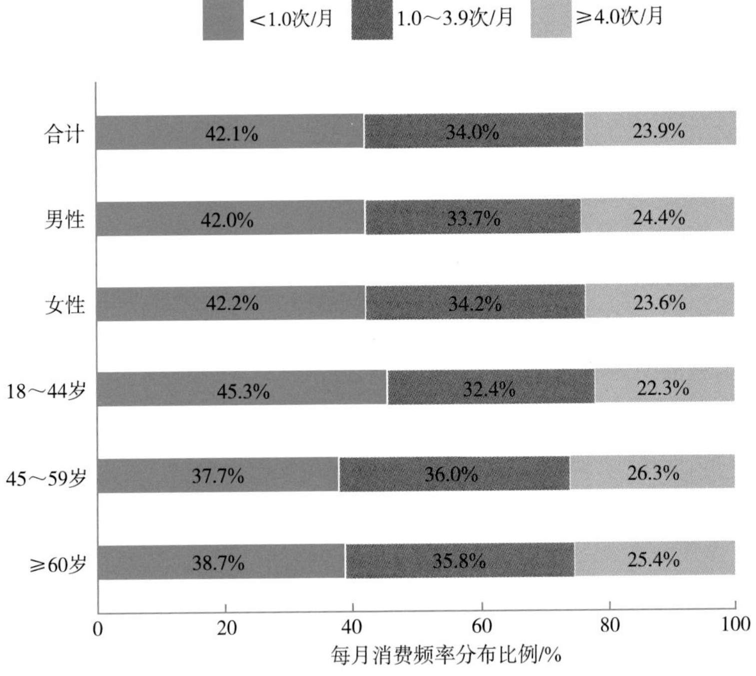

图 3-1-15　黑果枸杞消费人群消费频率分布情况

（三）消费状况分析

本次调查结果显示，黑果枸杞在调查人群中的总体消费率为 13.3%，消费率存在地区分布差异以及性别、年龄差异。其中，深圳市、东莞市、广州市的黑果枸杞消费率较高，达到了 20% 及以上；女性人群中的黑果枸杞消费率高于男性，18 ～ 44 岁年龄组人群的黑果枸杞消费率略高于其他年龄组。在黑果枸杞消费人群中，多数人的消费频率为<1.0 次 / 月，食用方式以非直接食用为主。

（四）食养建议

黑果枸杞富含蛋白质、枸杞多糖、氨基酸、维生素、矿物质、微量元素等多种成分，还含有丰富的天然原花青素[12]。《四部医典》《晶珠本草》等藏药经典著作记载黑果枸杞可用于治疗心热病、月经不调、心脏病、停经等，民间还有用于滋补强壮、降压等的用法。

黑果枸杞可直接嚼食，也可用水冲泡代茶饮用，还可配菜等。按照传统习惯正常食用，未见不良反应报道。与黑果枸杞相关的推荐食谱如下。

1. 黑枸杞菊花茶

材料：黑果枸杞、菊花适量。

做法：取适量菊花放入杯中，冲入热水后浸泡几分钟，再加入适量黑果枸杞即可饮用。

功效：补肾益精，养肝明目，疏风清热。适用于肝肾不足，风热上扰导致的眼睛不适等症。

2. 黑枸杞红枣茶

材料：黑果枸杞、红枣适量。

做法：黑果枸杞和红枣一起放入杯中用开水冲泡，凉温后，温服冷饮均可。

功效：补中益气，润肺止渴，消除疲劳。适用于气阴不足，疲乏，口干，眼睛干涩等症。也可作为亚健康或健康人群日常食养使用。

六、紫背天葵

（一）基本信息

紫背天葵为秋海棠科植物紫背天葵 *Begonia fimbristipula* Hance 的球茎或全株。紫背天葵根状茎呈球形，直径 7 ～ 8mm，具多数纤维状之根。叶均基生，具长柄；叶片两侧略不相等，轮廓宽卵形，长 6 ～ 13cm，宽 4.8 ～ 8.5cm，先端急尖或渐尖状急尖，基部略偏斜，心形至深心形，边缘有大小不等三角形重锯齿，有时呈缺刻状，齿尖有长可达 0.8mm 的芒，上面散生短毛，下面淡绿色，沿脉被毛，但沿主脉的毛较长，常有不明显白色小斑点，掌状 7 ～ 8 条脉，叶柄长 4.0 ～ 11.5cm，被卷曲长毛；托叶小，卵状披针形，长 5 ～ 7mm，宽 2 ～ 4mm，先端急尖，顶端带刺芒，边撕裂状。花葶高 6 ～ 18cm，无毛；花粉红色，数朵，2 ～ 3 朵回二歧聚伞状花序，首次分枝长 2.5 ～ 4.0cm，二次分枝长 7 ～ 13mm，通常均无毛或近于无毛；下部苞片早落，小苞片膜质，长圆形，长 3 ～ 4mm，宽 1.5 ～ 2.5mm，先端钝或急尖，无毛；蒴果下垂，果梗长约 1.5 ～ 2.0mm，无毛，轮廓倒卵长圆形，长约 1.1mm，直径 7 ～ 8mm，无毛，具有不等 3 个翅，大的翅近舌状，长 1.1 ～ 1.4cm，宽约 1cm，上方的边平，下方的边弧形，其余 2 个翅窄，长约 3mm，上方的边平，下方的边斜。

紫背天葵干制品叶卷缩成不规则团块。完整叶呈卵形，长 2.5 ～ 7.0cm，宽 2 ～ 6cm，顶端渐尖，基部心形，近对称，边缘有不规则重锯齿和短柔毛，紫红色至暗紫色，两面均被疏或密的粗伏毛，脉上被毛较密，掌状脉 7 ～ 9 条，小脉纤细，明显。柄长 2 ～ 6cm，被粗毛。薄纸质。气浓，味酸，用手搓之刺鼻，水浸呈玫瑰红色。见附图 47。

（二）消费率、消费频率和消费量

1. 消费率 调查人群中，紫背天葵的总体消费率为 1.0%（66/6 922），食用方式以非直接食用为主，在消费人群中，非直接食用的人群比例为 72.7%（48/66），直接食用的人群比例为 27.3%（18/66）。

按性别、年龄对紫背天葵消费率进行分组比较分析，结果显示，紫背天葵的消费率在不同性别、年龄组间的差异不显著（χ^2=1.21，p=0.272；χ^2=0.14，p=0.931），男性、女性人群的紫背天葵消费率分别为 0.8%（28/3 402）、1.1%（38/3 520）；18 ～ 44 岁、45 ～ 59 岁、≥60 岁年龄组人群的紫背天葵消费率分别为 1.0%（34/3 492）、1.0%（19/1 935）、0.9%（13/1 495）。

不同地市人群的紫背天葵消费率范围是 0.0% ～ 10.2%，其中，清远市的紫背天葵消费率最高（10.2%），其次是佛山市（3.6%）、肇庆市（1.9%）。在本次调查中，潮州市、河源市、揭阳市、汕头市、汕尾市、韶关市、阳江市、云浮市、湛江市等 9 个地市的紫背天葵消费率为 0.0%。

2. 消费频率　在紫背天葵消费人群中，消费频率以<1.0 次/月为主（83.3%），其次为 1.0～3.9 次/月（15.2%），最后为≥4.0 次/月（1.5%）

3. 消费量　消费人群紫背天葵的每日消费量范围是 0.010～2.000g/天，均值为 0.23g/天，P_{95} 为 1.26g/天。男性人群的紫背天葵每日消费量均值为 0.25g/天，女性为 0.21g/天；按年龄分组分析，18～44 岁、45～59 岁、≥60 岁年龄组人群的每日消费量均值分别为 0.31g/天、0.20g/天、0.05g/天。

（三）消费状况分析

本次调查结果显示，紫背天葵在广东省居民中的消费率很低，在调查人群中的总体消费率为 1.0%，消费率存在地区分布差异，其中，清远市的紫背天葵消费率相对较高，远高于其他地市。在紫背天葵消费人群中，多数人的消费频率为<1.0 次/月，食用方式以非直接食用为主。

（四）食养建议

紫背天葵味甘、淡，性凉，归肺、肝和胃经，具有清热解毒、活血凉血、润肺止咳的功效。紫背天葵主要分布于在我国江西省、广东省、海南省和一些东南亚国家，在江西省井冈山市有悠久的食用历史[13,14]。作为野生蔬菜，其也被唤作红军菜，可以凉拌，做汤，素炒食用。随着产品开发的深入，紫背天葵还被开发成多种口味的饮料、袋泡茶、发酵制酸豆奶、花色挂面等多种食品。按照传统习惯正常食用，未见不良反应报道。与紫背天葵相关的推荐食谱如下。

1. 紫背天葵排骨汤

材料：排骨 200g，紫背天葵适量，姜丝和精盐、味精适量。

做法：将紫背天葵去杂质洗净后沥水，将排骨剁成小块，放入锅内，加入适量清水，武火烧沸，撇去浮沫，倒入姜丝同置于炖盅，炖至肉熟烂，下入紫背天葵继续炖熟入味，再撒入精盐、味精调味即可。

功效：清热解毒，养胃生津。适用于热证，症见咳嗽痰黄，血热出血、热毒疮疡等。脾胃虚寒者慎用。

2. 豆腐紫背天葵汤

材料：紫背天葵适量，豆腐 6 块。

做法：将豆腐在油锅中煎黄，加水煮沸 2 分钟，加入切成 0.5cm 长的紫背天葵，煮沸 1 分钟，加入酱油等调味即可。

功效：清热解毒。适用于热毒证，症见热毒疮疡，咳嗽痰黄，咽喉肿痛等。脾胃虚寒者慎用。

七、五指毛桃

（一）基本信息

五指毛桃为桑科植物粗叶榕 *Ficus hirta* Vahl 的干燥根。五指毛桃略呈圆柱形，多分枝，直径 0.4～4.0cm。表面灰黄色或黄棕色，常具红棕色花斑纹及细密细纵纹，可见横长皮孔及支根痕。质地坚硬，不易折断。横切面皮部较薄而韧，富纤维性，易与木部剥离；中央木部较大，淡黄白色，具较密的同心性环纹。

五指毛桃干制品通常切成短段或块片，段长 2 ～ 4cm，片厚 0.5 ～ 1.0cm。气微香，味微甘。见附图 48。

（二）消费率、消费频率和消费量

1. 消费率 调查人群中，五指毛桃总体消费率为 43.3%（2 997/6 922）。五指毛桃的食用方式以非直接食用为主，消费人群中，非直接食用的人群比例为 96.5%（2 892/2 997），直接食用的人群比例为 3.5%（105/2 997）。

不同性别人群五指毛桃消费率比较，存在差异（χ^2=6.85，p=0.009），女性消费率为 44.8%（1 578/3 520），高于男性消费率 41.7%（1 419/3 402）。不同年龄组人群五指毛桃消费率比较，差异显著（χ^2=25.44，p<0.001），18 ～ 44 岁消费率为 45.5%（1 589/3 492），45 ～ 59 岁消费率为 43.6%（843/1 935），≥60 岁消费率为 37.8%（565/1 495）。详见图 3-1-16。

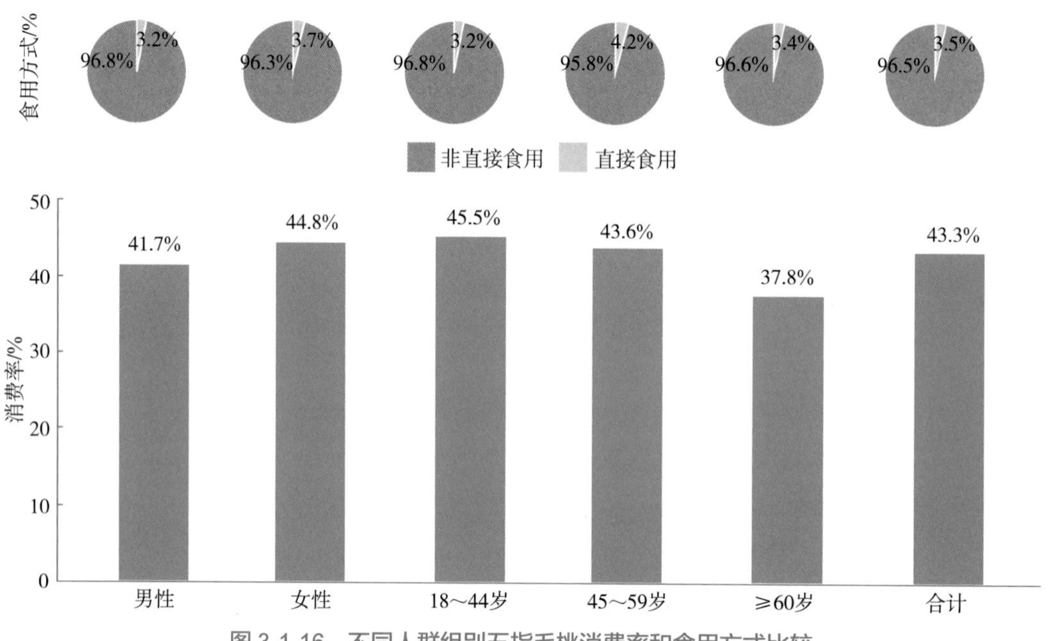

图 3-1-16 不同人群组别五指毛桃消费率和食用方式比较

不同地市人群五指毛桃消费率范围为 3.2% ～ 81.7%，其中，广州市最高（81.7%），其次为肇庆市（75.9%），第三是云浮市（72.4%），湛江市和汕头市的消费率相对较低，分别是 9.8% 和 3.2%。详见图 3-1-17。

2. 消费频率 五指毛桃消费人群中，消费频率以<1.0 次 / 月为主（61.8%），其次为 1.0 ～ 3.9 次 / 月（33.6%），最后为≥4.0 次 / 月（4.6%）。详见图 3-1-18。

3. 消费量 消费人群五指毛桃的每日消费量范围为 0.010 ～ 16.000g/ 天，均值为 0.52g/ 天，P_{95} 为 2.00g/ 天。不同性别分组中，男性每日消费量均值为 0.51g/ 天，女性为 0.52g/ 天。不同年龄组中，18 ～ 44 岁每日消费量均值为 0.53g/ 天，45 ～ 59 岁为 0.52g/ 天，≥60 岁为 0.48g/ 天。

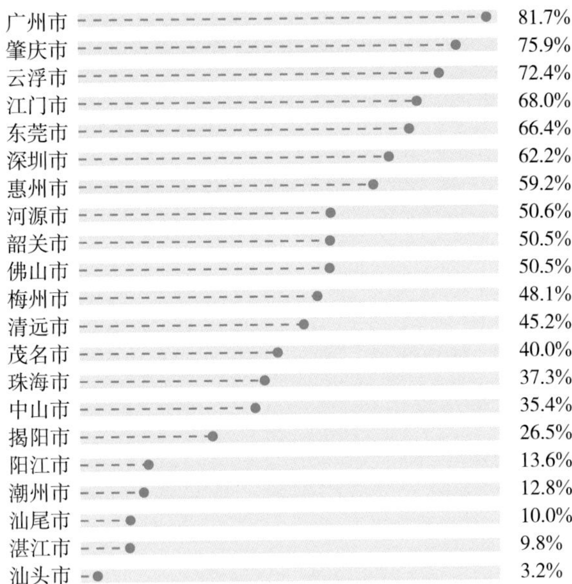

图 3-1-17　不同地区人群五指毛桃消费率比较

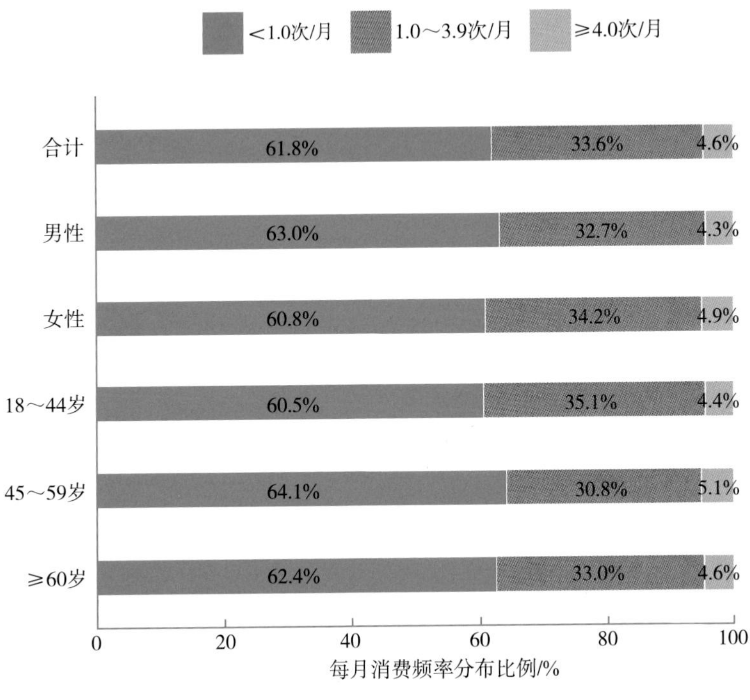

图 3-1-18　五指毛桃消费人群消费频率分布情况

（三）消费状况分析

五指毛桃消费率为43.3%，各地市消费率（3.2% ～ 81.7%）差异跨度较大，消费率最高的前三个地市依次是广州市、肇庆市和云浮市，消费率最低的地市是汕头市。不同性别五指毛桃消费率比较，女性五指毛桃消费率略高于男性；不同年龄组人群五指毛桃消费率比较，消费率最高18 ～ 44岁，45 ～ 59岁次之，消费率最低是≥60岁。五指毛桃消费人群中，每月消费频率以<1.0次/月为主，消费人群五指毛桃的每日消费量均值为0.52g/天，P_{95}为2.00g/天。可见，岭南地区居民五指毛桃的消费率较高，但是不同地域的差异较大，且不同个体的消费习惯不同。

（四）食养建议

五指毛桃有补气、健脾化湿的功效。现代药理学研究也表明五指毛桃具有多种药理作用，其含有黄酮类、皂苷等多种活性成分，这些成分具有抗炎、抗菌、抗氧化作用[15-16]。五指毛桃汤味清香甘甜，在岭南地区有将五指毛桃与牛大力、土茯苓等药材配伍煲汤的习惯[17]。按照传统习惯食用五指毛桃，未见不良反应报道。与五指毛桃相关的推荐食谱如下。

1. 五指毛桃鸡汤[18]

材料：五指毛桃50g，鸡半只，红枣6个，生姜5片。

做法：先用姜片煮水焯一遍鸡肉，再与五指毛桃、红枣同放入砂锅内，加入适量水煮沸后文火慢炖1小时，加入适量味料调味即可。

功效：补气健脾。适用于体虚易感冒，疲劳，多汗，以及病后体质虚弱者。也可供亚健康或健康人群日常食养使用。

2. 五指毛桃杜仲猪扇骨汤[18]

材料：五指毛桃60g，杜仲叶15g，猪扇骨500g，花生50g，生姜3片。

做法：猪扇骨敲裂。五指毛桃和杜仲叶装入纱布袋内，花生洗净，浸泡。一起放入瓦煲中，武火煲沸后，改文火煲2小时，取出纱布袋，下适量盐便可。

功效：壮腰强骨、化湿健筋。适用于肾虚湿阻，筋骨痹痛者。现代用于治疗颈或腰疲劳、酸疼。也可供亚健康或健康人群日常食养使用。

八、凉粉草

（一）基本信息

凉粉草为唇形科植物凉粉草 *Mesona chinensis* Benth. 的干燥地上部分。凉粉草药材的茎呈方柱形，被灰棕色长毛，外表棕褐色；质脆易断，中心有髓。叶对生，多皱缩或破碎，完整叶长圆形或卵圆形，长2 ～ 5cm，宽0.8 ～ 2.8cm，先端钝圆，基部渐窄成柄，边缘有小锯齿；纸质，稍柔韧，两面皆被疏长毛。气微，味微甘，嚼之有黏性。

凉粉草饮片呈不规则的段。茎呈方柱形，表面棕褐色，被灰棕色长毛。质脆易断，中心有髓。叶对生，多皱缩或破碎，完整叶长圆形或卵圆形，先端钝圆，基部渐窄成柄，边缘有小锯齿；纸质，稍柔韧，两面皆被疏长毛。气微，味微甘，嚼之有胶性。见附图49。

（二）消费率、消费频率和消费量

1. 消费率　调查人群中，凉粉草总体消费率为17.6%（348/1 974[①]）。凉粉草的食用方式以非直接食用为主，消费人群中，非直接食用的人群比例为71.3%（248/348），直接食用的人群比例为28.7%（100/348）。

按性别、年龄对凉粉草消费率进行分组比较分析，结果显示，不同性别人群凉粉草消费率比较，差异不显著（χ^2=1.18，p=0.278），男性消费率为16.7%（162/971），女性消费率为18.5%（186/1 003）。不同年龄组人群凉粉草消费率比较，差异不显著（χ^2=5.62，p=0.06），18～44岁消费率为19.5%（188/964），45～59岁消费率为16.8%（104/618），≥60岁消费率为14.3%（56/392）。详见图3-1-19。

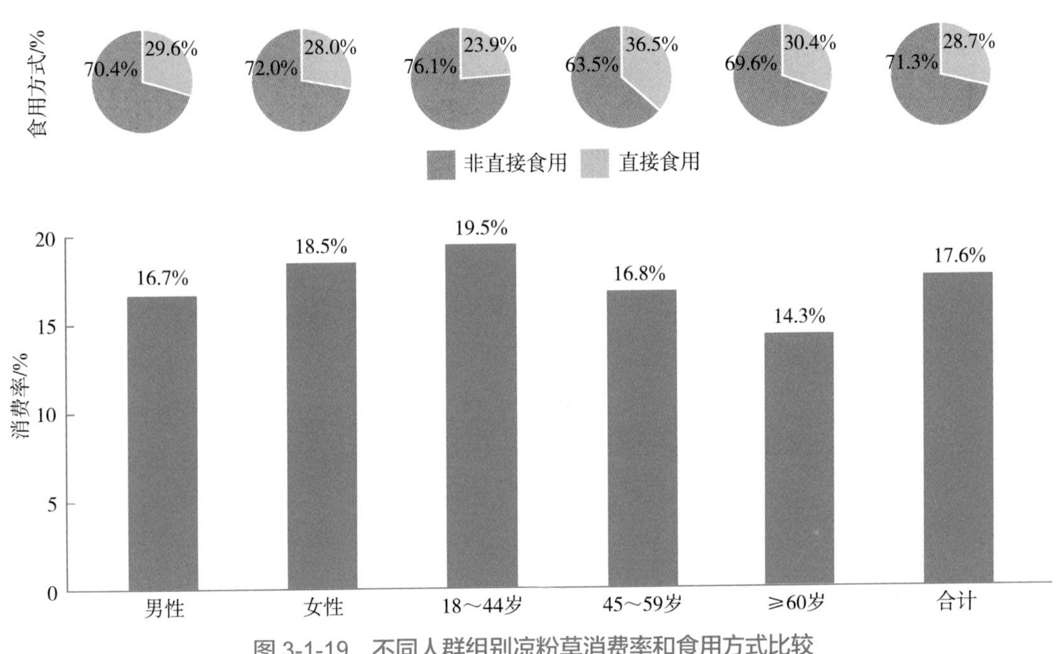

图3-1-19　不同人群组别凉粉草消费率和食用方式比较

凉粉草调查仅涵盖潮州市、惠州市、韶关市、阳江市、肇庆市和珠海市这6个地市，不同地市人群凉粉草消费率为2.8%～33.3%，其中，阳江市最高（33.3%），其次为珠海市（24.7%），第三是潮州市（15.0%），韶关市消费率为10.6%，惠州市消费率为2.8%。

2. 消费频率　凉粉草消费人群中，每月消费频率以<1.0次/月为主（70.6%），其次为1.0～3.9次/月（23.9%），再次为≥4.0次/月（5.5%）。详见图3-1-20。

3. 消费量　消费人群凉粉草的每日消费量为0.006～26.667g/天，均值为1.37g/天，P_{95}为5.77g/天。不同性别分组中，男性每日消费量均值为1.30g/天，女性为1.42g/天。不同年龄组中，18～44岁每日消费量均值为1.36g/天，45～59岁为1.15g/天，≥60岁为1.78g/天。

---

① 凉粉草共调查了6个地市，调查人数为1 974人，开展凉粉草调查的地市有潮州市、惠州市、韶关市、阳江市、肇庆市和珠海市。

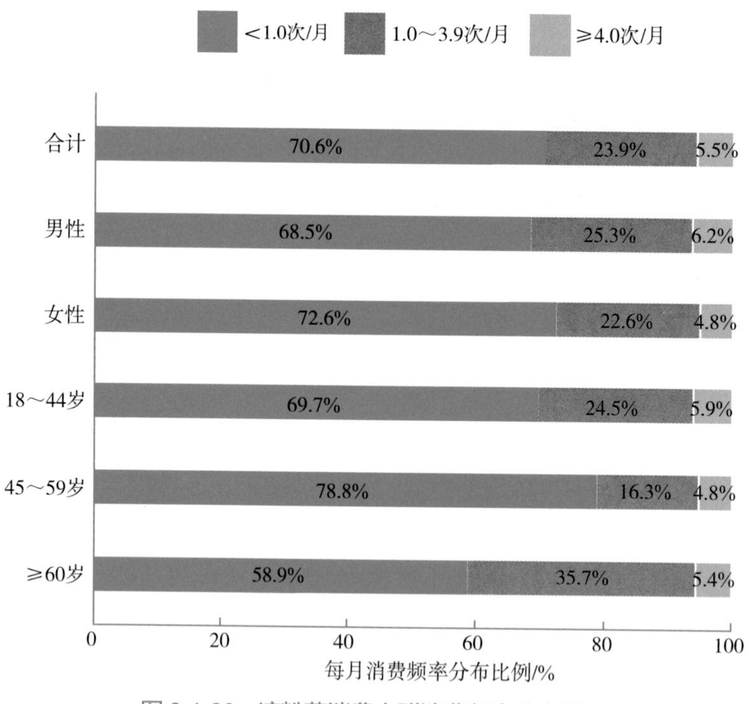

图 3-1-20　凉粉草消费人群消费频率分布情况

（三）消费状况分析

本次调查结果显示，凉粉草在调查人群中的总体消费率为 17.6%，各地市消费率（2.8% ～ 33.3%）存在差异，其中阳江市最高（33.3%）。凉粉草消费人群中，多数人的消费频率为<1.0 次 / 月，食用方式以非直接食用为主。凉粉草消费人群中，凉粉草的每日消费量均值为 1.37g/ 天，P_{95} 为 5.77g/ 天。

（四）药食两用价值

凉粉草味甘、淡，性凉，归肺，脾，胃经，具有清热解暑、生津止渴功效。主治暑热，头痛，发热，胃热消渴，湿热之肌肉和关节痛，高血压等病症。2010 年 3 月，卫生部发布了《关于批准 DHA 藻油、棉籽低聚糖等 7 种物品为新资源食品及其他相关规定的公告》（2010 年第 3 号），允许凉粉草作为普通食品生产经营。

（五）食养建议

凉粉草主要分布在我国两广、闽南、云滇等地区，这些地区的居民习惯将其制作成凉茶或凉粉食用，现凉粉草已发展成为一些地方凉茶的主要原料，可炖汤、煮粥、作茶，还开发出了冰淇淋、果冻等多种食品。按照传统习惯正常食用凉粉草，未见不良反应报道。与凉粉草相关的推荐食谱如下。

1. 凉粉[19]

材料：凉粉草 500g，食用碱 20g，淀粉 1kg，水适量。

做法：取凉粉草 500g，洗净，加水 5L，置于锅中煎熬。待锅中水呈墨绿色时，将凉粉草揉搓数次，过滤去渣，再加适量清水于锅中，然后加入食用碱 20g、淀粉 1kg，边煮边搅拌，文火煎煮45分钟后，舀出至器皿中晾至凝固，即成凉粉。若夏日温度太高不易凝固，可将少量石灰水边倒入器皿中边用竹筷搅拌，数分钟后，待液体凝结成鱼子样物时，停止加石灰水，静置一会即成凉粉。

功效：清热解暑，解毒。适用于感受暑热，头痛发热，胃热消渴，湿热之肌肉和关节痛者。也可供亚健康或健康人群日常食养使用。

2. 凉粉草鸡[19]

材料：凉粉草、枸杞、熟地黄、黑枣、鸡肉适量

做法：首先将干凉粉草制作成速溶凉粉：干凉粉草洗净，萃取，浓缩，干燥即得成品。再将速溶凉粉与适量的枸杞、熟地黄、黑枣、鸡肉放入锅中，炖煮约1小时即可。

功效：清火滋补。适用于气血不足、精血亏损者因感受暑热而疲倦乏力，头晕，口干口渴，大便干结等。

（王　萍　严　萍　黄志彪）

参考文献

[1] 苏汝彬，褚朝，冯英苗，等．岭南道地药材牛大力质量标准研究进展[J]. 安徽农业科学，2024，52(12)：16-21.

[2] 陈晨，刘平怀，罗宁，等．牛大力食用研究概况[J]. 食品研究与开发，2016，37(14)：168-172.

[3] 黄远燕．广东老火汤系列滋补养生老火汤[M]. 长春：吉林科学技术出版社，2009.

[4] 朱宝生，蒋敬全，龙琳，等．食用牛大力汤类产品研究概况[J]. 中国调味品，2020，45(02)：133-136.

[5] 汪元元，王少康，戴月，等．白木香叶的研究进展[J]. 江苏预防医学，2019，30(01)：59-61.

[6] 王曦，刘斌，应剑，等．白木香叶功能研究进展及品质影响因素分析[J]. 热带农业科学，2021，41(03)：48-58.

[7] 许利嘉，刘海波，马培，等．沉香叶茶饮的研究进展[J]. 中国现代中药，2021，23(09)：1525-1533.

[8] 林蔚兰，侯少贞，王德勤，等．不同基原的中药材溪黄草的安全性评价[J]. 生物资源，2021，43(04)：395-399.

[9] 谢兴亮，盛艳梅．溪黄草的研究进展[J]. 医药导报，2011，30(04)：494-497.

[10] 赵璇，田雨航，庞道然，等．蛹虫草的化学成分、药理作用及产业化研究进展[J]. 中草药，2024，55(07)：2413-2422.

[11] 乔治·斯穆特，陈振兴，等．蛹虫草研究及应用[M]. 杭州：浙江大学出版社，2022.

[12] 潘菲．五产区黑果枸杞中化学成分测定及比较研究[D]. 西宁：青海大学，2023.

[13] 张雪儿，金野，杜沁岭，等．紫背天葵多糖的化学组成与物理特性研究[J]. 食品科技，2022，47(11)：179-184.

[14] 张文展，肖和，刘定荣，等．紫背天葵的功能活性成分及产品开发研究[J]. 江西化工，2022，38(01)：29-33.

[15] 叶亚娜,燕青,李文秀,等.五指毛桃化学成分、提取工艺和药理作用研究进展[J].药学研究,2024,43(10):1001-1007,1028.

[16] 王楠,吕媛.南方补气“凉”品——五指毛桃[J].药物与人,2024(09):60-61.

[17] 黄仪,张玉芬,熊毅,等.浅析岭南药膳在疗养中的应用前景[J].中国疗养医学,2024,33(12):89-92.

[18] 陈舜让,邓文辉.岭南100种药食两用中药材识别与应用[M].北京:中国医药科技出版社,2024.

[19] 广东南台药业有限公司,广州中医药大学凉粉草研究组.凉粉草规范化栽培技术[M].北京:世界图书出版公司,2012.

第四章 主要发现和政策建议

第一节　主要发现

在49种物质中，不同品种的消费率（0.1%～57.4%）差异较大，消费率最高的3种物质依次为：党参（57.4%）、陈皮（53.7%）、玉竹（49.9%）。本次调查物质的食用方式多为非直接食用，例如将其用于泡水、煲汤等，饮用其汤水，但不食用该物质。

从地区分布上看，将调查地市按珠三角、粤东、粤西、粤北4个区域，本次调查物质的消费率在各地区的分布存在差异，珠三角地区消费率最高的物质为陈皮（消费率为70.6%），粤东地区消费率最高的为青果（消费率为51.1%），粤西地区消费率最高的为黄芪（消费率为57.6%），粤北地区消费率最高的是党参，（消费率为57.7%）。各地区排名前三的物质从高到低的顺序如下。

珠三角：陈皮、党参、五指毛桃。

粤东：青果、玉竹、金银花。

粤西：黄芪、党参、芡实。

粤北：党参、五指毛桃、黄芪。

从不同性别、年龄组人群来看，各物质消费率在不同性别、年龄组间的分布情况与总人群基本一致。在本次调查物质中，有19种物质在女性人群中的消费率高于男性，且差异具有显著性，其中，消费率差异最大的物质为当归。调查对象按年龄分为18～44岁、45～59岁、≥60岁3个年龄组人群，在本次调查物质中，有15种物质在不同年龄组间的消费率差异具有显著性，当归、青果、五指毛桃等物质在18～44岁人群中的消费率相对较高，黄芪、党参等物质在45～59岁人群中的消费率相对较高，白果、杏仁等物质在≥60岁人群中消费率相对较高。

第二节　政策建议

一、食药物质的日常消费要基于吃动平衡的健康生活方式

自古以来，食品与中药材之间的界限往往难以明确划分。食物本身具有营养功能，对

于营养不良的人群，数量充足、搭配合理的食物供给即可起到一定的治疗作用。因此，对于一般人群，养成良好的饮食和生活习惯，是保证健康的根本和关键。

本调查项目发现不同性别年龄组人群对食药物质的消费选择有一定差异，例如当归的消费率在女性群体中远高于男性群体等，这些差异可能源于民间口口相传的生活经验。同时我们也留意到，一般群众对医药理论的认识十分有限，甚至产生偏差，例如希望用红枣的“养血”功能治疗现代医学所指的贫血等，因此，公众对食养知识的认知还需不断提高。

二、在传承的基础上推进食药物质生产的标准化、规模化转型升级

除了融入大众日常膳食外，食药物质更大的市场前景是通过现代科学技术制备成保健食品、功能食品和休闲食品等，这需要产品定位的精准化与多样化。在食药物质开发应用的过程中，应加强对其科学理论、配伍配方、物质组成及食药用机制的研究，突出“治未病”的传统中医药养生特色。

三、不断完善食药物质目录的管理，规范引导行业发展

2002 年发布的食药物质目录中仅有物质名称，其中有些物质甚至并未见于《中国药典》(2020 版)，对食药物质的使用部位、技术要求、用法用量等均无明确规定。为保证食药物质安全、有效地使用，建议加快对食药物质目录进行全面修订，完善食药物质应用与管理所需的技术指标，体现中医药文化的传承和创新，科学指导产品开发和公众安全食用。

四、开展实证研究，为食药物质的养生作用提出应用范例与规范声称

《按照传统既是食品又是中药材的物质目录管理规定》(国卫食品发〔2021〕36 号)提出修订或增补食药物质目录的建议，规定所需提供的材料侧重于食用的安全性，虽然安全性评估资料中包含药理作用的特殊针对性指标的试验资料，但对申报物质的药理作用声称无明确要求。《关于党参等 9 种新增按照传统既是食品又是中药材的物质公告》(2023 年第 9 号)配套的解读材料中包含相应的食用的历史和常见方式，但仍未有实际应用范例。建议在食药物质及其加工食品的开发应用过程中，加强对其科学理论配伍配方、物质组成及食药用机制的实证研究，解决食药物质区别于一般食品但又无法体现其独特性的尴尬处境。

(陈子慧　王　萍)

附录　岭南常用食药物质和特色食材图谱

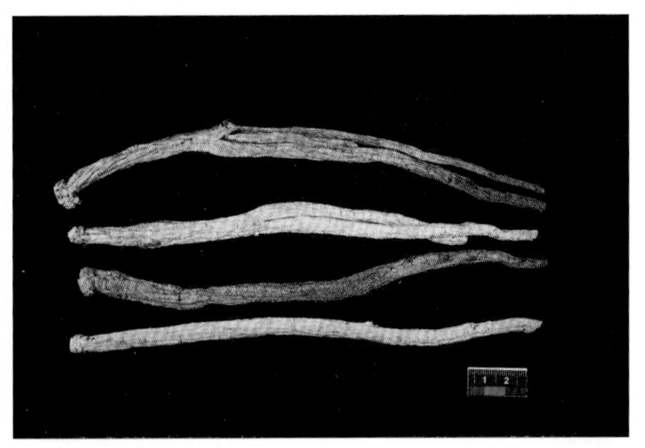

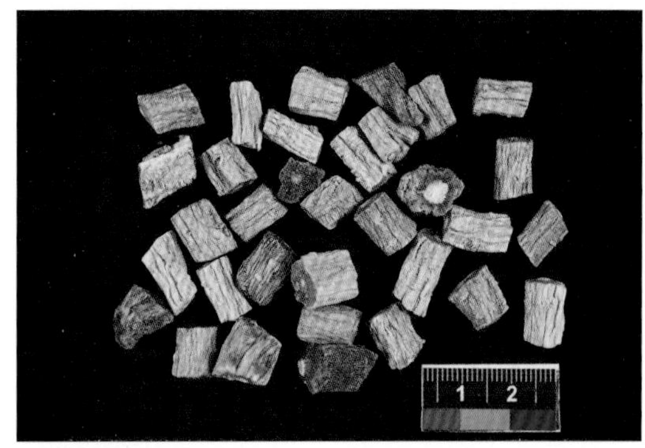

附图 1　党参

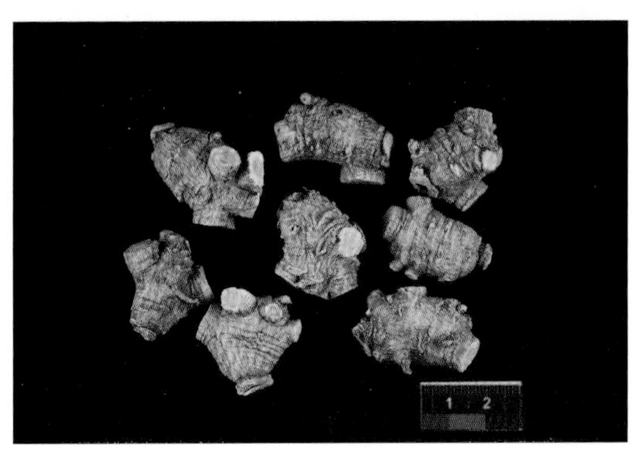

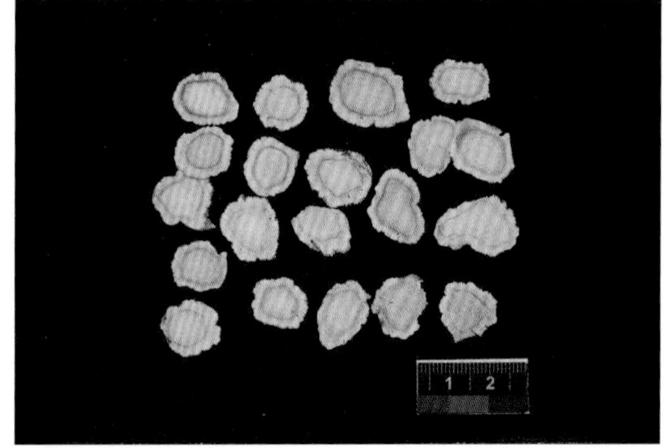

附图 2　西洋参

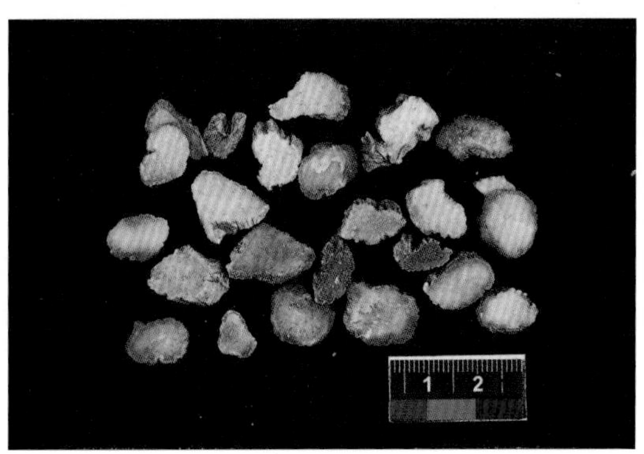

附图 3　玉竹

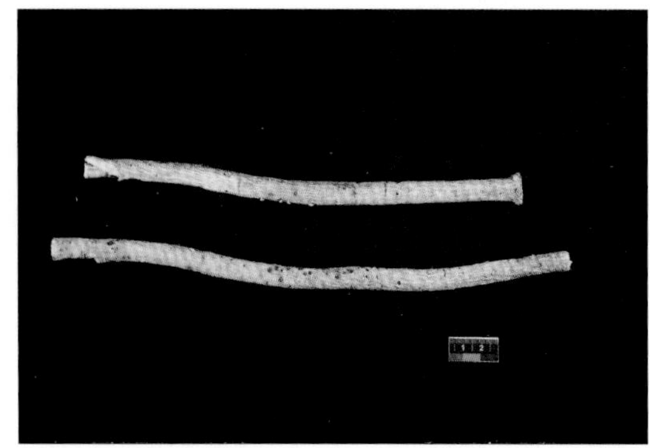
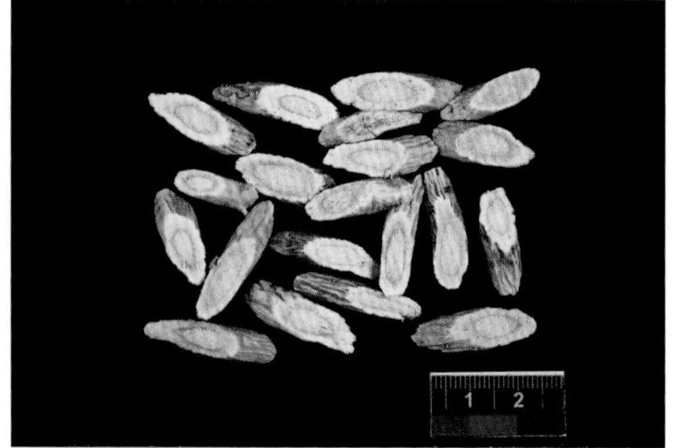

附图 4　黄芪

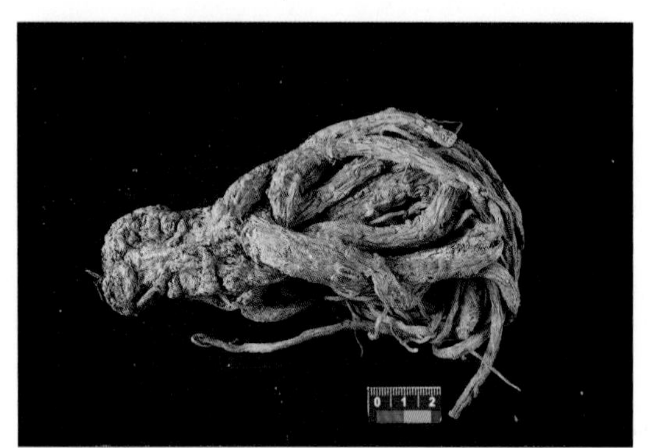
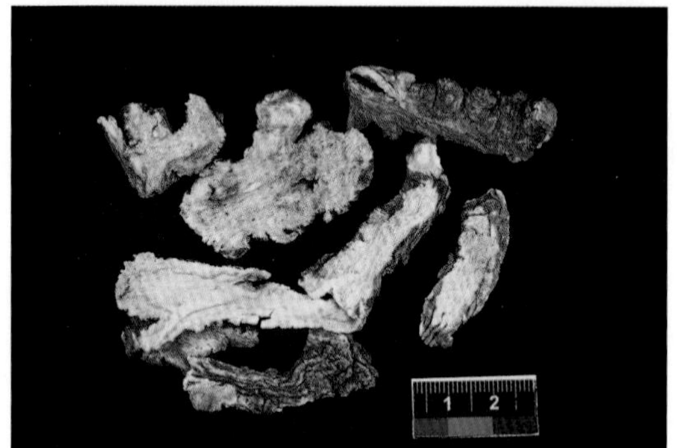

附图 5　当归

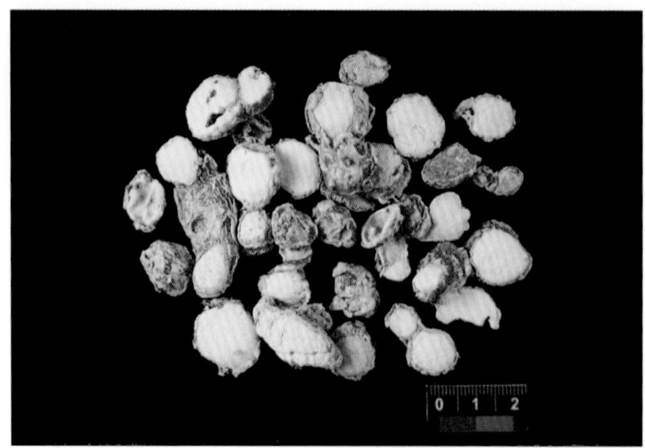

附图 6　山柰

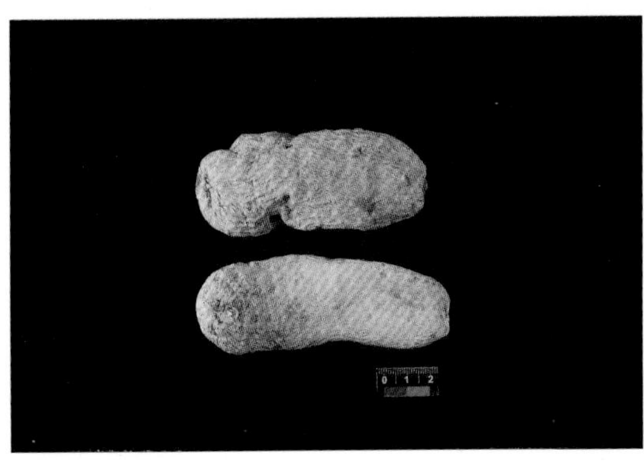
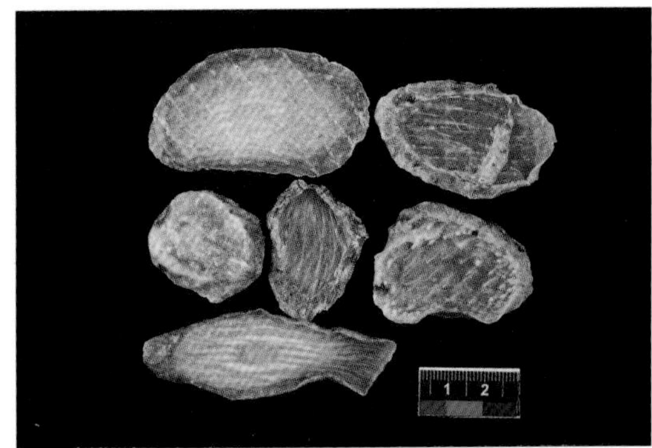

附图 7　天麻

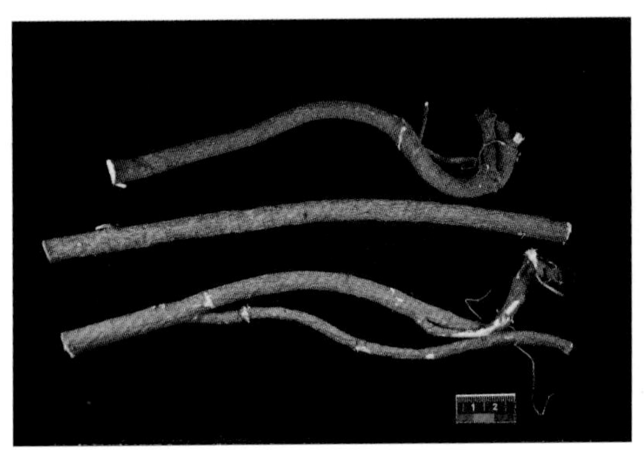
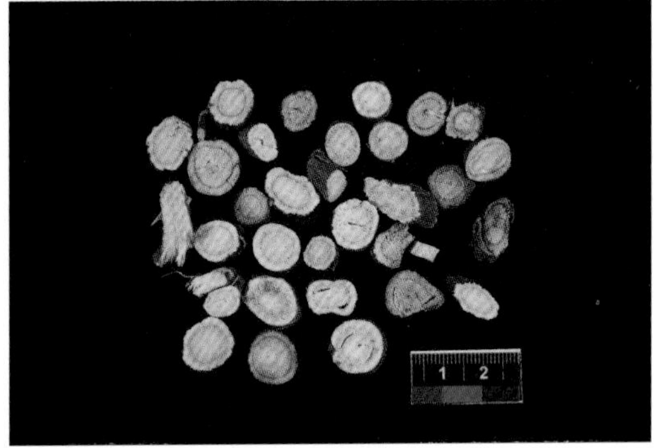

附图 8　甘草

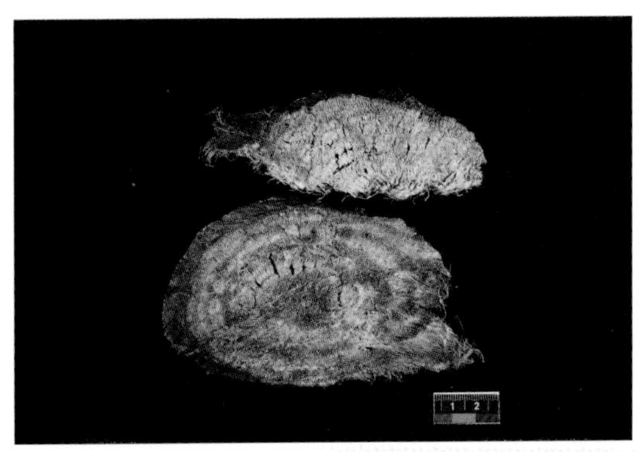
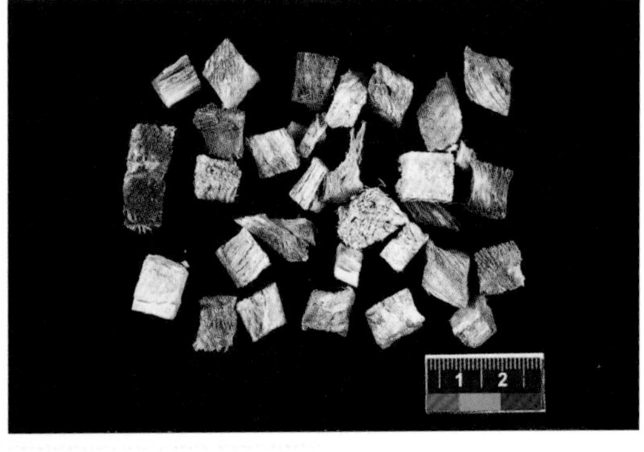

附图 9　葛根

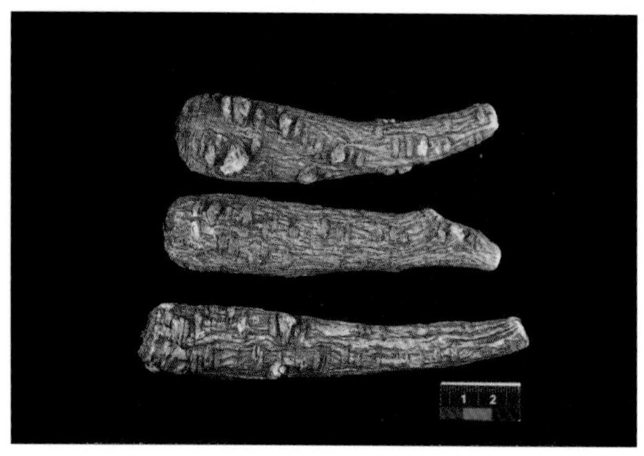
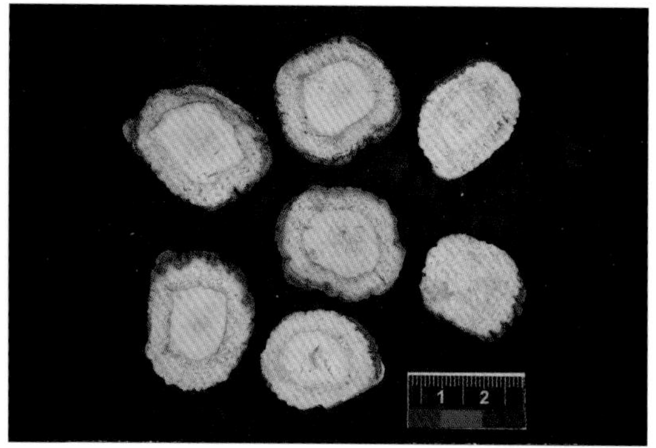

附图 10　白芷

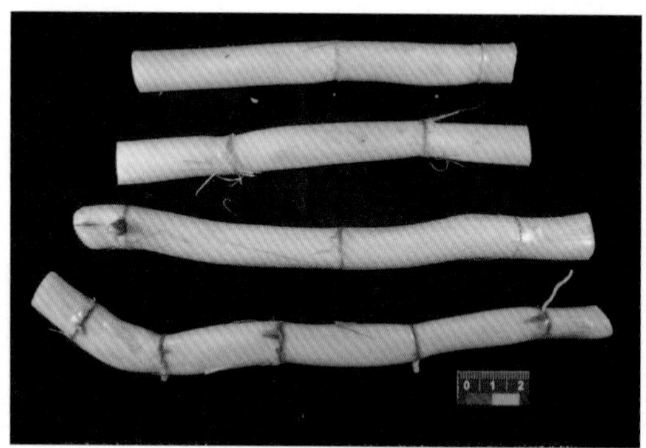

附图 11　鲜芦根

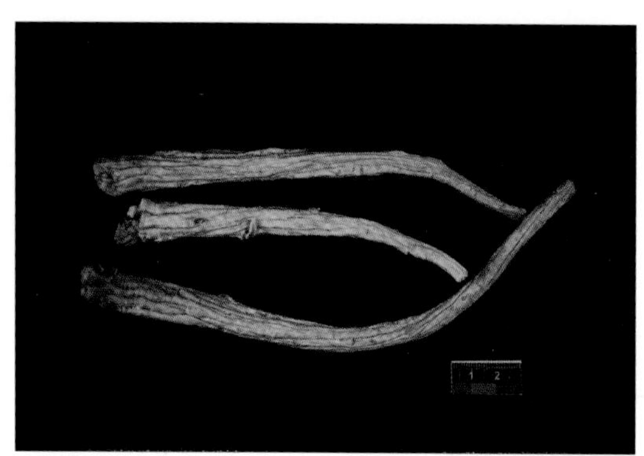
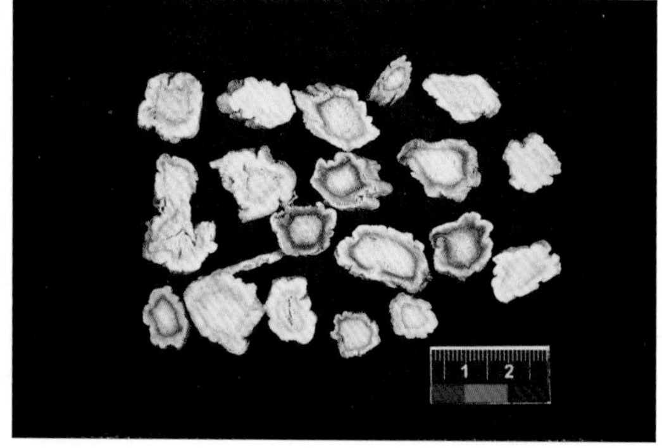

附图 12　桔梗

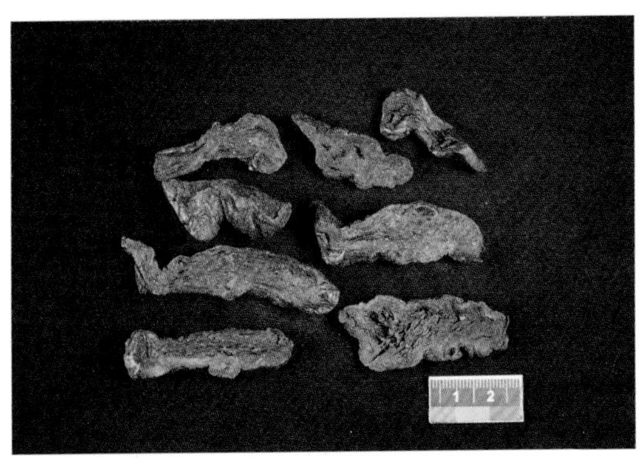

附图 13　黄精

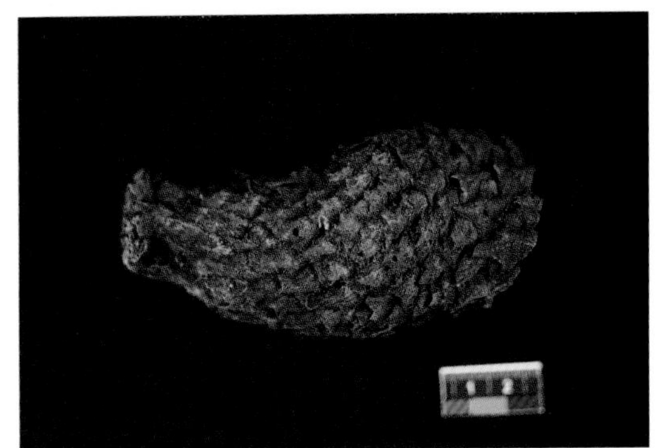

附图 14　肉苁蓉

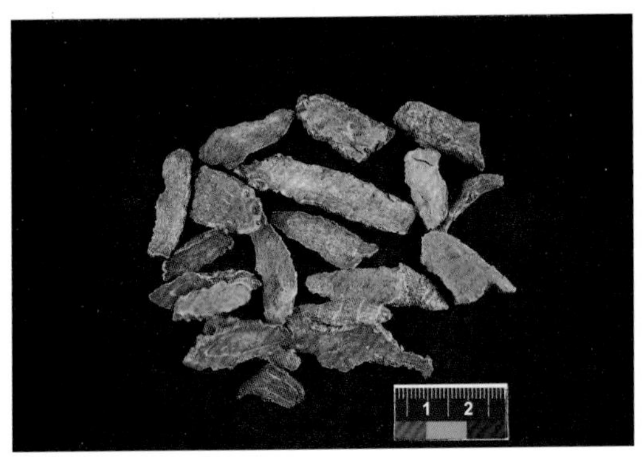

附图 15　姜黄

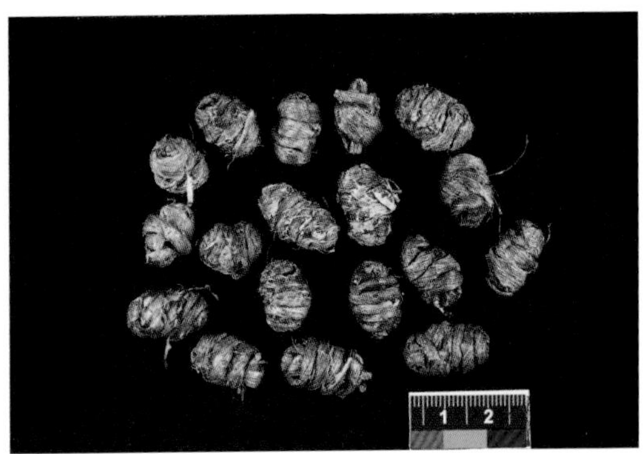

附图 16　铁皮石斛

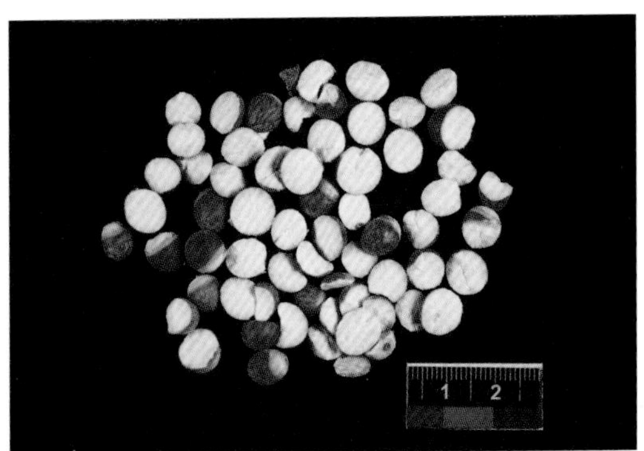

附图 17　芡实

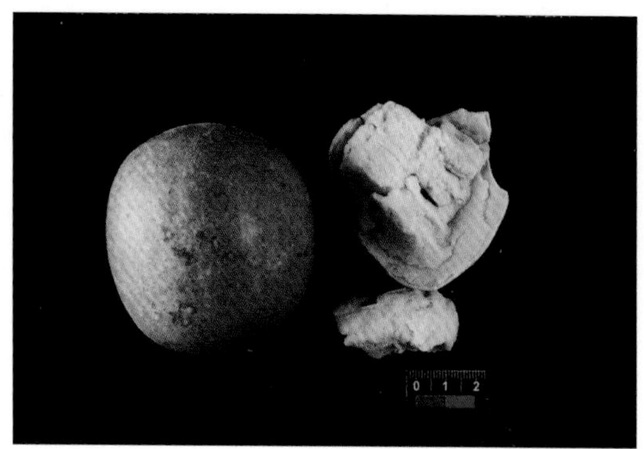

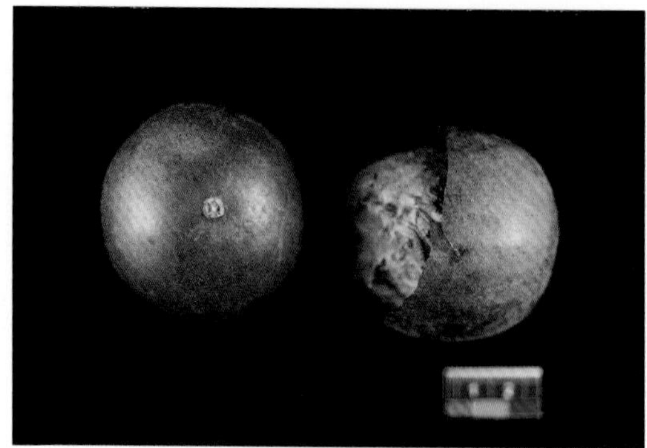

附图 18　罗汉果

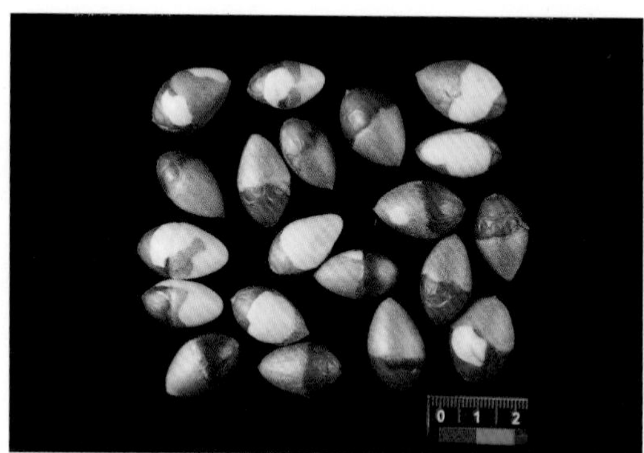

附图 19　白果

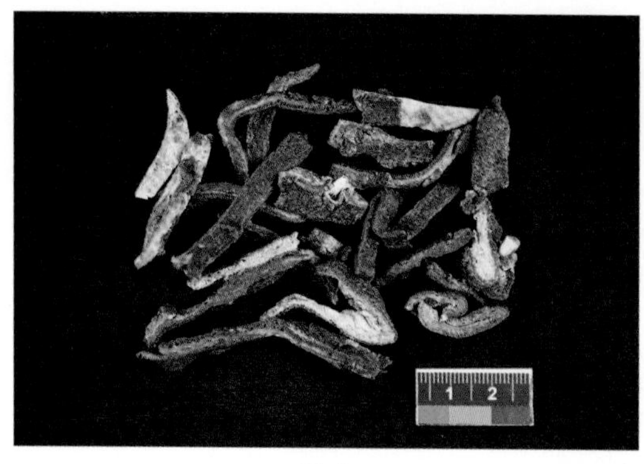

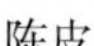

陈皮

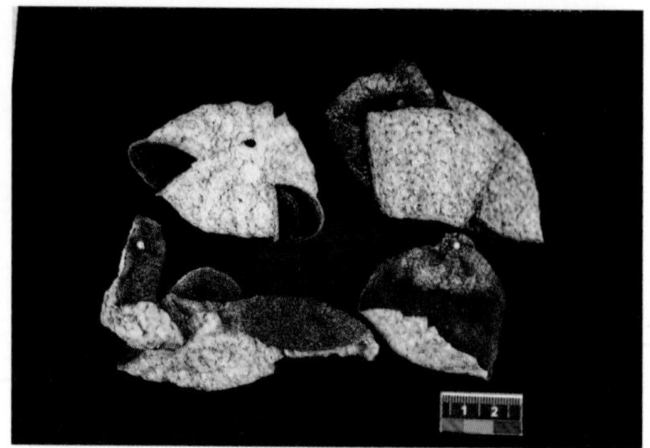

广陈皮

附图 20　陈皮

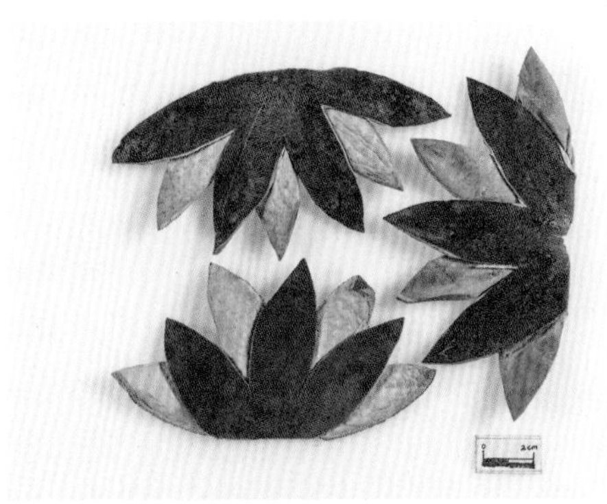

附图 21　化橘红

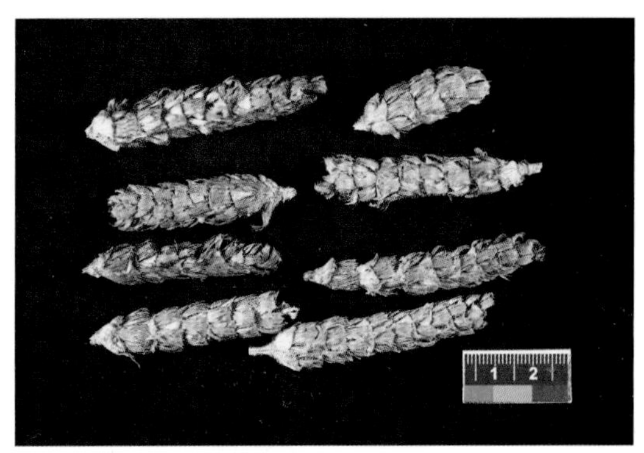

附图 22　夏枯草

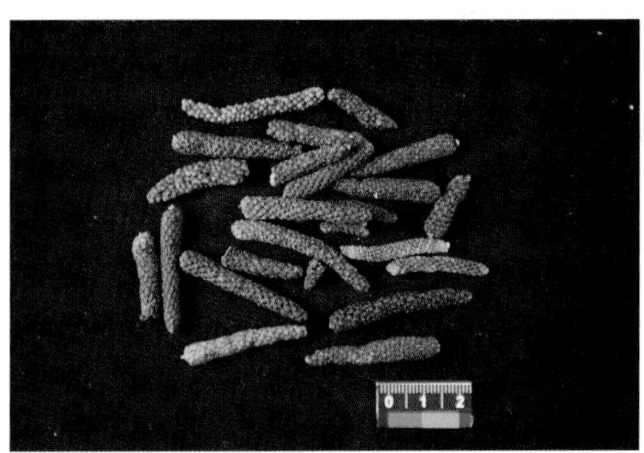

附图 23　荜茇

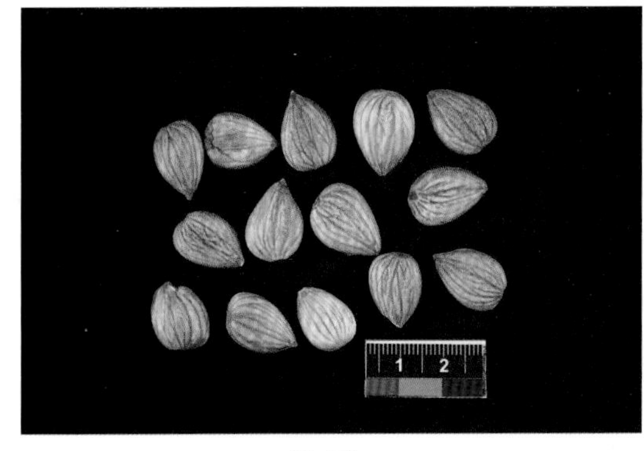

甜杏仁

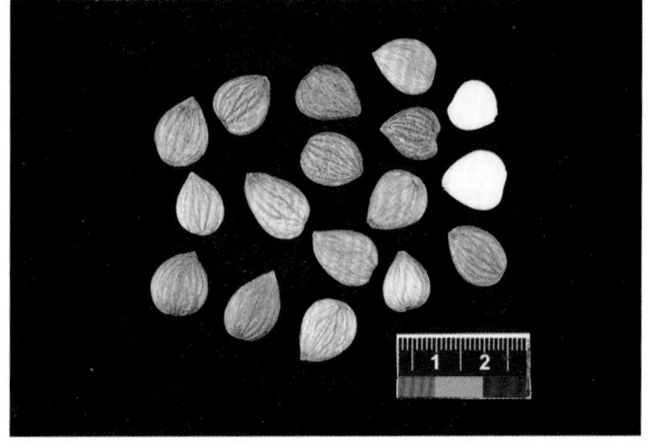

苦杏仁

附图 24　杏仁

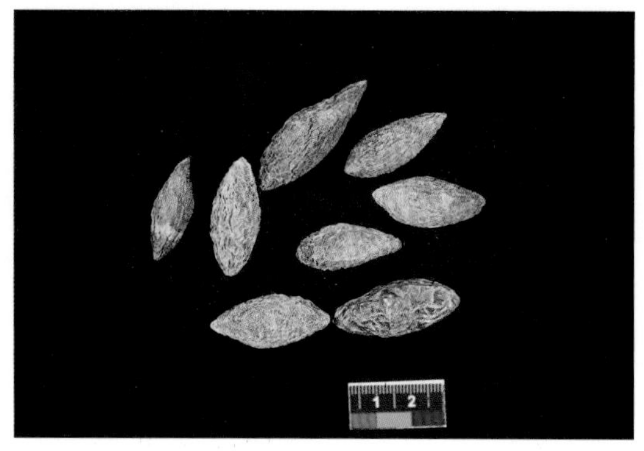

附图 25　青果

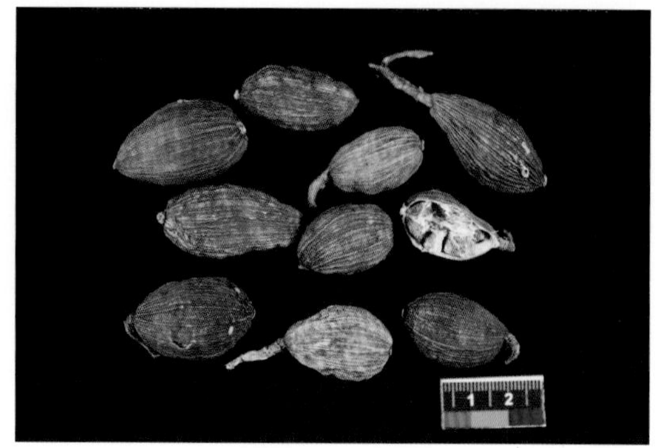

附图 26　草果

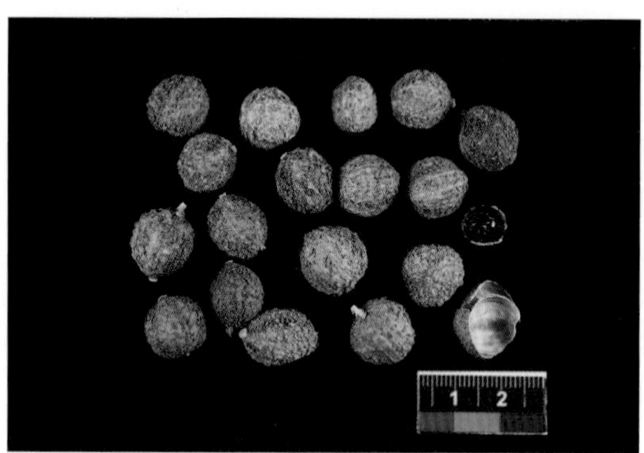

附图 27　砂仁

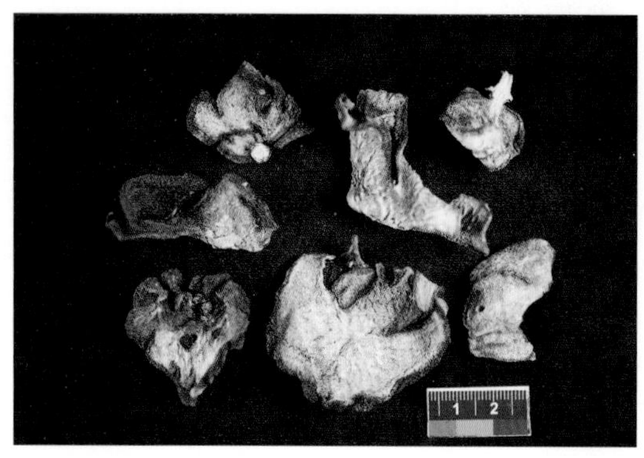

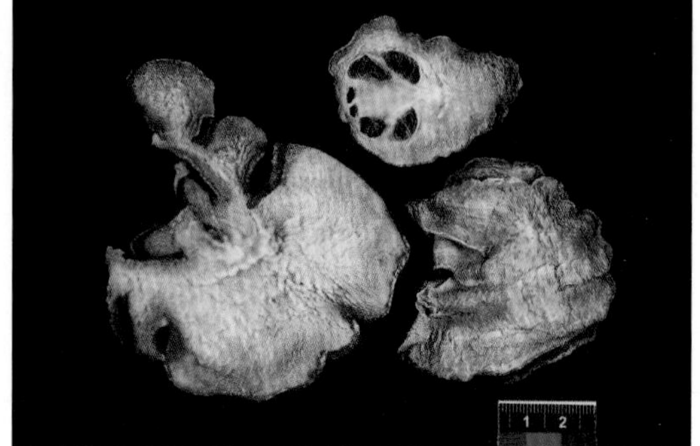

附图 28　佛手

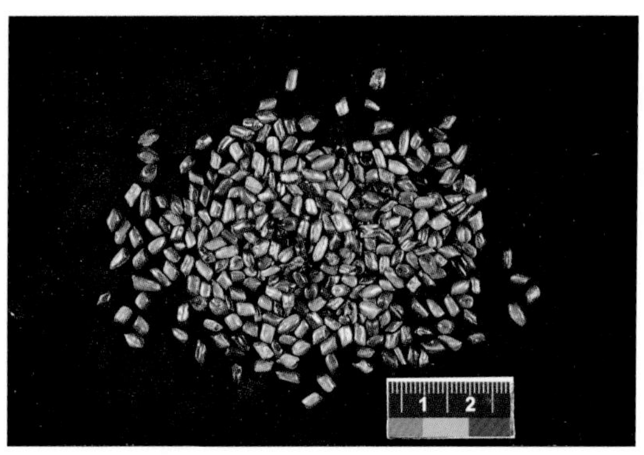

附图 29　决明子

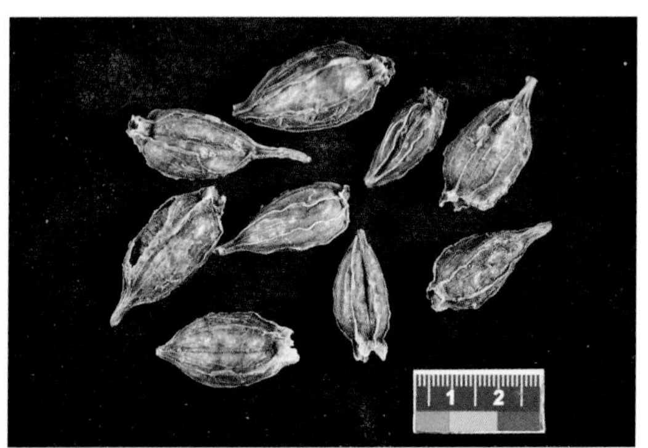

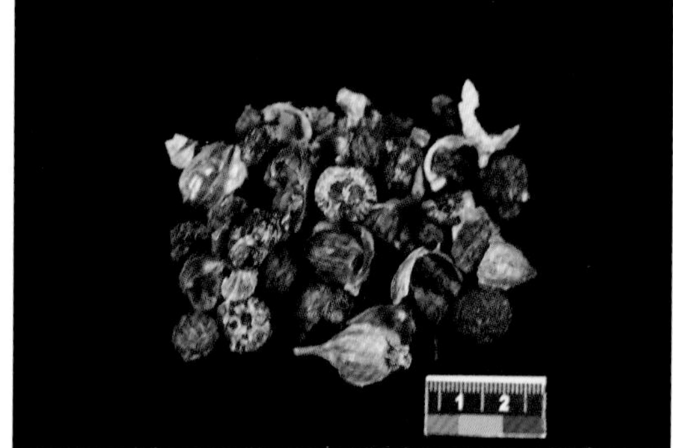

附图 30　栀子

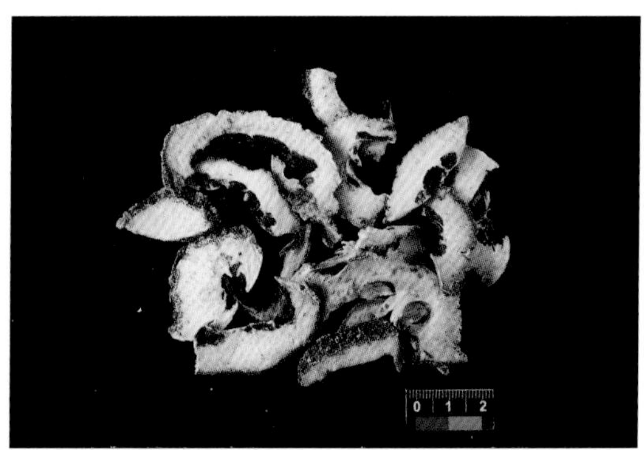

附图 31　香橼

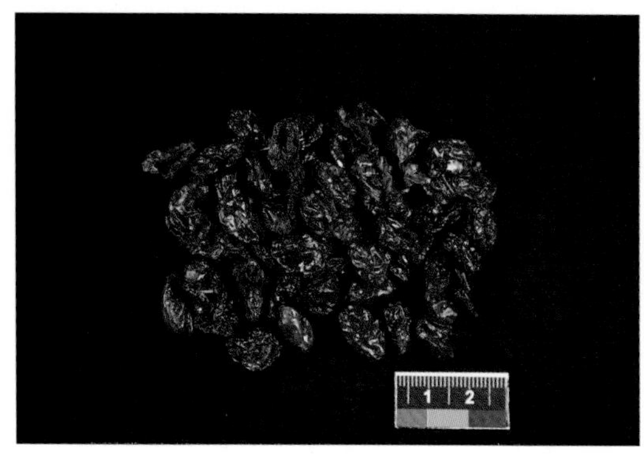

山茱萸

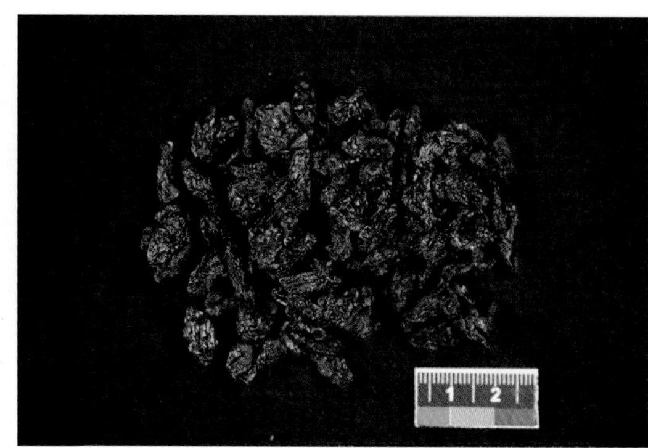

山茱萸(酒)

附图 32　山茱萸

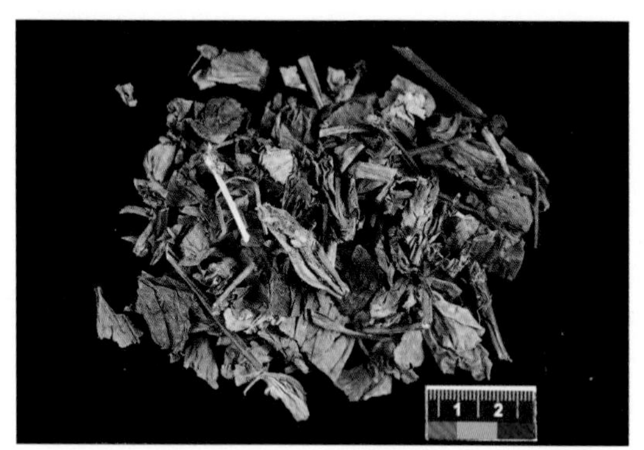

附图 33　鱼腥草

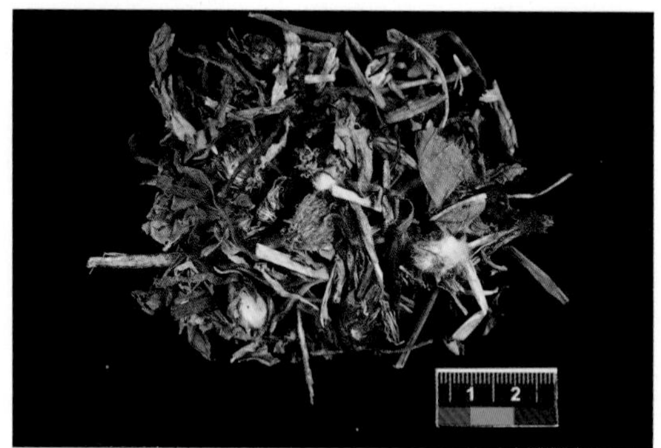

附图 34　蒲公英

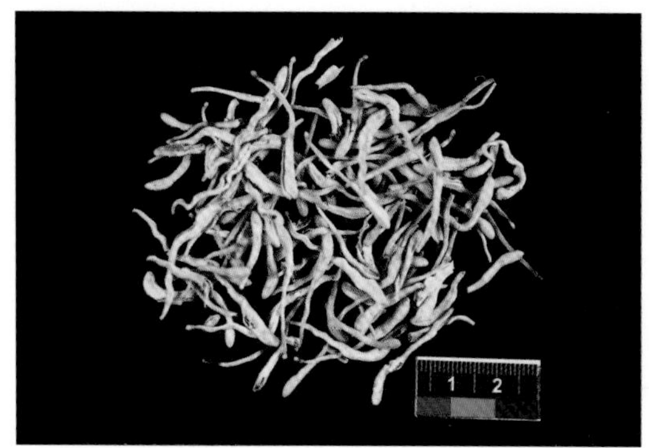

附图 35　金银花

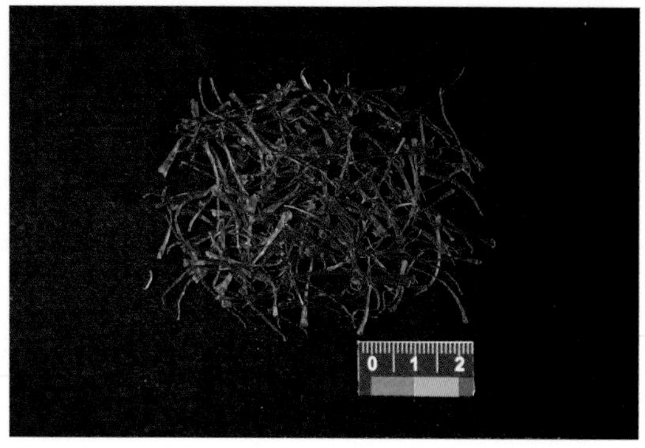

图 36　西红花

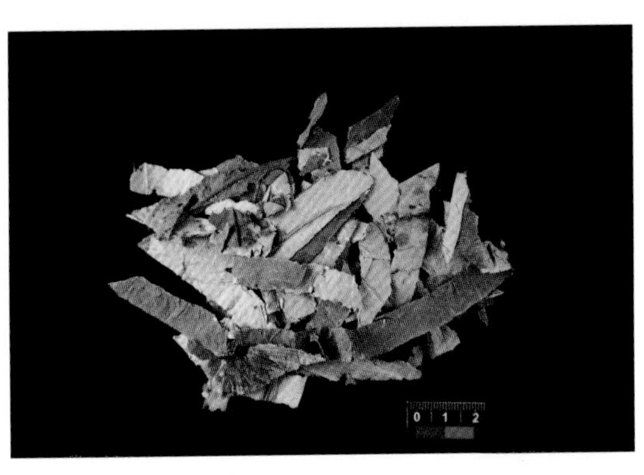

附图 37　荷叶

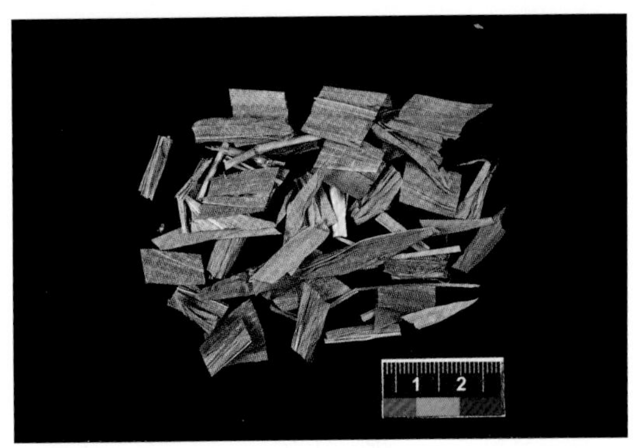

附图 38　淡竹叶

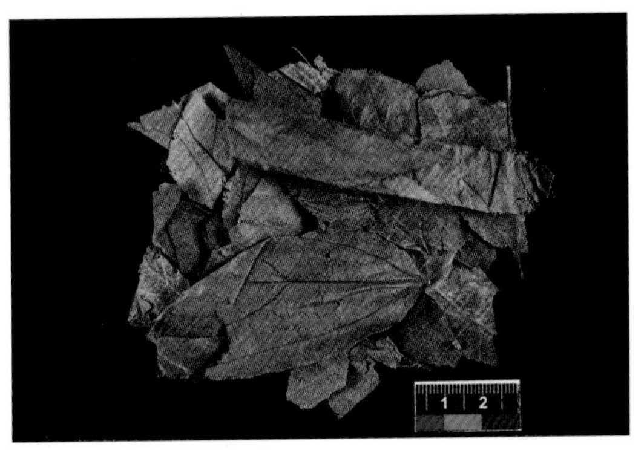

附图 39　布渣叶

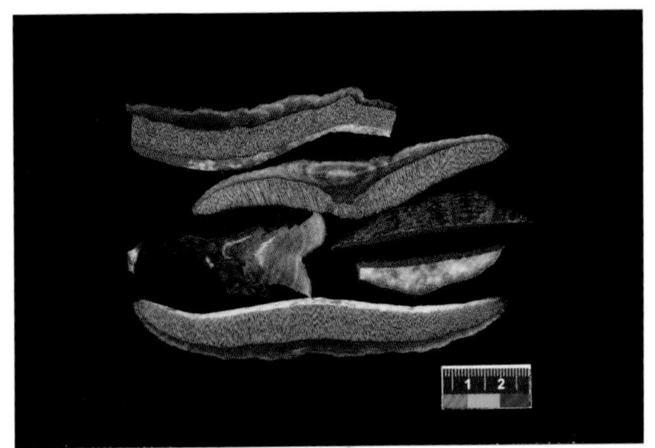

附图 40　灵芝（赤芝）

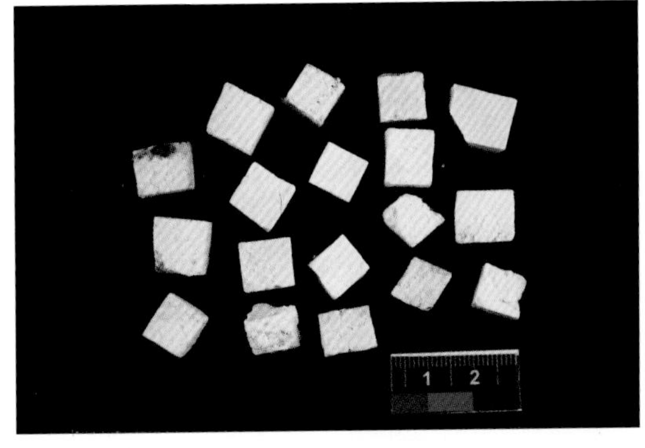

附图 41　茯苓

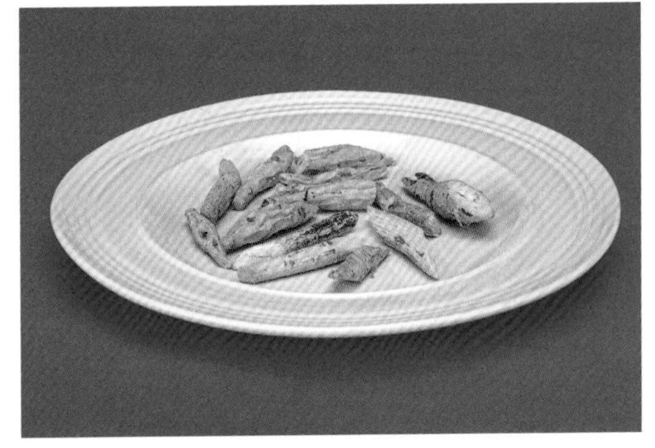

附图 42　牛大力[1]

① 附图 42 至附图 48 中的盘子均为直径 21cm 的白盘。

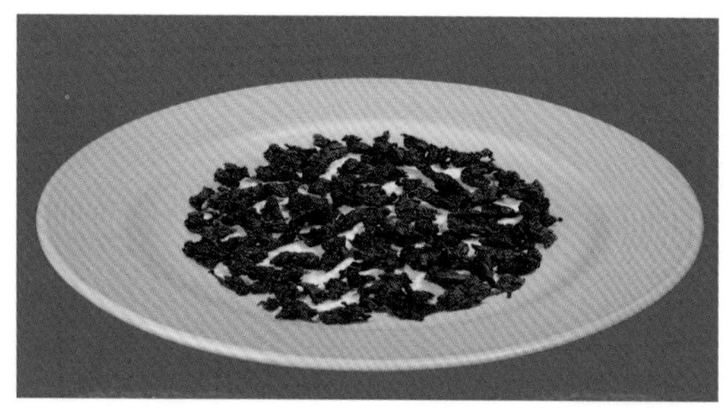

附图 43　白木香叶

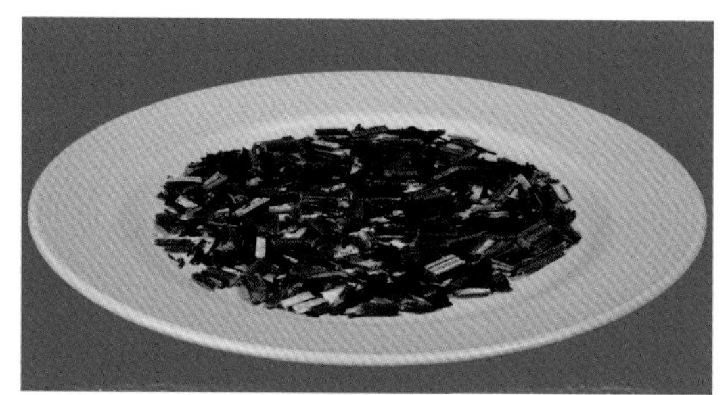

附图 44　狭基线纹香茶菜（溪黄草）

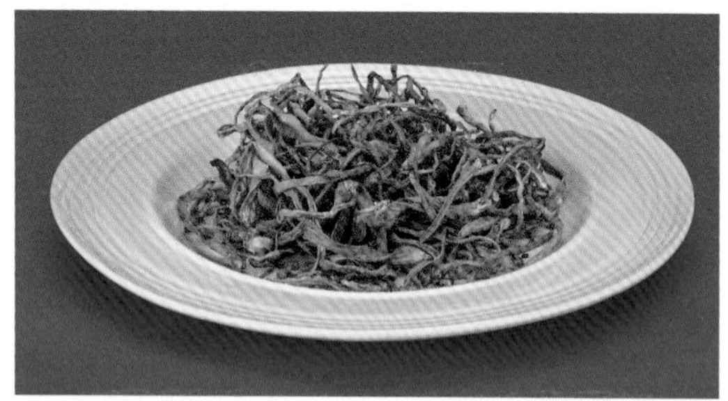

附图 45　蛹虫草

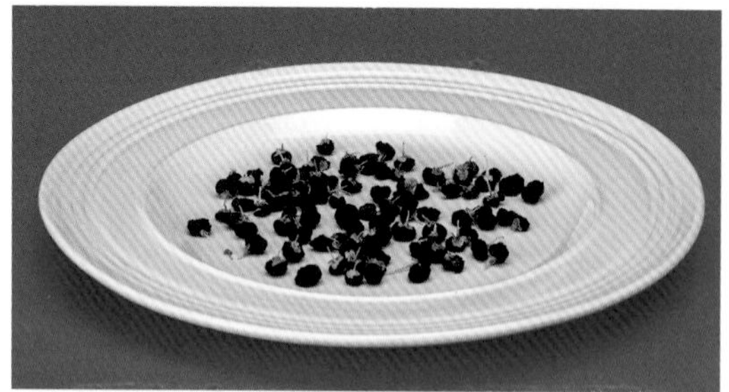

附图 46　黑果枸杞

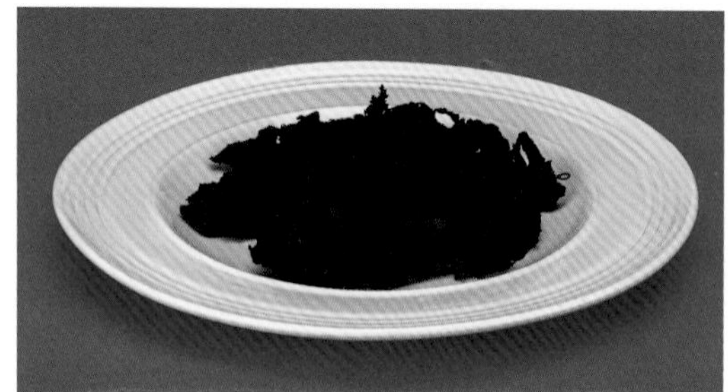

附图 47　紫背天葵

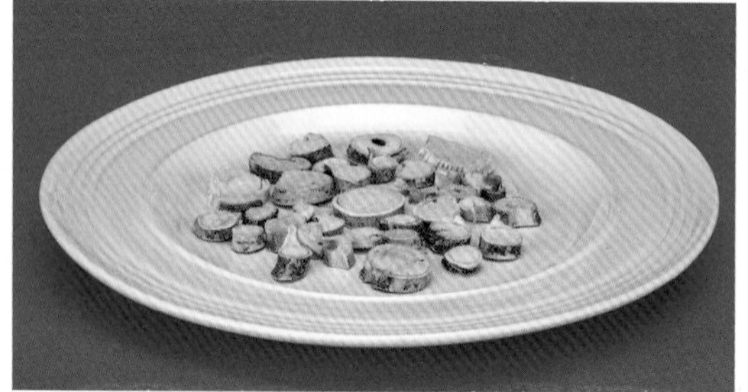

附图 48　五指毛桃

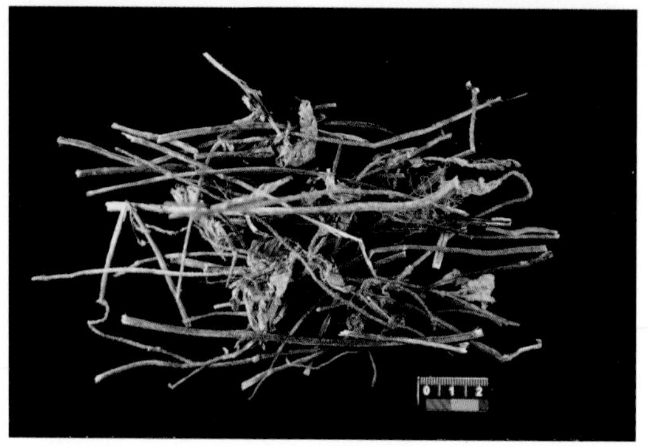

附图 49　凉粉草

79